麻醉学理论创新研究

彭 赛 周 启 著

辽宁科学技术出版社

图书在版编目（CIP）数据

麻醉学理论创新研究/彭赛，周启著. —沈阳：辽宁科学
技术出版社，2024.5
ISBN 978-7-5591-3561-2

Ⅰ．①麻… Ⅱ．①彭… ②周… Ⅲ．①麻醉学—研
究 Ⅳ．①R614

中国国家版本馆CIP数据核字（2024）第087437号

出版发行：辽宁科学技术出版社
　　　　　（地址：沈阳市和平区十一纬路25号　邮编：110003）
印　刷　者：辽宁新华印务有限公司
幅面尺寸：170 mm × 240 mm
印　　张：17.25
字　　数：345千字
出版时间：2024年5月第1版
印刷时间：2024年5月第1次印刷
责任编辑：张诗丁
封面设计：吕晓林
责任校对：卢山秀　刘　庶

书　　号：ISBN 978-7-5591-3561-2
定　　价：98.00元

前　言

在医学科学发展的日新月异中，麻醉学作为关键领域一直在为手术过程提供不可或缺的支持，旨在确保患者在治疗过程中获得最佳的舒适度和疼痛管理。然而，随着医学技术的不断进步和对患者个体差异性的更深入认知，我们迫切需要对麻醉学理论进行创新研究，以更好地满足复杂手术环境和患者需求。

当前，医学领域的迅速发展带来了新的治疗方法和技术，也提出了更高的期望和挑战。在麻醉学中，我们面临着对个体差异性的更深入理解、手术过程中的更复杂需求以及患者安全的更高标准。传统的麻醉理论虽然取得了显著的成果，但在应对这些新挑战方面显得力不从心。本书旨在探索并提出新的麻醉学理论，以填补当前理论在应对现代医学需求方面的不足。本书内容先从麻醉学概述入手，介绍了麻醉前准备、临床麻醉技术、临床麻醉设备，并详细分析了全身麻醉的实施和部位麻醉，接着重点探讨了麻醉期间控制性降压、麻醉后监护恢复室以及优化气管内插管的措施，最后在麻醉学专业人才创新方面做出重要探讨。

在本书编写过程中，编者参考、吸收了国内外众多学者的研究成果，在此谨向有关专家学者表示诚挚的谢意！由于编者水平有限，书中表述难免存在不足，对智慧社区管理的知识和内容还有待进一步深入研究，期盼广大读者批评指正并能及时反馈，以便逐步完善。

目　录

第一章　麻醉学概述 …………………………………………………………… 1

　　第一节　麻醉学的发展史 ………………………………………………… 1

　　第二节　麻醉在临床医学中的重要作用 ………………………………… 2

　　第三节　临床麻醉与手术疾病 …………………………………………… 3

　　第四节　医疗质量与人文医学 …………………………………………… 4

　　第五节　现代麻醉学的展望 ……………………………………………… 5

第二章　麻醉前准备 …………………………………………………………… 7

　　第一节　病情评估 ………………………………………………………… 7

　　第二节　患者的准备 ……………………………………………………… 10

　　第三节　麻醉选择 ………………………………………………………… 17

　　第四节　麻醉器械和药品的准备 ………………………………………… 22

第三章　临床麻醉技术 ………………………………………………………… 27

　　第一节　全身麻醉 ………………………………………………………… 27

　　第二节　局部麻醉与神经阻滞麻醉 ……………………………………… 39

　　第三节　椎管内麻醉 ……………………………………………………… 69

　　第四节　复合麻醉 ………………………………………………………… 93

　　第五节　低温在麻醉中的应用 …………………………………………… 95

　　第六节　控制性降压在麻醉中的应用 …………………………………… 103

第四章　临床麻醉设备 ………………………………………………………… 109

　　第一节　麻醉监测仪器 …………………………………………………… 109

第二节　麻醉机 ·· 121

第三节　通气机 ·· 134

第四节　医用输注设备 ·· 140

第五节　心脏除颤和起搏设备 ·································· 143

第六节　气道管理设备 ·· 145

第五章　全身麻醉的实施 ·· 153

第一节　小儿全身麻醉诱导 ···································· 153

第二节　全身麻醉期间的管理 ·································· 158

第三节　小儿全身麻醉的维持 ·································· 161

第四节　术中监测 ··· 172

第五节　苏醒及拔除气管导管 ·································· 176

第六章　部位麻醉 ··· 183

第一节　小儿部位麻醉的安全问题 ···························· 183

第二节　椎管内麻醉 ·· 189

第三节　外周神经阻滞 ·· 200

第四节　局部静脉麻醉 ·· 215

第五节　表面麻醉 ··· 216

第七章　麻醉期间控制性降压 ··································· 218

第一节　适应证与禁忌证 ······································· 218

第二节　控制性降压技术的应用 ································ 219

第三节　控制性降压安全考虑 ·································· 222

第四节　控制性降压并发症 ···································· 225

第八章　麻醉后监护恢复室 ····································· 227

第一节　麻醉后监护恢复室的任务及意义 ·················· 227

第二节　麻醉监护恢复室的日常工作要点 ·················· 229

第三节　麻醉监护恢复室常见并发症处理要点与注意事项 ······ 233

第四节　专科手术麻醉患者在恢复期的监护要点 ················· 236

第九章　优化气管内插管的措施 ···························· 240

第一节　肌松药与气管内插管 ······························· 240

第二节　呼吸道黏膜表面麻醉与气管内插管 ··················· 242

第三节　清醒状态下气管内插管术 ··························· 245

第十章　麻醉学专业人才创新 ···························· 251

第一节　麻醉学专业课程实践教学创新模式 ··················· 251

第二节　麻醉学专业人才培养模式创新实验区建设 ············· 257

第三节　微信平台在麻醉学专业本科生科研创新能力培养中的

应用 ··· 260

参考文献 ··· 266

第一章　麻醉学概述

第一节　麻醉学的发展史

就麻醉而言，从其出现、发展，直至演变成一门现代医学中的重要分支学科之一的麻醉学，经历了许多曲折与艰辛的历程，既有催人奋进的成功经验，同时也包含着无数次的失败、痛苦和教训。若追溯至很久以前，麻醉用于患者手术镇痛则是极其残忍的。

据史料记载，历史上最早的麻醉方法大致有 3 种。

其一是窒息法：使患者窒息后意识暂时丧失而达到无痛的目的，此时外科医师可以操刀手术，此法最早用于小儿包皮环切术。

其二是震荡法：即用一只木碗扣在患者的头上，再用木棍猛击木碗，造成患者脑震荡而暂时失去知觉，然后实施外科手术。

其三是缓痛法：即用冰冷的水或冰块放置在患者的病变部位或压迫其局部的神经，以减轻疼痛，然后再进行手术，这一方法被罗马人所应用。然而，患者却是痛苦不堪的。

上述原始的麻醉方法虽极其粗暴、野蛮、残忍和无安全保障，但在那远古的历史年代毕竟是为寻求减轻手术痛苦的方法而尝试的一种勇敢且伟大的实践与探索，应该说是了不起的开创和进步，它为后人寻找更为可行、先进与安全、可靠的麻醉方法及技术开阔了视野，积累了经验，提供了思路。

有着悠久历史的中国，在麻醉方面曾有过辉煌的成就。早在公元前 1 世纪前后的《史记》中即有我国古代名医扁鹊成功地实施麻醉的记载。此外，被誉为古老中国外科学鼻祖的华佗，也是最早的麻醉实践家和开拓者，记载中的"既醉无所觉"就有全身麻醉的含义。

早先的麻醉是由外科医师自己施行，麻醉后再手术。1846 年乙醚麻醉的成功，标志着麻醉学进入初级阶段。第一次世界大战时期，由于医学科学发展的需要，麻醉工作逐渐有专业人员实施。第二次世界大战后，外科学在麻醉的辅佐下得到了突飞猛进的发展，也促使麻醉专业成为独立的学科，即麻醉学。此后麻醉药理学、药效学和药动学等研究不断发展，麻醉生理、麻醉物理也相应显著提高，于是麻醉学有了较丰富的理论基础，这些基础理论不仅可指导和丰富临床麻醉实践，而且使麻醉的含义亦远远超越了以单纯的镇痛来达到手术目的，麻醉的范围从临床麻醉已逐渐扩展到疼痛诊疗学和生命复苏与重症监测治疗学。

现代临床医学中的麻醉一般分为全身麻醉、椎管内麻醉、区域阻滞和局部麻醉。由于局部麻醉操作单纯、简便，往往由手术医师自行操作即可，而前3种则必须由麻醉医师实施，并对患者的生命体征进行全程的监测、管理、调控与治疗，其目的在于既要达到手术中患者无痛，又要为手术医师的操作创造良好条件，还必须保障患者围术期的生命安全。

现今麻醉学已成为一门研究临床医学（麻醉侧重）、重症监测治疗、生命急救与复苏、疼痛机制与疼痛治疗的学科，尤其在抢救危重和处理疑难患者方面，充分发挥了其专业特长的重要作用，麻醉学已成为具有多学科理论和技术的综合性学科。

第二节　麻醉在临床医学中的重要作用

临床麻醉是集中基础医学、临床医学，以及其他相关学科的有关理论，以研究与消除手术患者的疼痛，保障患者的安全，为手术顺利进行提供良好条件的一门学科。众所周知，临床上许多疾病需手术治疗患者才能康复，而手术则必须在无痛、舒适、镇静、睡眠或神志消失下进行，大多手术又需要以肌肉松弛为条件，且在整个手术过程中需要确保患者的生命安全，这必须在麻醉医师正确实施麻醉，并对患者生理功能进行监测、调节下才能实现，而且还需防止和避免围术期并发症及不良反应的发生。此外，随着社会人口不断趋向老龄化，各种创伤、灾难性突发事件与危重疑难患者的发生率增高，以及新病种的出现导致呼吸心搏骤停，患者在任何环境、任何地点、任何时间均可发生。突发性呼吸、心搏停止通常意味着死亡的来临，或称"临床死亡"的开始。近代医学认为，突发性原因所致的临床死亡在一定的条件下是可逆的，为使患者呼吸、心搏恢复所采取的抢救措施称为心肺复苏紧急抢救，其最终目的不仅是要使患者存活，更重要的是使患者意识（脑功能）得以恢复。因此，抢救期间当务之急是必须争分夺秒地建立有效的人工呼吸道，以便进行基本的基础生命（呼吸）支持。气管内插管技术，以及急救与复苏治疗则是麻醉科医师的专长与强项，就此而言，麻醉医师挽救了许许多多患者的生命。

以当今麻醉而论，麻醉学科由过去单纯的临床麻醉模式已发展成疼痛诊疗（包括癌症患者镇痛等）、危重疾病的监护与治疗，以及心肺脑复苏等多元模式。现今在整个外科领域里，从刚出生的胎儿至百岁老人，从危重疑难患者到各类复杂的组织器官畸形，乃至各种器官移植等手术，在麻醉医师的保驾护航下，已经不存在外科手术禁区，而且手术患者的安全性也大为提高，这主要是麻醉学科的发展所决定的，也足以说明临床麻醉在临床医学上的重要地位。

第三节　临床麻醉与手术疾病

外科系统疾病的治疗大都以手术为主要手段，而手术则必须实施麻醉，由于病变部位的不同，年龄及全身状况的差异，其麻醉方法与特点也各有侧重。

（1）腹腔与胸腔手术除消除患者疼痛外，还必须使患者肌肉组织松弛，使腹腔、胸腔脏器塌陷、松弛，方能创造手术操作条件。

（2）神经外科手术（如开颅）除避免切皮、缝皮疼痛外，降低颅压、抑制气管内插管引起的呛咳（呛咳可使颅压一过性猛增，脑组织创面易出血）也是临床麻醉的重要环节。

（3）五官与颌面部手术除达到无痛条件外，还必须保障呼吸道通畅。

（4）有些手术可以实施区域麻醉来完成（如神经阻滞等），有些手术则必须在全身麻醉下才可进行。

（5）部分手术患者仅面罩供氧就能使机体氧合良好，而另一部分手术患者则必须建立人工呼吸道（如气管内插管）才能保障安全。

（6）为提供良好的手术操作条件，麻醉期间还需调控患者的血压和心率，降低患者的体温等。

（7）小儿手术的麻醉主要侧重于呼吸功能管理，而老年患者则侧重于循环系统的稳定。

（8）临床麻醉一般使患者处于两种状态：一种是患者术中既无痛又意识消失；另一种是患者术中无痛，但神志清醒。前者使患者由神志清醒进入消失（可逆性），手术完毕再使意识恢复，患者自身保护性反射也由抑制转至术前状态，这就是所谓的全身麻醉。而后者是患者术中全程意识清楚，只是支配手术部位的神经被阻断，而无疼痛之感觉，是麻醉医师采取的区域神经阻滞。两者各有利弊，麻醉医师往往根据实际情况而选择。

鉴于临床麻醉与人体的病理生理、全身状况，以及手术操作方式密切相关，因此，麻醉医师必须清楚患者疾病的病理生理、脏器功能状况、手术部位与手术特点及步骤，结合麻醉自身的特点，制定合理的麻醉方案，有时须与手术医师共同协商，以便达到理想的麻醉与治疗效果。

第四节　医疗质量与人文医学

我国正处于社会的转型变革时期，市场经济的加速运行，使得医疗系统不可避免地受到冲击和干扰，在市场经济无孔不入的影响下，确实有极少数医务人员在临床工作中缺乏责任感、缺乏服务意识、缺乏爱心，这些问题自然影响医患之间的关系与整个社会的和谐。

医疗质量是医务工作者在医疗活动中必须保证的第一要素，医疗质量的保障是医疗安全的基础和根本。人的生命只有一次，故最珍贵的是生命，患者对医师以生命相托，因此，作为医务工作者必须转变过去传统的、单纯的、初级阶段的"救死扶伤"的观念，将全方位医疗质量体现在整个医疗活动中。对于患者除加强医疗质量外，还务必具有人文关怀的理念。因此，作为医务工作者必须要以患者为中心，以质量为根本，在基础理论知识的指导下，努力提高临床业务水平，全方位为患者的麻醉质量和康复负责。

处于病痛中的患者最需要的是理想的医疗服务、高超的技术与富有情感的人文关怀，临床上患者所期盼的是解除病痛，早日康复，医术精益求精，降低费用，还有医师发自内心的关爱，而不是口是心非，利益第一。如果我们的医师都能真正做到全方位的医疗服务，视患者如亲人，那么就会减少社会对医师的不满与指责，使社会更加和谐、美满、温馨。

第五节　现代麻醉学的展望

一、深入探讨麻醉及疼痛机制

虽然现代麻醉学飞速发展，但对麻醉及疼痛机制仍不甚明了，以致全麻深度至今很难准确测定。疼痛程度也缺乏客观的定量测定，仍需受主观意识影响。正因为麻醉及疼痛机制极其复杂，需要联合基础及临床相关学科，共同研讨、攻克麻醉机制难题。

二、研制理想的麻醉药

近50年来麻醉药不断出新，新型吸入麻醉药及静脉麻醉药逐渐接近理想全麻药水平。但满足起效、苏醒迅速，镇痛完善，肌松满意，不损害肝、肾功能，又不抑制心肌功能的新型全麻药，尚待进一步研制。同样，新型局麻药对心脏毒性有所降低，局部渗透浸润显著，起效快、持续时间延长，但大剂量使用仍不能避免中毒，所以仍需研制更理想的新药。

三、提高心肺脑复苏效果

现今，心肺脑复苏术已成为抢救常规，但国内尚未普及普通人群，严重影响复苏效果。所以，需要在厂矿、部队、学校及居民小区普遍开展心肺复苏 ABC 教育，同时，组织科研单位深入研究脑复苏，最终提高复苏效果。

四、现代麻醉学应积极引入新科技

21 世纪是高科技、高信息的时代，麻醉学的发展关键在于高素质人才的培养，要求麻醉工作者必须抓住机遇，掌握最新动态，充分利用高科技及尖端医疗设备，如应用具有微电脑控制的麻醉机、呼吸机，利用电脑网络控制麻醉记录及整理分析资料，深入研究麻醉基础理论，更要了解分子生物学、生物物理学、生物化学和神经生理学等新概念。总之，新科技的引进将使麻醉专业的作用得到进一步发挥。

第二章　麻醉前准备

第一节　病情评估

一、访视患者

实施麻醉医师于麻醉前 1~2d 到病室，访视患者。麻醉科医师可单独进行或与手术科室的经治医师共同进行。访视目的：①获得患者的信息资料。②了解患者并发症的治疗经过及效果。③完善术前准备。④消除患者恐惧心理。⑤进行麻醉前评估。

了解手术意图及手术人选，判断患者的病情，进行术前评估，选择最合适的麻醉方法、药物及麻醉前用药。

1.阅读病历和了解病情

对于需要手术的患者，麻醉科医师麻醉前访视内容包括：

（1）详细阅读病历：包括现病史、既往史、个人史、各项常规化验、各科会诊意见、手术前讨论及小结等。

（2）全面了解病情：重点考虑与麻醉有关的因素。①个人史：着重了解患者的劳动能力，能否胜任较重体力劳动，长期卧床与否，有无烟酒嗜好。②过去史：以往曾患过何种疾病，曾经是否施行过手术，曾用何种麻醉药和麻醉方法，有无不良反应及药物过敏史，全麻后有无并发症或呼吸功能不全等。脊椎麻醉后有无腰背痛等并发症。③家族史：家庭血缘关系者有无支气管哮喘、糖尿病、变态反应性疾病、血友病及神经肌肉病等。④药物治疗史：何种药物长期使用、品种和用量。⑤了解患者对本次手术和麻醉的顾虑和要求，并进行必要的解释工作，以消除其思想顾虑，取得其信任和合作。⑥根据患者的具体情况，就麻醉和手术的风险以及如何配合与手术医师达成共识。

2. 体格检查

进行必要的详细的体格检查，并注意局部检查与麻醉有关的部位和器官情况。

(1) 头部器官。①眼：瞳孔大小，双侧是否等大，对光反射有无异常，虹膜有无粘连，有无眼部炎症等。②鼻：两鼻孔是否异常，鼻中隔位置，鼻甲是否肥大，有无息肉、肿瘤。对小儿应注意有无鼻咽腔炎症，腺样增殖，鼻旁窦有无炎症等。③口腔：唇色，牙齿排列，有无松动牙齿或义齿，有无张口困难、巨舌症及小腭症，有无鼻咽、上下颌骨畸形，有无下颌关节活动障碍。

(2) 颈部。

检查颈部活动情况，有无颈静脉怒张，有无瘢痕、肿瘤、炎症。检查颈部长度，颈与躯干的位置角度，气管位置，有无压迫及移位。

(3) 呼吸系统。①有无呼吸道梗阻及气管移位、变形。有无胸廓畸形，胸腔积液，脓胸，血、气胸。②有无呼吸道慢性炎症，如支气管哮喘、支气管炎、肺化脓症、肺水肿、肺气肿等，痰量多少、痰的性质及咳嗽情况如何，痰多而黏稠者，要做痰培养和抗生素敏感试验。③一般呼吸情况有无异常，包括深度、频率、类型、有无呼吸困难、发绀等。

(4) 循环系统。①除一般检查外，疑有先天性或风湿性心脏病或影响心功能的其他疾病，是否出现过心功能不全症状，应重点了解循环代偿功能的情况，检查心脏大小、心律、心音和脉律。②有无出血性休克；有无高血压、动脉粥样硬化及其严重程度，目前是否服用降血压药等；有无末梢血管疾病，如雷诺综合征、血管血栓闭塞等；曾经是否使用洋地黄、体内储量多少；有无特殊血液病；凡高血压患者或 40 岁以上患者，术前应施行心电图检查，凡有心房纤颤史的患者，要注意防止其他脏器发生血栓及血压的急骤变化。

(5) 消化系统。①进食情况，有无呕吐、腹泻、肠梗阻、腹胀，原因如何。曾经是否施行胃肠减压及其结果。注意电解质、酸碱平衡的检查结果，慢性腹泻造成的电解质失调、低蛋白、脱水等，术前应予纠正。②有无肝肾疾病，如肝脾肿大、腹水、腹内巨大肿瘤，其妨碍呼吸的程度如何。③肝功能如何，凡有肝实质性病变、黄疸的病例，术中、术后都有可能发生凝血障碍，对这类患者应注意加强术前准备和围手术期处理。此外，应注意在血液中胆红素浓度明显增高的情况下，可使迷走神经的张力增强，易出现有害的迷走神经反射，如胆道手术时的胆心反射，严重时可致心脏停搏。肝功能有损害者应注意麻醉前用药及麻醉药的种类及剂量。

(6) 中枢神经系统。①患者是否安静合作，对手术有无恐惧，对麻醉有无疑虑，有无神经过敏、精神失常等，并适当做好心理治疗，以稳定情绪。②有无头部外伤、颅内或脊髓损伤。有无脑出血、脑血栓、脑血管畸形、颅内压增高、神经麻痹、脊神经疾病。有无脊柱疾病，脊柱活动情况如何。四肢肢体有无异常，关节活动如何。③有无癫痫、肌肉痉挛、重症肌无力、进行性肢体麻痹、老年性痴呆、意识障碍等。④有无脑炎、脑膜炎、脊髓炎、脊髓灰质炎、神经梅毒、艾滋病及其他中枢神经系统疾病。⑤脊柱有无畸形，神经阻滞麻醉前，应检查解剖部位、标志等是否清楚，穿刺点附近有无感染。

(7) 其他。①基础代谢是否正常，有无发热。②是否有维生素或营养缺乏（如贫血、水肿）、过敏性疾病、血卟啉病等。③是否合并有内分泌疾病，如有糖尿病及其他紊乱时，应酌情进行术前准备。④水和电解质平衡、酸碱中毒及其程度，曾经是否加以纠正。⑤患者年龄、体重（小儿更为重要）、体质，发育及营养，妇女患者是否在行经期。⑥皮肤病，如出血性疾病及皮肤癌、炎症等。⑦术前备血多少，四肢浅静脉穿刺有无困难。⑧补充检查：在了解病情时，若有不明确或麻醉前准备不完善之处，或应有的检查尚未进行、首次检查有必要复查等应与科室主管医师和上级医师及时联系，要求进行其他的补充检查，予以弥补，以防麻醉中发生意外。

二、麻醉会诊制度

为了保证麻醉和手术安全，以下特殊患者应常规会诊。

1. 危笃患者

特殊手术及衰竭的垂危患者，手术和麻醉施行有较大的危险时。

2. 休克患者

患者有严重感染、中毒、脱水、缺氧或休克时。

3. 器官功能障碍

患者重要器官或系统有严重功能障碍时。

4. 手术艰巨

儿童营养和健康情况很差，拟行较长时间艰巨手术时。

5. 特殊人物

首长、英雄模范人物、外宾及其他特殊重要人物。

三、病例讨论制度

对新开展重大复杂、高危性患者的手术，应由医院组织有关科室进行麻醉前病例讨论。其目的是充分进行术前全面评估，根据病情、手术特点及范围的要求、麻醉科的设备和技术条件提出麻醉方案，预测麻醉的风险如何，手术中可能发生哪些并发症，甚至意外，以及预防处理方案，提出对麻醉前准备的建议等。也可由麻醉科单独进行术前病例讨论，共同研究。

施行特殊麻醉或麻醉过程中需要特殊器材时，应于手术前通知有关人员，必要时麻醉科医师亲自参与特殊器械的准备工作。凡病情危急、发生特殊情况、特殊患者、估计麻醉可能发生困难或意外危险时，应事先向上级医师汇报。

第二节　患者的准备

一、一般准备

了解并调整患者与麻醉关系密切的各器官功能，使之处于最佳状态，与手术医师共同做好患者必要的术前准备，增加麻醉期间的安全性。

1. 全身麻醉

为了全面增强患者的抵抗力，降低患者应激反应，要求做好：

（1）心理准备：术前根据患者的心理状态，做必要的解释工作，解除患者顾虑，消除恐惧、紧张和焦急的心理负担，取得其信任和合作。

（2）呼吸道准备：①术前应禁止吸烟，加强口腔卫生护理，去掉义齿，活动牙齿相应护理。②麻醉前应对患者进行深呼吸训练，病情允许时，鼓励患者做适当活动，以增强体质。③胸部透视检查，注意有无呼吸道炎症。对于急性上呼吸道感染的患者应尽可能延期1~2周手术，否则要采取积极抗感染治疗，避免用吸入麻醉，并用抗生素预防继发感染。慢性支气管炎和支气管哮喘患者，应在缓解期施术，麻醉前给予抗生素治疗。

（3）非急症手术加强处置：应检查血、尿，便常规，肝功能及乙肝五项、肾功能及电解质等，如并发贫血，肝、肾、内分泌功能障碍等应查明原因，须行必要的治疗和处理，使其功能恢复，或相对稳定后，方可施行手术麻醉。

（4）循环系统准备：术前应有心电图检查，如有原发性高血压或心脏病，请心脏内科会诊，正确评估心脏功能，异常时给予适当处理等，积极做好术前准备，可降低心脏病患者的病死率。

（5）心肺功能评估：对40岁以上，特别是老年患者，术前需常规检查心电图，对心肺功能的代偿程度做出恰当评估。

（6）术前测量体重：小儿术前必须测量体重（kg），婴儿体重以克（g）计算。

（7）胃肠道准备：对于营养不良患者，应尽量经口补充营养；如时间不充裕，或患者不能或不愿经口进食，可通过少量多次输血，静脉注射水解蛋白和维生素等加以补充。除手术需要外，如胃肠手术应内服抗生素或肠道清洁剂。手术前1d灌肠，手术日晨排空大、小便。手术前禁食4~6h。放置胃肠减压管，持续胃肠减压。

（8）禁食：小儿根据年龄决定禁食时间，婴幼儿一般术前3~4h即可。

2. 椎管内麻醉

（1）纠正贫血：若合并有贫血，应予以纠正。非急症患者正常血红蛋白，男性至少110g/L，女性在100g/L以上。

（2）肺功能评估：高位、上胸部硬膜外麻醉，或高位腰麻，应注意肺功能检查。没有肺功能检查条件时，仍依据病史、体检及胸部X线做初步估计。

（3）维护循环稳定：有休克、低血压等症状的患者应术前予以纠正。

（4）灌肠与导尿管：手术前一天晚上灌肠。子宫、膀胱、结肠和直肠等下腹部大手术留置导尿管。

（5）禁食：手术前禁食 4～6h。

（6）穿刺部位准备：穿刺部位有感染时，不能施行麻醉，待治愈后再行手术或改其他麻醉。

3. 全身状况

采取各项治疗措施，改善患者全身情况，使之处于较佳状态。

（1）无严重贫血与低蛋白血症。

（2）控制高血压和高血糖。

（3）内环境稳定。

（4）增加心脏储备功能。

二、危险性评估

因病情需要，对特殊患者进行特殊准备，以确保麻醉和手术的安全。

1. 高血压

抗高血压药物种类繁多，药理作用亦不相同，目前临床应用较多或较为常用的药物有血管紧张素转换酶抑制剂、钙通道阻滞剂和 β 受体阻滞剂，有时也结合使用利尿降压药。目前认为，术前不一定停用降压药，根据病情需要，全面分析，且麻醉前要谨慎处理伴随疾患。

（1）保持内环境稳定：适当纠正脱水、失血和电解质紊乱等。长期使用神经阻滞剂降压药的患者，要特别注意低钾血症、心律失常和脱水的纠正。

（2）降压药：急诊患者舒张压＞6kPa（120mmHg）时，用时效短而不影响体内儿茶酚胺贮量的降压药，如美卡明等。

（3）麻醉前用药：术前药宜给阿托品，有利于麻醉诱导、维持及麻醉管理等。

2. 糖尿病

高血糖所致重要器官的病理改变是糖尿病患者麻醉的主要危险因素，术前评估糖尿病并发症的严重程度，其晚期病变程度直接影响病死率。

（1）糖尿病并发冠心病：糖尿病患者心肌缺血的心肌梗死发生率是常人的 2 倍，是最常见的死因，可无症状，心电图无诊断价值，运动心电图、心肌血液灌注图可诊断，冠状动脉造影可确诊。

（2）糖尿病并发高血压：糖尿病患者患高血压主要用 α 受体阻滞剂、

钙通道阻滞剂和血管紧张素转换酶抑制剂治疗，慎用β受体阻滞剂和利尿剂。

（3）糖尿病并发心肌病：在无高血压及缺血性心脏病情况下引起特殊心肌病。

（4）控制血糖：择期手术术前应行内科治疗，控制血糖、尿糖，凡服用降血糖药或注射长效胰岛素者，必须在术前改用正规胰岛素。术前病情若已用胰岛素基本控制，可按原来每日定时定量给予，可根据麻醉和手术的影响，另辅以小剂量的胰岛素。术前查尿糖，若 1 个加号 (+)，则只给原来日需量的胰岛素；若 2 个加号 (++)，可另加 6U 胰岛素；若 3 个加号 (+++)，另加 10U 胰岛素；若 4 个加号 (++++) 另加 16U 以上胰岛素。术前禁食者，可将其原应给的胰岛素的一次量减为原量的 2/3，余 1/3 留在麻醉开始后给予。除药物为主要准备措施外，还应增加营养，补充热量等，以便安全施术。

3. 急性感染及高热

原则上，手术应延期施行，急症手术，应同时采取抗感染和物理降温等治疗措施。

4. 激素治疗者

长期应用激素治疗的患者，肾上腺皮质功能减退，容易发生休克，要予以注意。

（1）加大用药量：仍在用激素的患者，手术前一天和手术当天加大用量。

（2）麻醉前用药：术前 1～3 个月内曾使用激素治疗的患者，常规给予预防药。行大手术者，麻醉前用药可肌内注射氢化可的松 100mg，以后每 6h1 次，连用 3d；行小手术者，于术前肌内注射氢化可的松 100mg，以后每 6h1 次，连用 24h，或术前晚和术前各肌内注射 100mg；行短时间检查、处理者，于临麻醉前肌内注射氢化可的松 100mg，手术中输注氢化可的松 100mg。如术中已有循环功能不全，且对补充失血和升压药不敏感者，给予氢化可的松 100～300mg/ 次输注，术终氢化可的松 50mg 肌内注射，2 次；术后可肌内注射 50mg，4 次，维持 3～5d，逐渐撤停，以预防急性肾功能不全引起的低血压危象。

（3）麻醉前不用药：3 个月～2 年内用过激素治疗者，术前可以不给激素。经严密观察，若有怀疑时即给。

（4）激素术前准备的适应证：①腺垂体功能减退或 Addison 病患者。②已行或拟行垂体切除或肾上腺切除者。③术前仍在服用激素者。④术前 3 个月内曾服用激素持续 1 个月以上者。⑤术前 3 个月内服用总量超过氢化可的松 1000mg 以上者。

5. 心血管病

（1）术前心脏功能：心脏功能估计很重要，麻醉科医师应熟练掌握。

a. 先天性心脏病，无心力衰竭史、无缺氧，心脏代偿功能正常，接受一般性手术麻醉和手术中较安全，否则很危险。

b. 后天性心脏病估计方法以体力活动试验为常用。①屏气试验：患者安静后，令深吸气后屏气，计算其屏气的最长时间。时间＞ 30s 者示肺功能正常，时间＜ 20s 者示肺功能代偿低下，对麻醉耐受力差。此为一简单而实用的麻醉危险评估方法。②吹火柴试验：患者安静后，令深吸气后吹一定距离的火柴。能吹灭＞ 6cm 距离的点燃火柴，示肺功能尚可安全耐受麻醉，也是简单的麻醉危险评估方法。③起立试验：患者卧床 10min 后，测量血压、脉搏，然后令患者突然从床上起立，再测血压、脉搏，2min 后再测 1 次。血压改变在 2.7kPa（20mmHg）以上，脉率增快＞ 20 次 /min，示心功能低下，耐受麻醉力差。本法不适用于心功能Ⅳ级患者。

心功能测定：测定心功能的方法很多，但最简单实用的为根据心脏对运动量的耐受程度而进行的心功能分级，一般分为 4 级。

Ⅰ级：屏气试验＞ 30s，能耐受日常体力活动，活动后无心慌、气短等不适感，此级属于功能正常，麻醉耐受力良好。

Ⅱ级：屏气试验 20 ~ 30s，对日常体力活动有一定不适感，往往自行限制或控制活动量，不能跑步或做用力的工作，此级属于功能较差，如处理正确，耐受良好。

Ⅲ级：屏气试验 10 ~ 20s，轻度或一般体力活动后有明显不适，心悸气短明显，只能胜任极轻微的体力活动或静息，此级属于功能不全，麻醉前应充分准备，应避免增加心脏负担。

Ⅳ级：屏气试验 10s 以内，不能耐受任何体力活动，静息时也感气促，不能平卧，有端坐呼吸、心动过速等表现，此级属于功能衰竭，麻醉耐受极差，一般需推迟手术。

（2）维持电解质平衡：长期用利尿药和低盐饮食患者，有并发低血钾和低血钠的可能，术中易发生心律失常和休克，术前应化验检查，并在严密观察、严格控制输液速度下补钠和钾。

（3）纠正贫血：若伴有失血和贫血，携氧能力减弱，可影响心肌供氧，术前应该少量多次输血，或输用红细胞悬液更优，避免增加心脏负担。

（4）术前洋地黄类药物治疗：对有心力衰竭史、心脏扩大、心电图示心室肥厚或冠状动脉供血不足的患者，术前可使用地高辛 0.25mg，每日 1 次或 2 次。

（5）危及生命手术准备：对严重冠心病、主动脉瓣狭窄或高度房室传导阻滞的患者必须施行急症手术者：①桡动脉穿刺插管直接测动脉压。②插 Swan-Ganz 导管测 PCWP。③体外心脏起搏器。④准备血管扩张药（硝普钠）、正性收缩药（多巴胺）、利多卡因、肾上腺素等。⑤备心脏电击除颤器等。

6.单胺氧化酶抑制剂治疗

长期接受单胺氧化酶抑制剂（MAOI）治疗的患者，如帕吉林（优降宁）等，若施行择期手术，最好术前 2 周停止用药。MAOI 可增强镇痛药、巴比妥类药、吸入及静脉麻醉药、肌松药和升压药的作用，容易引起低血压。即使停药 2 周仍可发生惊厥、昏迷、血压剧烈增高和降低等，麻醉前应做到以下几点。

（1）麻醉前用药：麻醉前用药禁用哌替啶等镇痛药，可选用氯丙嗪、异丙嗪、地西泮、阿托品或东莨菪碱等。

（2）麻醉选择：选局麻为宜，禁用腰麻和硬膜外麻醉，以免出现意外。

（3）麻醉用药：麻醉时应慎重，全麻药应减量。

（4）出现险情的处理：①静脉注射氢化可的松 100～200mg，每 30min 1 次，加快输液。②血压过高时静脉注射苄胺唑啉 5～10mg 或 0.01% 硝普钠或乌拉地尔（压宁定）。③心动过速者静脉注射普萘洛尔 1～2mg（β 受体阻断剂），必要时可 10～15min 重复使用。

7.创伤及休克患者

预防和积极治疗低血压维持循环稳定。严重的低血压，特别是内出血合并出血性休克患者，应针对病因，快速大量地输血补液，纠正脱水、电解质和酸碱紊乱，补充血容量的同时，适当使用升压药使血压回升，并维持平均动脉压在 8kPa（60mmHg）以上，脉搏变慢时，方可施行手术。紧急时，一方面抗休克，一方面紧急手术治疗。

8.呼吸疾病患者麻醉前评估及准备

呼吸系统疾病以呼吸系统慢性感染和肺通气不全最多见，做好麻醉前准备和治疗，可明显降低围术期呼吸系统并发症及病死率。①肺功能检查，肺活量第一秒 < 60% 时，应延期施行麻醉，若必须施行，应慎重。②术前血气分析，$PaO_2 < 6.1kPa$（46.2mmHg），而 $PaCO_2$ 超过 6.1kPa（46.2mmHg），一般是相当严重的。③术前应进行有效的药物控制气管和支气管痉挛，一般用支气管扩张药及甲基黄嘌呤和色甘酸钠及激素治疗缓解后施行麻醉。若用激素才能控制者，术前应加大剂量，术中应持续应用氢化可的松，并于术后维持一段时间。④注意抗肺部感染。⑤麻醉前用药，不用吗啡，而用哌替啶。⑥术中凡引起支气管收缩的药物，包括麻醉药和引起组胺释放的药都禁用。

三、ASA 体格情况分级

美国麻醉医师协会（ASA）引用"ASA 体格情况分级"对麻醉风险进行评估：

Ⅰ级：健康患者。

Ⅱ级：轻度系统性疾病，无功能受限。

Ⅲ级：重度系统性疾病，有一定的功能受限。

Ⅳ级：重度系统性疾病，终身需要不间断的治疗。

Ⅴ级：濒死患者，不论手术与否，在 24h 内有生命危险。

ASA 体格情况分级对非心脏性死亡的预测是一个良好的指标，适用于整体死亡的评估。一般讲，Ⅰ、Ⅱ级患者对麻醉的耐受力均良好，麻醉经过平稳；Ⅲ级患者接受麻醉存在一定危险，麻醉前需尽可能做好充分准备，对麻醉和麻醉后可能发生的并发症要采取有效的措施，积极预防；Ⅳ级、Ⅴ级患者的麻醉危险性极大，更需要充分细致的麻醉前准备。

第三节　麻醉选择

手术治疗的质量、效果和预后在很大程度上取决于麻醉方法，正确麻醉方法的选择也是麻醉质量、手术患者内环境保持稳定和麻醉前评估与处理正确的前提和标志。

一、选择原则

1. 选择原则

临床麻醉的方法和药物选择十分重要，总的原则是既要达到无痛，便于手术操作，为手术创造必要的条件，满足手术的需要，又要保证患者安全、减少麻醉意外和并发症、主动维护和控制患者的生命体征，在麻醉期间呼吸循环生理功能稳定的前提下，达到镇痛良好、安全、舒适、简便，满足手术需要，创造必要的手术条件。

2. 评价标准

每日麻醉医师都要对麻醉方法和药品做出判断。

（1）安全：掌握适应证和禁忌证恰当，麻醉药和方法不危及患者的生命和健康，麻醉意外少，无麻醉致死或其他不良后果。

（2）无痛：能够保证麻醉效果，使手术能在完全无痛（基本无痛）和不紧张的情况下实施。

（3）无害：麻醉药作用快，毒性小，无蓄积作用，对患者生理功能的影响限制在最小范围，能维持正常的生理功能，或对生理干扰小，即对心率、呼吸、血压影响小，对重要脏器损伤轻。将所产生的毒性和并发症能降到最低强度，且影响是可逆的，万一发生意外，能及时抢救，能快速有效地排除干扰，使手术自始至终安全进行。

（4）保持适当应激反应：能降低应激反应，保持血流动力学稳定，减少术中、术后出血，减少输血及并发症，预防负氮平衡，降低病死率。

（5）术后恢复快：麻醉中合理地利用了药物之间的协同和对抗作用，麻醉结束患者即醒，可以早期拔管，并在短时间内尽早完全恢复。

（6）简便易行：麻醉技术难度不高，方法实用，使用简便，麻药花费不过大，容易掌握。

3. 选择参考

（1）一般情况：依据患者年龄、性别、体格及心、肺、肝肾功能等情况，病理生理改变，患者意见，手术患者病理和病情是主要的因素。

（2）麻醉药及麻醉方法：根据麻醉药的药理作用、性能和对患者病情的影响、麻醉方法本身的优缺点，正确选择适当的麻醉药和麻醉方法，灵活机动，及时调整。

（3）麻醉科医师技术能力和经验：根据麻醉科医师的技术能力、理论水平和经验：①充分参考术者的意见，选择安全性最大、对机体干扰最小的麻醉方法。②选择自己操作最熟练的方法。③若是危重患者或急诊患者，应术前讨论或向上级请示，以保证患者的安全，减少麻醉意外和并发症。④用新的麻醉方法时，要了解新方法的优缺点，还要选年轻健壮的手术患者作为对象。

二、手术部位

1. 头部

可选局麻或支气管内插管吸入全麻，如颌面、耳鼻喉和颅脑手术。颌面外科患者，常因颞下颌关节疾病、瘢痕挛缩、肿瘤阻碍或对组织器官的推移、变位等，造成张口困难、头后仰受限、上呼吸道的正常解剖位置异常等因素，往往导致气管内插管困难，故需要用鼻腔盲探插管法。颅内手术的麻醉选择，应以对颅内压的影响选用各种麻醉药和麻醉方法，并根据手术的具体要求及患者全身情况来权衡其利弊。

2. 颈部

最常见的是甲状腺手术，包括甲状腺功能亢进症手术，首先考虑硬膜外或颈丛阻滞，若颈部肿块过大，呼吸道已有压迫或推移气管扭曲等已有呼吸困难者，或精神过于紧张而不合作者，可考虑气管内插管复合全麻，以策安全。此类患者如气管插管困难者，宜采取清醒气管内插管。

3. 胸部手术

（1）胸壁：可选局麻、硬膜外或肋间神经阻滞、静脉复合或吸入麻醉。

（2）胸内手术：以气管内插管静脉复合或吸入静脉复合麻醉为佳。也可选局麻或硬膜外阻滞。应注意开胸后对呼吸生理的扰乱，肺部病变对呼吸功能的影响，肺内分泌物的控制。

4. 腹部

硬膜外或腰硬联合阻滞比较理想而常选用，也可选腰麻。患者对硬膜外阻滞有禁忌、过度肥胖、过分紧张或全身情况较差，或危重休克、感染及内出血性患者，可用静脉复合或静吸复合、气管内插管全麻，达到无痛、肌松良好、抑制自主神经反射，术后对胃肠功能扰乱少。全麻时，配合肌松药，可减少对循环及肝、肾等功能影响，提高麻醉手术的安全性。

5. 肛门会阴部

可选鞍麻或骶管阻滞较满意，有时选硬膜外阻滞，静脉复合全麻或静吸复合全麻。盆腔与妇产科手术绝大部分可在骶管阻滞、鞍麻或持续硬膜外麻醉下完成。

6. 脊柱四肢手术

（1）脊柱手术：选局麻往往效果不佳，可用硬膜外阻滞或气管内插管静脉复合或静吸复合全麻。

（2）上肢：臂丛神经阻滞和硬膜外阻滞最常用，高位硬膜外阻滞不如臂丛阻滞安全，臂丛阻滞要预防气胸等并发症。必要时选气管内插管静脉复合全麻或静吸复合全麻。

（3）下肢：可选用腰麻、腰硬联合或硬膜外阻滞，可满足手术需要，气管内插管静脉复合或静吸复合少用。

7. 烧伤及瘢痕整形手术

手术面积大者或病情严重者可选用气管内插管静脉复合或静吸复合全麻。早期创面渗液丢失多，要预防休克，特别是头面部烧伤、颈胸或颈颏瘢痕粘连手术者，张口困难或颈部不能活动，头向前倾，呼吸困难，往往气管内插管十分困难，要用鼻腔插管或行气管切开或瘢痕松解方可行气管内插管，呼吸道烧伤呼吸困难者应行气管切开术。

三、特殊患者麻醉选择

1. 常见特殊患者

（1）有过敏史患者：即使选用局麻，也应注意过敏问题。对静脉麻醉药或吸入麻醉药发生过敏者少见。

（2）贫血患者：用腰麻或硬膜外阻滞时应预防血压下降，严重贫血或严重大失血禁用腰麻或硬膜外阻滞，以选气管内插管静脉复合全麻较安全，需给予较正常浓度高的氧气。

（3）癫痫患者：注意避免引起抽搐的因素，麻醉前苯妥英钠 0.1～0.2g 或地西泮 10～20mg 口服以预防。选气管内插管全麻，硫喷妥钠加琥珀胆碱诱导，维持不选用普鲁卡因或利多卡因静脉麻醉。

（4）发热患者：采取降温措施、充分供氧等。

2. 高危及危重患者

（1）全身衰竭：宜用局麻或神经阻滞，禁用椎管内麻醉。需用气管内插管，以浅全麻为妥。依托咪酯诱导时应减量，或清醒气管内插管，或用咪达唑仑（力月西）、芬太尼、维库溴铵、丙泊酚（异丙酚）静脉注射诱导，气管内插管，浅全麻加肌松剂维持，是安全、常用的方法。

（2）休克：由于对麻醉药的耐量低，对巴比妥类药物较敏感，创伤性休克要充分补充血容量，近年来应用高渗盐水和胶体溶液有较好的疗效。严重休克时肾小球滤过率减低，肾排药物不宜应用。一般选用气管内插管、浅全麻维持，用对循环功能影响小的药物，并保持适当的呼吸交换量及供氧。严重休克，可用禁忌椎管内麻醉方法，轻度休克可用气管内插管加硬膜外麻醉方法。但硬膜外用药宜低浓度、小剂量分次给药或休克纠正后再行硬膜外给药。

（3）瘫痪：由于长期卧床，血容量潜在不足，循环代偿功能差，瘫痪平面高，影响呼吸功能，或并发坠积性肺炎。T7 以上损伤或病情严重者宜选气管内插管全麻，尽量不用琥珀胆碱，因其诱发高血钾，保证足够通气和循环稳定，T7 以下损伤或病情较好者可选硬膜外阻滞。

（4）呼吸系统疾病：应根据以下情况选择。①呼吸道炎症：不宜选用吸入麻醉药，以静脉复合麻醉较理想。②哮喘：术前应用色甘酸钠进行有效的药物控制，宜选哌替啶，不宜用吗啡、硫喷妥钠和筒箭毒碱等，腰麻及高位硬膜外阻滞应慎重。③"湿肺"及活动性肺结核：由于有大量分泌物或咯血（肺结核活动期、肺炎、支气管感染、支气管扩张、肺脓肿和肺肿瘤等），应选支气管内插管，最好用双腔管。

（5）心血管疾病。①非心脏手术：术前术中应适当地应用强心药物。心脏代偿功能较差的心脏病患者，只要不过分紧张，尽量采用局麻或神经阻滞，配合镇静药。若选用气管内插管、静脉复合全麻时麻醉应浅，肌松药均可选用，不宜使用抑制心脏功能的麻醉药和麻醉方法。心脏功能代偿较好的患者，仍可选用硬膜外阻滞，但应慎重。②心血管手术：大而复杂的手术，如心内直视手术，考虑气管内插管静脉复合全麻，低温麻醉和体外循环，选用药物及方法应避免导致缺氧、CO_2 蓄积和低血压，诱导应避免兴奋和挣扎。③病态窦房结综合征患者：均选用静脉复合全麻，心率缓慢用阿托品等对抗，术中监测心电和血压，术前备好起搏器；食管心房调搏安全。

（6）神经系统疾病：包括颅脑外伤、颅内肿瘤摘除及脊髓手术，禁用腰麻，宜选气管内插管，适宜用效能微弱的麻药，如氧化亚氮（N_2O）、羟丁酸钠、氯胺酮或局麻比较安全。颅内术中充分供氧，预防脑水肿、颅内压剧增。

（7）肝病：对肝功能不全者，应选择对肝功能影响小的麻醉药或麻醉方法。

（8）肾病：不用对肾有毒害、有经肾脏排泄药物的麻醉方法。如加拉碘铵、氨酰胆碱和地高辛等。局麻、腰麻和硬膜外阻滞常用，全身情况差者，在气管内插管下静脉复合全麻。肾炎有水肿、尿少、严重贫血、血浆蛋白低下、腹水，并常有血压的变化，均与麻醉有关，应避免选择影响血液酸碱平衡，及易造成缺氧、CO_2 蓄积、血压波动大的麻醉药及麻醉方法。尿毒症患者，伴有昏迷、酸中毒和抽搐等，宜选局麻、神经阻滞，气管内插管静脉复合全麻时，选用羟丁酸钠、氟哌利多、芬太尼等静脉麻醉药，选用不从肾排泄的肌松药。不选用硫喷妥钠。硬膜外阻滞及腰麻平面应控制得当，慎选。

（9）老年人：选用局麻或硬膜外阻滞（慎用，麻药小剂量、分次）为妥，也选腰硬联合阻滞，全麻以静脉复合为宜。高血压患者若无心、脑、肾的并发症，麻醉的选择无问题，凡顽固性高血压经治疗不易下降者，血管弹性较差，血压波动较大，应注意麻醉对血压的影响。全身麻醉掌握得当，对循环影响较小，否则使血压波动剧烈，增加麻醉风险。长期服用降压药的患者，术中可能出现严重低血压，不宜选腰硬联合阻滞。

（10）糖尿病：以选局麻及神经阻滞较安全，也可首选硬膜外阻滞，硬膜外麻醉可减少神经内分泌的应激反应，减少分解代谢并发症，增加代谢稳定性。尽量避免全麻，若选全麻时，要注意控制血糖浓度，大剂量强效阿片类药可阻断应激反应，大剂量芬太尼能有效控制血糖，但要限制使用阿片类药物。选氧化亚氮、硫喷妥钠等对血糖影响小的全麻药，术前、术中应给予胰岛素。

3.急诊手术

（1）全身麻醉：主要用于颅脑外科、心包填塞、心胸外科，五官科的急诊手术或多发性复杂性外伤患者，注意防治休克，维持一定的血压等。

（2）硬膜外阻滞：禁忌急诊手术，相对禁忌证慎用。注意麻醉管理。

（3）部位麻醉：局麻、颈丛、臂丛用于颈部、颌面部、上肢手术等。

（4）小儿：选基础麻醉加局麻、区域阻滞或椎管内麻醉。

第四节　麻醉器械和药品的准备

各类麻醉在实施前需做好对麻醉器械和药品的准备，本节主要是针对麻醉的安全性，尤其是在突发的、危及患者生命安全的事件发生时，针对维持呼吸和循环功能所必需的器械及药品准备工作。

一、麻醉器械的准备

（一）麻醉机的准备

麻醉机（anesthesia machine）是实施临床麻醉及手术室急救时不可缺少的设备，不仅可以在麻醉期间供给患者需要的气体，包括氧气、氧化亚氮（笑气，N_2O）及挥发性麻醉药等，而且可实施人工呼吸。性能良好的麻醉机和正确熟练的操作技能，对于保证手术患者的安全是十分重要的。

1. 麻醉机的基本结构

包括：①气源和气体流量计。②麻醉挥发器（vaporizer）。③麻醉通气系统，又称呼吸环路系统（breathing circle system）。④二氧化碳吸收器。⑤麻醉呼吸器（ventilator）。

2. 麻醉机的安全检查

无论实施何种麻醉，手术间内都必须准备好麻醉机。每例麻醉前均应对麻醉机进行严格的安全检查，检查内容包括电源、气源及气体压力系统、氧浓度、呼吸环路系统，对某些麻醉机应按照其特定的检查步骤进行检查。

（1）电源：一般都用交流电源，电源线的连接应正确、可靠、稳固，有直流电源的麻醉机应检查电源是否充足。

（2）气源：气源管路的连接无误，不同气体连接管路的接口应有明显差别，绝对不能互换。氧气的工作压一般应为 $3 \sim 4kg/cm^2$（或 344.75Pa），压力过低麻醉机会报警。氧浓度监测仪是判断麻醉机供氧系统是否完好的最佳装置。将麻醉机接通电源，打开供氧系统并将氧流量表旋开，检测麻醉机输出系统中的氧浓度。氧流量在 5L/min 时，氧浓度应在 90% 以上。

（3）麻醉机的密闭性能：先关闭氧气流量表并将麻醉机的溢气活瓣的压力调至 $30cmH_2O$，堵住 Y 形管的开口，启开氧气快速充气阀将呼吸囊迅速充满。持续挤压呼吸囊使呼吸系统内的压力接近 $30cmH_2O$ 时，呼吸囊保持不瘪，说明无气体明显外漏。然后打开呼吸器，即将"手控"转为机械通气，并将 Y 形管与模拟肺相连，检查呼吸器是否正常工作，同时观察呼、吸活瓣的功能是否良好。

（4）钠石灰：检查钠石灰的颜色，核对更换日期，确认其性能是否良好，必要时应重新更换。

（5）安全报警系统：设置麻醉机的安全报警系统，包括气道压、吸入氧浓度 $[Fi(O_2)]$、每分钟通气量等的安全界限。

（二）麻醉用具的准备

在施行任何麻醉前应备有以下基本用具，并对其功能进行检查。有的应存放在手术室内，有的应在急需时能即时取到。

1. 呼吸道的控制和人工呼吸

吸氧面罩、麻醉面罩、口咽或鼻咽通气道（Oral/Nasal Airway）、气管插管喉镜（Laryngoscope）、气管导管（Endotracheal Tube）、插管管芯及负压吸引器等。有条件的单位，应针对困难气道的处理准备喉罩、特殊插管喉镜、纤维支气管镜或纤维喉镜等。除了准备麻醉机外，应备用简易人工呼吸器。

2. 循环功能监测

血压计、心电图监测仪、脉搏氧饱和度仪、体温计及电除颤器。有条件者可备用多功能监测仪。

二、麻醉前药品的准备

麻醉前应准备的药品有 3 类：根据麻醉方法准备好麻醉药品，针对特殊病情和手术所需的治疗药品和急救药品。不管选用哪种麻醉方法，在手术室内都必须常备急救药品，并定期检查（包括质量、批号、使用期限等）、更换和补充。所有急救药品都必须标示明确清晰，所放地方相对固定，众所周知，取用方便。有的单位在麻醉前常规将麻黄素和阿托品抽吸到注射器内，贴上标签备用。每次使用药物前都必须经过两人以上核对药名、剂量和浓度等，以避免发生差错。常备急救药品至少应包括：

1. 血管活性药物

麻黄素、肾上腺素、去甲肾上腺素、硝普钠或尼卡地平。

2. 抗心律失常药物

阿托品、利多卡因、美托洛尔（Metoprolo）或艾司洛尔（Esmolol）。

3. 其他

咪达唑仑、地塞米松。

三、手术室医疗气体及电器安全

手术室是对疾病进行手术治疗的中心，并承担了大量的急救任务，也是医院最重要的医疗单位之一。因此，保证手术室的医疗安全对于社会及患者都具有十分重要的意义。

（一）医疗气体的安全使用

手术室内的医用气体主要有氧气、氧化亚氮、压缩空气、二氧化碳和高纯氮。氧气和氧化亚氮均有助燃作用，在接近火源时有引起燃烧的可能。氧气是麻醉期间必不可少的，如果误将其他气体连接到氧气源上，必将导致患者缺氧或无氧而窒息，其后果十分严重。因此，不同气源必须以特异管路和特殊连接口进行连接，绝对不能发生误接。必须按要求调节各种气源的供气压力，以保证供气压力的平衡，尤其是氧气和氧化亚氮供气压力的平衡。在内镜检查或治疗应用电凝器时，应选用低能电源，避免或停止应用易燃或助燃气体，以免引起燃烧和组织烧伤。所有手术室都应有良好的废气排放系统，以避免手术室的空气污染。

（二）安全用电

为进一步提高麻醉质量和手术患者的安全性，应不断加强手术患者围术期的生理功能监测。因此，在手术室内电子设备的应用已越来越广泛，其安全应用也愈显重要。

1. 防触电

手术室内所有电器在使用之前都必须检查其电源种类、电压、频率及功率，所配套使用的电源线、插座和保险丝都不允许超负荷使用。地线应与中心地线连接，禁止连在自来水、暖气管上。不能将电源插座板放在潮湿地面上，也不应以湿手触摸电器。

2. 防医源性火灾

由于手术室内存在引发火灾的可能条件，包括明火、可燃物质和助燃剂。因此，应选用非燃性吸入麻醉药；杜绝手术室内一切开放火源，如乙醇灯等；为避免一些相对密度重的易燃物质与电源接触，手术室内所有电源开关和插座的位置应离地面1.5m以上，或安装在吊塔上；脚踏开关应采用绝缘物质封闭。

3. 防医源性电击（微电击）和电灼伤

所有电器都应接地线；所有可能因摩擦产生静电的用品，均应配置有导电物质，以利于静电的及时释放。手术室内地面应采用具有导电性能的材料；手术室内用的所有敷料，应采用棉织品。保持手术室内温度为 25℃左右，相对湿度为 50% ~ 60%。手术室内通风良好，洁净层流的新风量应足够，以利于易燃或助燃物质的排出。

第三章　临床麻醉技术

第一节　全身麻醉

一、吸入麻醉

麻醉药经呼吸道吸入，经肺泡进入循环，再到达中枢神经系统使其抑制，产生意识消失而不至于感到周身疼痛，称为吸入麻醉。吸入麻醉是全身麻醉的主要方法，其麻醉深浅与药物在脑组织的分布有关。当药物从体内排出或在体内代谢后，患者逐渐恢复清醒，不留下后遗症。吸入麻醉药在体内代谢、分解少，大部分以原形从肺排出体外，因此，吸入麻醉容易控制，所以安全、有效，是现代麻醉常用方法之一。

（一）吸入麻醉方法

1. 开放点滴法

开放点滴法是用金属网麻醉面罩，其上覆盖 4～8 层纱布，放在患者口鼻上，以往应用乙醚点滴，现有时应用恩氟烷进行点滴诱导。优点：本装置方便简单，呼吸阻力及机械无效腔均小，适合小儿。缺点：麻醉加深较难，深浅难以控制，对呼吸道有刺激作用，并严重污染手术室，有发生严重燃烧爆炸的危险，此法不能行辅助和控制呼吸，现应用很少。

2. T 型管吸入法及其改良装置

（1）T 型管吸入法：一端接气管导管，另一端开放于空气之中，没有活瓣，呼吸阻力和无效腔均小，适用于婴幼儿麻醉，并可在气源端接一贮气囊，进行辅助和控制呼吸。本法吹入较高氧气流量，易使呼吸道干燥和机体能量散发，药物严重污染空气。

（2）Jackson-ress 回路：是 T 型管改良装置，在 T 型管的呼气端接一较长螺纹贮气管，其末端接 500mL 贮气囊，气囊尾端开放或安装一呼气活瓣。主要用于小儿麻醉，可行辅助和控制呼吸。

（3）Bain 回路：为 T 型管的改良装置，有一螺纹管作为呼气管，螺纹管中央置一根细管接至患者气管。并由该管吸入氧气和麻醉气体，在螺纹管末端接贮气囊，气囊尾端开放或安装一呼气活瓣。本装置结构简单，使用方便有效，无效腔量小，主要适合于小儿麻醉，成年人也适用，另有备呼吸抑制或停止时急救用，可行辅助和控制呼吸。缺点：防止内管漏气、扭曲、滑脱前端，致通气障碍。

（4）半紧闭法：呼气大部分排出至大气中，一小部分重复吸入。吸入麻醉的通气系统中，没有无重复吸入活瓣及 CO_2 吸收装置的 CO_2 清除回路，由麻醉机输出的气体、蒸气及氧进入贮气囊和（或）贮气呼吸管，与患者部分呼出气体混合后被患者吸入。

（5）紧闭法：本法是用来回式循环或紧闭麻醉装置实施吸入麻醉的方法，呼出气体经 CO_2 吸收器全部重复吸入，再与新鲜气体混合后被重复吸入，不与外界相通。本法一般适用于麻醉维持期，它气流量小（0.3～2L/min），用药量小，易控制麻醉气体浓度，保持呼吸道湿润，呼吸器排气端接排气管至室外，不污染手术室，能行辅助和控制呼吸。潮气量的大小和呼吸阻力变化易了解和控制。但小儿应用时该装置呼吸阻力和无效腔量较大，应注意。

（二）吸入麻醉药

1. 恩氟烷（Enflurane，Ethrane）

a. 药物特点

（1）优点。①化学性质稳定，无燃烧爆炸危险。②诱导及苏醒快，恶心、呕吐较少；不刺激气道，不增加分泌物。③肌肉松弛好。④可并用肾上腺素，不引起室性心律失常。⑤降低眼内压。⑥对非去极化肌松有强化作用。⑦对肝、肾功能影响小，不产生可逆性损害。⑧浅麻醉时对子宫收缩影响小。

（2）缺点。①使脑血管扩张，脑血流增加，引起颅内压升高，恩氟烷吸入后引起患者痉挛性脑电波，颅脑手术尤其颅内高压病例慎用。②对心肌有明显抑制作用。③在过度换气低 $PaCO_2$ 时，高浓度吸入麻醉可产生惊厥。

④麻醉较深时对循环影响较大，直接抑制心肌扩张血管使血压下降。⑤在较深麻醉时对呼吸抑制明显，应辅助和控制呼吸。

b. 麻醉方法

（1）开放点滴法：适用于婴幼儿及小儿，与氟烷相同。

（2）紧闭法

①使用恩氟烷专门挥发器，麻醉深浅易控制，诱导时单纯吸入恩氟烷浓度为 3.5%～4.5%；维持期浓度 1.5%～3.0%，2℃ 1 个大气压 1mL 恩氟烷蒸发气 198mL。②目前临床上常用静脉快速诱导后，行气管内插管，控制呼吸。与芬太尼、氯胺酮、丙泊酚、咪达唑仑、维库溴铵等静脉复合麻醉合用时，恩氟烷在麻醉维持期吸入浓度为 0.5%～1.5%。

（3）半紧闭法：并用氧化亚氮，方法同氟烷，吸入浓度是氟烷 2 倍。

（4）Bain 回路：该法麻醉不易加深，麻醉深浅不易掌握，吸入浓度为 3%～4%，主要用于小儿。易污染空气，可并用 65%～70% 氧化亚氮。

c. 适应证

①各科手术，各年龄组患者。②重症肌无力及内分泌疾病患者手术。③配合控制性降压麻醉。

d. 禁忌证

①严重的心、肺、肝、肾功能较差患者。②低血容量患者，体质较差患者。③癫痫患者，惊厥患者。④颅内压升高患者。⑤深麻醉禁用于产科手术麻醉。

2. 异氟烷（Isoflurane）

a. 药物特征

（1）优点。①不燃烧、不爆炸；化学性质最稳定。②麻醉诱导迅速，MAC 为 1.2%，诱导浓度为 1.5%～3.5%，维持浓度为 0.7%～2.1%，镇痛作用中等程度。③苏醒快，恢复亦快。血 / 气系数 1.48。④对循环影响小，对血压影响主要是扩张外周血管，能降低心肌氧耗及冠状动脉阻力，不改变冠脉血流量，对心功能抑制小于恩氟烷和氟烷，它使心率增快，但心律稳定，术中合用肾上腺素不引起严重心律失常。⑤有良好肌肉松弛作用，可增强非去极化肌松剂作用，麻醉中可免用肌松剂，适用重症肌无力患者麻醉。⑥无中枢性兴奋性，无抽搐和惊厥。对颅内压升高少，适用颅脑手术病例。⑦对肝、肾功能无毒性或毒性甚小，适合肝、肾功能较差病例。⑧浅麻醉下对子宫收缩力无明显影响。

（2）缺点。①药液稍有刺激味，影响诱导，使患者出现屏气、躁动、咳嗽等。②对呼吸有较强抑制作用，增加肺阻力，使肺顺应性和功能余气量稍减。③深麻醉时，大于 2MAC 心输出量减少 12%～25%，血压下降明显，应避免较深麻醉。④吸入浓度过高或低 $PaCO_2$ 时产生惊厥。

b. 麻醉方法

（1）诱导：丙泊酚 2～2.5mg/kg 或咪达唑仑 1～2mg/kg，芬太尼 4～5μg/kg 和维库溴铵 0.1mg/kg，静脉注射后控制呼吸，肌松后插管；或氧化亚氮 50%、氧 50% 加异氟烷吸入，先开至 0.5%，30s 后到 1%，浓度升至 2%～3%，维持 1～2min，患者意识消失，气管内插管。

（2）麻醉维持。①为了维持 1.3MAC，氧化亚氮和氧（30%：70%）吸入，异氟烷的浓度为 1.3%～1.4%。②单纯吸入异氟醚，浓度为 2.0%（0.7%～2.1%）。③与静脉麻醉合用，如 1% 普鲁卡因 + 0.08%～0.1% 氯琥珀胆碱复合液或丙泊酚 + 芬太尼、咪达唑仑麻醉时，吸入 0.6%～1% 低浓度异氟烷是临床上常用方法之一。

c. 适应证：临床上适应证同恩氟烷，且优于安氟醚，对老人、心脏病患者、肺动脉高压患者、冠心病患者影响较小。它不引起抽搐适用于癫痫患者；对颅内压影响不大，适用于颅高压患者；有较强肌松作用，适用于重症肌无力患者。

d. 禁忌证

（1）深麻醉不适用于心脏瓣膜狭窄病变患者，因其扩张周围血管。

（2）深麻醉不适合产科手术，因影响子宫收缩，使产后出血增加。

3. 七氟烷

a. 药物特点

（1）优点。①药物无气道刺激性，不增加呼吸道分泌物。②诱导和苏醒都快。③对循环系统抑制较轻，不增加心肌应激性，可以和肾上腺素合用，不引起心律失常。④可在普通的蒸发装置中使用。

（2）缺点。①和碱石灰作用不够稳定。②吸入体内后在体内分解和稳定性较差。③与氧化亚氮合用时镇痛效果不如异氟烷。④对肝脏组织有一定毒性作用，造成一定损害。

b.麻醉方法：应用于麻醉诱导和维持，麻醉维持期吸入 1.5% 七氟醚，氧化亚氮和氧（30%∶70%）。也可在开始时注入 1.3mL，1min 注入 0.3mL，以后每 5min 注入 3 次，每次 0.3mL，即可维持手术所要求麻醉深度。

c.适应证

（1）头颅、胸、腰各大、中、小手术。

（2）全麻下甲状腺切除术，骨科的腰椎及关节手术。

d.禁忌证：无特定禁忌证，肝功能严重损害者不用为好。

4.氟烷

a.药物特点

（1）优点。①无燃烧爆炸性。②麻醉效能强。③诱导苏醒快。④对气道无刺激性，术后呼吸道感染少。⑤有扩张支气管作用，术中麻醉易加深，通气效果好。⑥不使血糖升高。⑦术后恶心、呕吐发生率较低。⑧浅麻醉对子宫收缩无影响。

（2）缺点。①对呼吸、循环抑制强。②使心肌对肾上腺素的敏感性增强。③须用精确挥发器吸入，否则不易控制麻醉深度。④镇痛作用弱。⑤肌松作用不充分。⑥对橡胶、金属有腐蚀作用，反复使用对有的患者可发生肝、肾损害。

b.使用方法

（1）用于小儿：因微有果香味及不刺激气道适用于小儿麻醉。可用半开放回路（如 Bain 回路）或 F 型多用回路来完成氟烷麻醉，还可并用 50%~65% 氧化亚氮。

（2）用氟烷蒸发器半紧闭法施行高流量或低流量麻醉，也可做全紧闭麻醉。

c.适应证：由于氟烷有以上缺点，现在一般不主张单独使用。

（1）适用电灼、电刀手术。

（2）糖尿病患者手术。

（3）哮喘、慢性支气管炎、湿肺患者。

（4）出血较多手术，控制性降压手术。

（5）各手术科手术。

d. 禁忌证

(1) 心功能不全、休克患者及中毒性心肌损害者。

(2) 急、慢性肝脏疾病。

(3) 需并用肾上腺素者。

二、静脉全身麻醉

静脉全身麻醉是指一种或几种药物静脉注入，通过血液循环作用于中枢神经系统而产生全身麻醉的方法。

按照给药方式不同可以分为单次给药法、分次给药法和持续给药法，以及近来兴起的靶控输注（TCI）法，临床常用的静脉麻醉药有硫喷妥钠、羟丁酸钠、丙泊酚、芬太尼、依托咪酯、氯胺酮等。

（一）硫喷妥钠静脉麻醉

硫喷妥钠是一种快效类巴比妥类药物，其临床所用钠盐，味苦、淡黄色，非结晶粉末，有硫臭味。

1. 麻醉方法

（1）单次注入法：常作诱导或短小浅表小手术。一般选用 2.5% 硫喷妥钠溶液，溶液应新鲜配制，每 0.5g 用蒸馏水或生理盐水稀释至 20mL，如是小儿或体质差、循环功能差等患者，可将 0.5g 稀释成 40mg。静注剂量：成人 2.5 ~ 4.5mg/kg，儿童 5 ~ 6mg/kg。儿童可用 15 ~ 20mg/kg 肌内注射做基础麻醉。

（2）分次注入法：常用于短小浅表手术，成人总剂量为 0.5g。最大剂量为 0.75 ~ 1.0g。

（3）连续滴入法：现在少用，被氯胺酮或丙泊酚取代。

2. 适应证

（1）麻醉诱导：诱导舒适、快速，是临床常用诱导方法。

（2）短小手术：如体表脓肿切开引流术，烧伤换药、关节脱位整复及心脏电复律，血管造影等手术，但因镇痛不全及呼吸抑制等并发症，现少用，已被丙泊酚取代。

（3）控制痉挛和惊厥：如破伤风抽搐和局麻药中毒引起惊厥。

（4）辅助其他麻醉方法。

3. 禁忌证

（1）哮喘、呼吸道阻塞患者。

（2）婴幼儿、产妇分娩或剖宫产。

（3）心功能差或衰竭者、低血容量、休克患者。

（4）严重肝、肾功能不全者。

（5）慢性衰竭、营养不良、贫血及低蛋白血症、氮质血症患者，肾上腺皮质功能不全，或长期使用肾上腺皮质激素者。

（6）先天性卟啉代谢紊乱（紫质症）绝对禁用。

（7）高血压、动脉硬化、严重糖尿病或对巴比妥类过敏者。

（二）羟丁酸钠静脉麻醉

羟丁酸钠，简称 γ-OH，是一种毒性极低催眠性静脉麻醉药，主要作为麻醉诱导和维持时的辅助用药。其对呼吸、循环和肝、肾功能影响小，作用时效较长，是临床上常用的静脉麻醉药。

1. 麻醉方法

（1）羟丁酸钠具有副交感神经兴奋作用，麻醉中常有流涎，呼吸道分泌物增加，麻醉前需用足抗胆碱药，以减少唾液分泌和减轻心动过缓。

（2）麻醉诱导：成人剂量为 $50\sim80mg/kg$；小儿为 $80\sim100mg/kg$，静脉注射速度应为 $1g/min$，静脉注射后 $3\sim5min$ 患者嗜睡，约 $10min$ 入睡，$20\sim30min$ 作用完全。麻醉后下颌松弛，配合其他静脉麻醉诱导药或咽喉表麻后可行气管内插管。衰老、体弱、脱水或休克患者应减量。

（3）麻醉维持：羟丁酸钠本身无镇痛作用，多与其他麻醉药合用才能达到完善的麻醉效果，如芬太尼、哌替啶、氯胺酮、咪达唑仑等。它的作用时间可持续 $60\sim90min$，故每间隔 $1\sim2h$ 需追加用药，其量为每千克体重用量的 $1/2\sim2/3$ 剂量。

（4）辅助麻醉：是全麻或其他麻醉方法的良好辅助用药。

2. 适应证

（1）羟丁酸钠适合各科的手术麻醉，麻醉诱导和维持均可。

（2）慢诱导，是经鼻盲探气管插管术良好用药，优点是对呼吸抑制轻，又能较好地抑制咽喉反射。

（3）小儿的麻醉诱导和基础麻醉。

（4）神经阻滞，椎管麻醉辅助用药。

3. 禁忌证

（1）严重高血压。

（2）心动过缓。

（3）严重心脏传导阻滞或左束支传导阻滞。

（4）癫痫和惊厥患者。

4. 并发症

（1）锥体外系兴奋症状：麻醉过程中有些病例出现手、臂、肩和面部肌肉不自主颤动，甚至出现阵挛现象，多可自行消失。

（2）低钾血症：对正常血钾患者无影响，血钾低下患者，如注药速度过快、剂量过大，会加重血钾低下，并诱发心律失常。

（3）偶有病例发生烦躁、幻觉、兴奋症状。

（4）小儿麻醉阿托品用量不足时，呼吸道分泌物增加，易致呼吸堵塞。

（三）丙泊酚静脉麻醉

丙泊酚是一种新的快速、短效静脉麻醉药。其特点有起效快，诱导平稳，持续时间短，苏醒快且完全，无肌肉不自主活动，无咳嗽及呃逆，但对循环和呼吸有一定抑制作用，缓注可预防。

1. 麻醉方法

（1）麻醉诱导：用于诱导时平均剂量为 2~2.5mg/kg，如麻醉前加用其他麻醉镇痛药，可适当减少用量，有心血管或呼吸抑制时注射速度应减慢。

（2）麻醉维持：可应用单次静脉注射和静脉滴注及静脉泵注（应用微量泵）。①单次静注量为 2mg/kg，每 4~5min 追加 1 次，如复合其他麻醉药和镇痛药应用，可延长至 10~15min 追加 1 次。②连续静脉滴注用量为 50~150μg/（kg·min）。如用于其他麻醉方法的镇静，剂量为 25~75μg/（kg·min）。③微量泵输注（容量泵），连续输注量为 4~12mg/（kg·h）。

2. 适应证

（1）静脉诱导：全凭静脉麻醉，可单独应用或与其他麻醉性镇痛药复合应用，一般常见于后者。

（2）用于门诊短小手术的麻醉，如人工流产术、内镜或其他诊断性检查麻醉。

（3）ICU 镇静。

3. 禁忌证

（1）3 岁以下儿童、孕妇禁用，产科麻醉及 16 岁以下儿童镇静禁用。

（2）对丙泊酚或其他成分过敏者，以及全身麻醉和镇静禁忌的人。

（四）芬太尼静脉麻醉

芬太尼是苯基哌啶类药，具有强效镇痛作用，毒性低，对循环影响轻微，起效快，时效短，容易控制，术后呼吸较易恢复，但大量使用，呼吸短时间难以恢复至正常。

1. 麻醉方法

（1）麻醉诱导：一般与其他静脉麻醉药共同诱导，如硫喷妥钠、咪达唑仑、依托咪酯、丙泊酚，极少单独使用。

（2）麻醉维持：气管插管后，成人常用量为 0.2～0.5mg。切皮至术中每 30～60min 追加 0.1mg，总量可达 15～30μg/kg。静脉复合麻醉时用量酌情减少，如辅助肌松药、吸入麻醉药。

单纯大剂量或加小剂量咪达唑仑（0.1mg/kg）、依托咪酯（0.1mg/kg）常用于心血管手术麻醉，具有麻醉效果好，循环稳定，心排出量和心脏指数上升及减慢心率，延长舒张期限灌注时间等优点，芬太尼剂量可达 50～100μg/kg。

2. 适应证

（1）麻醉诱导，多与其他静脉麻醉药复合应用。

（2）吸入麻醉和静脉麻醉及静吸复合麻醉中维持期用药。

（3）椎管内麻醉、神经阻滞麻醉辅助用药与氟哌利多按 1∶50 的比例混合，组成依诺伐（Innovar）。

（4）大剂量芬太尼麻醉主要用于心血管手术、长时间开胸手术或颅脑手术。

（5）各科手术患者麻醉。

3.禁忌证

(1) 婴幼儿对芬太尼特别敏感，慎用。

(2) 剖宫产。

(3) 帕金森病。

(4) 支气管哮喘患者。

(五) 依托咪酯静脉麻醉

依托咪酯是一种催眠性静脉麻醉药。其特点是起效快，催眠作用强，持续时间短，苏醒快。

1.麻醉方法

(1) 麻醉诱导：各科手术全麻诱导用药。由于该药对循环影响小，可作为休克和心功能较差、心血管手术患者麻醉诱导药，成人剂量为 0.3mg/kg (0.1～0.4mg/kg)。

(2) 麻醉维持：单纯静脉注射依托咪酯麻醉，只适合于短小手术麻醉，中长手术的麻醉，需要与其他静脉麻醉药或吸入麻醉药或其他麻醉方法合用，方可满足手术需要。成人剂量仍为 0.3mg/kg (0.1～0.4mg/kg)。

2.适应证

(1) 全麻诱导，与肌松剂配合行气管插管，常用于心血管手术和危重病例、心功能较差患者的麻醉诱导和维持。

(2) 短小手术，如人工流产、切开引流等。

(3) 特殊检查，如胃镜、支气管镜、内镜检查等。

(4) 辅助麻醉，椎管内麻醉，各种神经阻滞麻醉。

3.禁忌证

(1) 重症糖尿病患者。

(2) 高钾血症患者。

(六) 氯胺酮全身麻醉

氯胺酮为目前唯一使用的苯环乙哌啶类药，白色结晶，易溶于水，也是唯一具有静脉、镇痛和麻醉作用的静脉麻醉药。

1. 麻醉方法

可经静脉、肌内途径给药。

(1) 麻醉诱导: 静脉注射 0.5~2mg/kg, 肌内注射 4~6mg/kg, 老年及危重者酌减。

(2) 麻醉维持: 诱导后分次追加, 每次 0.5~1mg/kg, 肌内注射约 5min 起效, 20min 至效应。

2. 适应证

(1) 烧伤切痂, 植皮等体表手术者。

(2) 支气管痉挛性疾患者的诱导。

(3) 椎管内麻醉, 神经阻滞麻醉辅助用药。

3. 禁忌证

(1) 高血压患者。

(2) 颅压升高者。

(3) 心肌供血不足和癫痫患者。

(4) 甲状腺功能亢进症、嗜铬细胞瘤手术。

(七) 神经安定镇痛麻醉

1. 麻醉方法

(1) 神经安定镇痛合剂常用配方: 按氟哌利多 5mg 与芬太尼 0.1mg 的比例 (50∶1) 混合为 1U, 称依诺伐。

(2) 麻醉诱导: 氟哌利多 5mg、芬太尼 0.1~0.2mg 静脉注射, 年老体弱者应酌情减量; 配合其他静脉药效果更好, 如地西泮、丙泊酚等。单独应用依诺伐, 因氟哌利多量大对血压影响较大。

(3) 麻醉维持: 根据患者不同情况及对疼痛反应酌情追加氟芬合剂, 30~60min 追加 0.5U。现在大多临床医生主张仅加芬太尼, 有利于患者苏醒。

2. 适应证

(1) 各科各部位的手术。

(2) 严重烧伤的清创及植皮术。

(3) 各种内镜检查和造影术。

(4) 局麻、神经阻滞和硬膜外阻滞的辅助麻醉。

（5）术后需长时间应用呼吸机行呼吸支持者。

（6）ICU 患者镇静。

3. 禁忌证

（1）各种短小手术。

（2）婴幼儿。

（3）剖宫产。

（4）帕金森病及癫痫患者。

（5）严重呼吸功能不全和支气管哮喘病。

三、复合麻醉

1. 复合麻醉

先后或同时应用几种麻醉药或麻醉方法，以达到满意的外科麻醉状态，减少了每一种麻醉药剂量及不良反应，增强了全身麻醉效果，并且避免麻醉过深干扰机体生理功能。复合麻醉包括：①静脉复合麻醉。②吸入复合麻醉。③静吸复合麻醉。④全身局部复合麻醉。

2. 蛛网膜下腔和硬膜外联合阻滞麻醉

已广泛应用临床，并取得满意效果。复合脊麻—硬膜外阻滞适合于 8 岁以上患者的 T7 以下平面的任何外科手术。脊麻与硬膜外联合阻滞麻醉可选用两点穿刺，也可采用一点穿刺法，即向蛛网膜下腔注药，同时也经此穿刺针置入硬膜外导管。两点穿刺法先于 T12～L1 或 L1～L2 行硬膜外穿刺置入硬膜外导管，然后再于 L3～L4 或 L2～L3 或 L4～L5 行蛛网膜下腔穿刺，注入局麻药液行脊麻；目前国内不少厂家专门设计和制造 CSEA 配套穿刺针并广泛应用临床，应用特制的联合穿刺针，针的样品都是针套针方式即先用一根带刻度的 17G 或 18G TuohyWeiss 针进入硬膜外腔；然后用 29G Quincke 或 27G Whitacre 穿刺针，套入上述硬膜外穿刺针内，穿过并超出 Tuo-hy 针尖 11～13mm 就完全可以穿破硬膜而进入蛛网膜下腔。

第二节　局部麻醉与神经阻滞麻醉

一、表面麻醉

将渗透作用强的局麻药与局部黏膜接触，使其透过黏膜而阻滞浅表神经末梢所产生的无痛状态，称为表面麻醉。

表面麻醉使用的局麻药，难以达到上皮下的痛觉感受器，仅能解除黏膜产生的不适，因此表面麻醉只能对刺激来源于上皮组织时才有效果。黏膜细胞的指状突起与邻近细胞交错形成功能性表面，局麻药容易经黏膜吸收，皮肤细胞排列较密，外层角化，吸收缓慢而且吸收量少，故表面麻醉只能在黏膜上进行。但一种复合表面麻醉配方 EMLA（Eutectic Mixture of Local Anesthetics）为 5% 利多卡因和 5% 丙胺卡因盐基混合剂，皮肤穿透力较强，可用于皮肤表面，可以减轻经皮肤静脉穿刺和置管的疼痛，也可用于植皮，但镇痛完善需 45 ~ 60min。

（一）表面麻醉药

目前应用于表面麻醉的局麻药分两类：羟基化合物和胺类。

临床上应用的羟基化合物类表面麻醉药是芳香族和酯类环族醇，为苯甲醇、苯酚、间苯二酚和薄荷醇等，制成洗剂、含漱液、乳剂、软膏和胺剂，与其他药物用于皮肤病、口腔、肛管等治疗，与本章表面麻醉用于手术、检查和治疗性操作镇痛的目的并不一致。

表面麻醉药，分为酯类和酰胺类。酯类中有可卡因、盐酸己卡因（Cyclaine）、哌罗卡因（Benzocaine）、对氨基苯甲酸酯（Butamben）和高水溶性的丁卡因（Tetracaine）。酰胺类包括地布卡因（Dibucaine）和利多卡因（Lidocaine）。另外，尚有既不含酯亦不含酰胺的达克罗宁（Dyclonine）和盐酸丙美卡因（Pramoxine），达克罗宁为安全的可溶性表面麻醉药，刺激性很强，注射后引起组织坏死，只能做表面麻醉用。

混合制剂 TAC（Tetracaine Adrenaline Cocaine）可通过划伤皮肤而发挥作

用，由 0.5% 丁卡因，10% ~ 11.8% 可卡因，加入含 1：200 000 肾上腺素组成，在美国广泛用于儿童皮肤划伤须缝合时表面麻醉，成人最大使用安全剂量为 3 ~ 4mL/kg，儿童为 0.05mL/kg。TAC 不能透过完整皮肤，但能迅速被黏膜所吸收而出现毒性反应。为避免毒性反应及成瘾性，研究不含可卡因的替代表面麻醉剂，发现丁卡因—苯肾上腺素的制剂与 TAC 一样可有效用于皮肤划伤。

表面麻醉用的局麻药较多，但常见表面麻醉药主要有以下几种（表 3-1）：

表3-1　常见的表面麻醉药

局麻药	浓度	剂型	使用部位
利多卡因	2% ~ 4%	溶液	口咽、鼻、气管及支气管
	2%	凝胶	尿道
	2.5% ~ 5%	软膏	皮肤、黏膜、直肠
	10%	栓剂	直肠
	10%	气雾剂	牙龈黏膜
丁卡因	0.5%	软膏	鼻、气管、支气管
	0.25% ~ 1%	溶液	眼
	0.25%	溶液	
EmLA	2.5%	乳剂	皮肤
TAC	0.5%丁卡因，11.8可卡因及 1：200 000肾上腺素	溶液	皮肤

（二）操作方法

1.眼科手术

角膜的末梢神经接近表面，结合膜囊可存局麻药 1 ~ 2 滴，为理想的给药途径。具体方法为患者平卧，滴入 0.25% 丁卡因 2 滴，令患者闭眼，每 2min 重复滴药一次，3 ~ 5 次即可。麻醉作用持续 30min，可重复应用。

2.鼻腔手术

鼻腔感觉神经来自三叉神经的眼支，它分出鼻睫状神经支配鼻中隔前

1/3；筛前神经到鼻侧壁；蝶腭神经节分出后鼻神经和鼻腭神经到鼻腔后 1/3 的黏膜。筛前神经及鼻神经进入鼻腔后都位于黏膜之下，可被表面麻醉所阻滞。

方法：用小块棉布先浸入 1∶1000 肾上腺素中，挤干后再浸入 2%～4% 利多卡因或 0.5%～1% 丁卡因中，挤去多余局麻药，然后将棉片填贴于鼻甲与鼻中隔之间约 3min。在上鼻甲前庭与鼻中隔之间再填贴第二块局麻药棉片，待 10min 后取出，即可行鼻息肉摘除、鼻甲及鼻中隔手术。

3. 咽喉、气管及支气管表面麻醉

声襞上方的喉部黏膜，喉后方黏膜及会厌下部的黏膜，最易诱发强烈的咳嗽反射。喉上神经侧支穿过甲状舌骨膜，先进入梨状隐窝外侧壁，最后分布于梨状隐窝前壁内侧黏膜上，故梨状隐窝处施用表面麻醉即可使喉反射迟钝。

软腭、腭扁桃体及舌后部易引起呕吐反射，此处可以使用喷雾表面麻醉，但应控制局麻药用量，还应告诫患者不要吞下局麻药，以免吸收后发生毒性反应。咽喉及声带处手术，施行喉上神经内侧支阻滞的方法是：用弯喉钳夹浸入局麻药的棉片，慢慢伸入喉侧壁，将棉片按入扁桃体后梨状隐窝的侧壁及前壁 1min，恶心反射即可减轻，可行食管镜或胃镜检查。

咽喉及气管内喷雾法是施行气管镜、支气管镜检查，或施行气管及支气管插管术的表面麻醉方法。先令患者张口，对咽部喷雾 3～4 下，2～3min 后患者咽部出现麻木感，将患者舌体拉出，向咽喉部黏膜喷雾 3～4 下，间隔 2～3min，重复 2～3 次。最后用喉镜显露声门，于患者吸气时对准声门喷雾，每次 3～4 下，间隔 3～4min，重复 2～3 次，即可行气管镜检或插管。

另一简单方法是在患者平卧头后仰时，在环状软骨与甲状软骨间的环甲膜做标记。用 22G 3.5cm 针垂直刺入环甲膜，注入 2% 利多卡因 2～3mL 或 0.5% 丁卡因 2～4mL。穿刺及注射局麻药时叮嘱患者屏气、不咳嗽、吞咽或讲话，注射完毕鼓励患者咳嗽，使药液分布均匀。2～5min 后，气管上部、咽及喉下部便出现局麻作用。

4. 注意事项

（1）浸渍局麻药的棉片填敷于黏膜表面之前，应先挤去多余的药液，以防吸收过多产生毒性反应。填敷棉片应在头灯或喉镜下进行，以利于正确安置。

（2）不同部位的黏膜吸收局麻药的速度不同。一般说来在大片黏膜上应用高浓度及大剂量局麻药易出现毒性反应，重者足以致命。根据 Adriani 及 Campbell 的研究，黏膜吸收局麻药的速度与静脉注射相等，尤以气管及支气管喷雾法，局麻药吸收最快，故应严格控制剂量，否则大量局麻药吸收后可抑制心肌，患者迅速虚脱，因此事先应备妥复苏用具及药品。

（3）表面麻醉前须注射阿托品，使黏膜干燥，避免唾液或分泌物妨碍局麻药与黏膜的接触。

（4）涂抹于气管导管外壁的局麻药软膏最好用水溶性的，应注意其麻醉起效时间至少需 1min，所以不能期望气管导管一经插入便能防止呛咳，于清醒插管前，仍须先行咽、喉及气管黏膜的喷雾表面麻醉。

二、局部浸润麻醉

沿手术切口线分层注射局麻药，阻滞组织中的神经末梢，称为局部浸润麻醉。

（一）常用局麻药

根据手术时间长短，选择应用于局部浸润麻醉的局麻药，可采用短时效（普鲁卡因或氯普鲁卡因）、中等时效（利多卡因、甲哌卡因或丙胺卡因）或长时效局麻药（布比卡因或依替卡因）。表 3-2 简介各时效局麻药使用的浓度、最大剂量和作用持续时间。

（二）操做方法

取 24～25G 皮内注射针，针头斜面紧贴皮肤，进入皮内以后推注局麻药液，造成白色的橘皮样皮丘，然后取 22G 长 10cm 穿刺针经皮丘刺入，分层注药，若需浸润远方组织，穿刺针应由上次已浸润过的部位刺入，以减少穿刺疼痛。注射局麻药液时应加压，使其在组织内形成张力性浸润，与神经末梢广泛接触，以增强麻醉效果。

表 3-2　局部浸润麻醉常用局麻药

	普通溶液			含肾上腺素溶液	
	浓度 （%）	最大剂量 （mg）	作用时效 （min）	最大剂量 （mg）	作用时效 （min）
短时效					
普鲁卡因	0.5 ~ 1.0	800	15 ~ 30	1000	30 ~ 60
氯普鲁卡因	1.0 ~ 2.0	800	15 ~ 30	1000	30 ~ 90
中时效					
利多卡因	0.5 ~ 1.0	300	30 ~ 60	500	120 ~ 360
甲哌卡因	0.5 ~ 1.0	300	45 ~ 90	500	120 ~ 360
丙胺卡因	0.5 ~ 1.0	500	30 ~ 90	300	120 ~ 360
长时效					
布比卡因	0.25 ~ 0.5	175	120 ~ 240	225	180 ~ 410
依替杜卡因	0.5 ~ 1.0	300	120 ~ 180	400	180 ~ 410

（三）注意事项

（1）注入局麻药要深入至下层组织，逐层浸润，膜面、肌膜下和骨膜等处神经末梢分布最多，且常有粗大神经通过，局麻药液量应加大，必要时可提高浓度。肌纤维痛觉神经末梢少，只要少量局麻药便可产生一定的肌肉松弛作用。

（2）穿刺针进针应缓慢，改变穿刺针方向时，应先退针至皮下，避免针干弯曲或折断。

（3）每次注药前应抽吸，以防局麻药液注入血管内。局麻药液注毕后须等待 4 ~ 5min，使局麻药作用完善，不应随即切开组织致使药液外溢而影响效果。

（4）每次注药量不要超过极量，以防局麻药毒性反应。

（5）感染及癌肿部位不宜用局部浸润麻醉。

三、区域阻滞

围绕手术区，在其四周和底部注射局麻药，以阻滞进入手术区的神经干和神经末梢，称为区域阻滞麻醉。可通过环绕被切除的组织（如小囊肿、肿块活组织等）做包围注射，或在悬雍垂等组织（舌、阴茎或有蒂的肿瘤）环绕其基底部注射。区域阻滞的操作要点与局部浸润法相同。主要优点在于避免穿刺病理组织，适用于门诊小手术，也适于健康情况差的虚弱患者或高龄患者。

四、静脉局部麻醉

肢体近端上止血带，由远端静脉注入局麻药以阻滞止血带以下部位肢体的麻醉方法称静脉局部麻醉。静脉局部麻醉首次由 August Bier 于 1908 年介绍，故又称 Bier 阻滞，主要应用于成人四肢手术。

（一）作用机制

肢体的周围神经均有伴行血管提供营养。若以一定容量局麻药充盈与神经伴行的静脉血管，局麻药可透过血管而扩散至伴行神经而发挥作用。在肢体远端缚止血带以阻断静脉回流，然后通过远端建立的静脉通道注入一定容量局麻药以充盈肢体静脉系统即可发挥作用，通过这种方法局麻药主要作用于周围小神经及神经末梢，而对神经干作用较小。

（二）适应证

适用于能安全放置止血带的远端肢体手术，受止血带限制，手术时间一般在 1~2h 内为宜，如神经探查、清创及异物清除等。如果合并有严重的肢体缺血性血管疾患则不宜选用此法。下肢主要用于足及小腿手术，采用小腿止血带，应放置于腓骨颈以下，避免压迫腓浅神经。

（三）操作方法

（1）在肢体近端缚两套止血带。
（2）肢体远端静脉穿刺置管。据 Sorbie 统计，选择静脉部位与麻醉失败率之间关系为肘前＞前臂中部、小腿＞手、腕、足。

（3）抬高肢体 2～3min，用弹力绷带自肢体远端紧绕至近端以驱除肢体血液。

（4）先将肢体近端止血带充气至压力超过该侧肢体收缩压 100mmHg，然后放平肢体，解除弹力绷带。充气后严密观察压力表，谨防漏气使局麻药进入全身循环而导致局麻药中毒反应。

（5）经已建立的静脉通道注入稀释局麻药，缓慢注射（90s 以上）以减轻注射时疼痛，一般在 3～10min 后产生麻醉作用。

（6）多数患者在止血带充气 30～45min 以后出现止血带部位疼痛。此时可将远端止血带（所缚皮肤已被麻醉）充气至压力达前述标准，然后将近端止血带（所缚皮肤未被麻醉）放松。无论在任何情况下，注药后 20min 内不可放松止血带。整个止血带充气时间不宜超过 1～1.5h。

若手术在 60～90min 内尚未完成，而麻醉已消退，此时须暂时放松止血带，最好采用间歇放气，以提高安全性。恢复肢体循环 1min 后，再次充气并注射 1/2 首次量的局麻药。

（四）局麻药的选用与剂量

利多卡因为最常用的局麻药，为避免药物达到极量又能使静脉系统充盈，可采用大容量稀释的局麻药。以 70kg 患者为例，上肢手术可用 0.5% 利多卡因 50mL，下肢手术可用 0.25% 利多卡因 60～80mL，一般总剂量不要超过 3mg/kg。丙胺卡因和布比卡因也成功用于静脉局部麻醉。0.25% 布比卡因用于 Bier 阻滞，松止血带后常可维持一定程度镇痛，但有报道因心脏毒性而致死亡的病例。丙胺卡因结构与利多卡因相似，且入血后易分解，故其 0.5% 溶液亦为合理的选择。氯普鲁卡因效果亦好，且松止血带后氯普鲁卡因可被迅速水解而失活，但约 10% 患者可出现静脉炎。

（五）并发症

静脉局部麻醉主要并发症是放松止血带后或漏气致大量局麻药进入全身循环所产生的毒性反应。所以应注意：

（1）在操作前仔细检查止血带及充气装置，并校准压力计。

（2）充气时压力至少达到该侧收缩压 100mmHg 以上，并严密监测压力计。

（3）注药后 20min 以内不应放松止血带，放止血带时最好采取间歇放气法，并观察患者神志状态。

五、颈神经丛阻滞麻醉

（一）解剖

颈神经丛由颈 1~颈 4 脊神经前支组成。第 1 颈神经主要是运动神经，支配枕骨下角区肌肉，后 3 对颈神经均为感觉神经，出椎间孔后，从后面横过椎动脉及椎静脉，向外延伸，到达横突尖端时分为升支及降支，这些分支与上下相邻的颈神经分支在胸锁乳突肌之后连接成网状，称为颈神经丛。

颈神经丛分为深丛及浅丛，还形成颈袢，与颈 5 部分神经纤维形成膈神经。颈浅神经丛在胸锁乳突肌后缘中点形成放射状分布，向前即颈前神经，向下为锁骨上神经，向后上为耳大神经，向后为枕小神经，分布于颌下、锁骨、整个颈部及枕部区域的皮肤浅组织，呈披肩状。颈深神经丛主要支配颈前及颈侧面的深层组织。

（二）药物及药物配制

由于颈部供血丰富，颈神经丛阻滞较其他部位神经阻滞持续时间短，因此在局麻药安全剂量范围内选用中效或长效局麻药。采用两种局麻药混合液以求达到起效迅速，维持时间长，如 1% 利多卡因与 0.15% 丁卡因混合液，1% 利多卡因与 0.25% 布比卡因混合液。颈深神经丛阻滞常采用较高浓度局麻药，如 1.5% 利多卡因或 0.5% 布比卡因，以取得较好的运动阻滞。亦可在局麻药中加用 1：200 000 肾上腺素，延长作用时间。

（三）适应证

颈浅神经丛阻滞可用于锁骨上颈部表浅手术，而颈部较深手术，如甲状腺手术、颈动脉内膜剥脱术等，尚须行颈深神经丛阻滞。但由于颈部尚有后 4 对颅神经支配，故单纯行颈神经丛阻滞效果不完善，可用辅助药物以减轻疼痛。

46

（四）标志

第 6 颈椎横突结节（又称 Chassaignac's 结节）是颈椎横突中最突出者，位于环状软骨水平，可以扪及。由乳突尖至第 6 颈椎横突作一连线，在此连线上乳突下约 1.5cm 为第 2 颈椎横突，第 2 颈椎横下约 3cm 为第 4 颈横突，位于颈外静脉与胸锁乳突肌后缘交叉点附近，第 3 颈椎横突位于颈 2、颈 4 横突之间。

（五）操作步骤

1. 颈深神经丛阻滞

（1）患者仰卧去枕，头偏向对侧，分别在第 2、3、4 颈椎横突处做标记，常规消毒皮肤后在横突标记处做皮丘。

（2）先从第 4 颈椎横突开始，用 22G 长 3.5cm 穿刺针从颈椎侧面经皮丘垂直穿刺，方向轻微偏尾侧以避免损伤椎动脉、椎静脉，若遇有坚实骨质感而进针深度在 2 ~ 3cm 之间表明已触及横突，此时患者有酸胀感，回抽无血或脑脊液，即可注入 3 ~ 4mL 局麻药。

（3）以同样方法在第 2、3 颈椎横突面上各注 3 ~ 4mL 局麻药，若手术不涉及颈上部和颌下部可不阻滞第 2 颈神经。

2. 颈浅神经丛阻滞

（1）于第 4 颈椎横突处做标记，或采取颈外静脉与胸锁乳头肌后缘交点，常规消毒后在标记处做皮丘。

（2）由标记处垂直刺入皮肤，缓慢进针，遇一刺破纸样落空感后表明针尖已穿过颈阔肌，将局麻药注射至颈阔肌和皮下，亦可在颈阔肌表面向横突、锁骨和颈前方做浸润注射，以阻滞颈浅丛各分支，一般每侧药量 10mL 左右。

3. 肌间沟阻滞法

体位同颈前阻滞法，在甲状软骨上缘平面，扪及胸锁乳突肌外侧缘，手指下滑至前斜角肌上缘，再向外即可摸及前中斜角肌的肌间沟。穿刺针由肌间沟垂直刺入，方向略向后向下，遇异感即可停止进针，若无异感，调整方向再行探刺，但穿刺方向不宜超过横突水平。出现异感后回抽无血或脑脊液即可注入局麻药，为促使药液向上扩散而阻滞颈神经丛，可采取头低位或压迫穿刺针下方的肌间沟。

(六) 并发症

1. 局麻药毒性反应

主要是穿刺针误入颈部血管而未及时发现所致，因此注药前应抽吸，证明针尖深度在横突部位；如果注药压力过大，速度过快，亦会因局麻药迅速大量吸收而导致中毒。

2. 高位硬膜外阻滞或全脊麻

穿刺针进针过深或进针方向偏内，均可致针尖进入硬膜外腔，甚至蛛网膜下腔。使用短针，进针切勿过深，注药 2～3mL 后观察无脊麻反应后再注入余液，即可预防。

3. 膈神经阻滞

膈神经主要由第 4 颈神经组成，同时接受第 3、5 颈神经的小分支。颈深丛阻滞常易累及膈神经，双侧受累时可出现呼吸困难及胸闷，故应避免进行双侧颈深丛阻滞。

4. 喉返神经阻滞

针刺过深，注药压力太大均可使患者迷走神经阻滞，而致患者声音嘶哑、失音，甚至呼吸困难，此症状一般在 1h 内缓解。

5. Horner 综合征

颈交感神经被阻滞后出现同侧眼睑下垂、瞳孔缩小、眼球内陷、眼结膜充血、鼻塞、面微红及不出汗等症状，短期内可自行缓解。

6. 椎动脉刺伤后出血

椎动脉刺伤后引起出血，血肿形成。

六、臂神经丛阻滞麻醉

(一) 解剖

1. 臂神经丛组成

臂神经丛由颈 5～8 及胸 1 脊神经前支组成，有时亦接受颈 4 及胸 2 脊

48

神经前支发出的小分支，主要支配整个手、臂运动和绝大部分手、臂感觉。组成臂丛的脊神经出椎间孔后在锁骨上部，前、中斜角肌的肌间沟分为上、中、下干。上干由颈 5～6 前支，中干由颈 7 前支，下干由颈 8 和胸 1、2 脊神经前支构成。三支神经干从前中斜角肌间隙下缘穿出，伴锁骨下动脉向前、向外、向下方延伸，至锁骨后第 1 肋骨中外缘每个神经干分为前、后两股，通过第一肋和锁骨中点，经腋窝顶进入腋窝。在腋窝各股神经重新组合成束，3 个后股在腋动脉后方合成后束，延续为腋神经及桡神经；上干和中干的前股在腋动脉的外侧合成外侧束，延续为肌皮神经和正中神经外侧根；下干的前股延伸为内侧束，延续为尺神经、前臂内侧皮神经、臂内侧皮神经和正中神经内侧根。

2. 臂丛神经与周围组织的关系

臂丛神经按其所在的位置分为锁骨上、下两部分。

a. 锁骨上部：主要包括臂丛的根和干。

（1）臂丛各神经根分别从相应椎间孔穿出走向外侧，其中颈 5～7 前支沿相应横突的脊神经沟走行，通过椎动脉的后方。然后，臂丛各根在锁骨下动脉第二段上方通过前、中斜角肌间隙，在穿出间隙前后组成三干。

（2）臂丛三干在颈外侧的下部，与锁骨下动脉一起从上方越过第 1 肋的上面，其中上、中干行走于锁骨下动脉的上方，下干行于动脉的后方。臂丛三干经过前中斜角肌间隙和锁骨下血管一起被椎前筋膜包绕，故称为锁骨下血管周围鞘，而鞘与血管之间则称为锁骨下血管旁间隙。臂丛干在颈外侧区走行时，表面仅被皮肤、颈阔肌和深筋膜覆盖，有肩胛舌骨肌下腹、颈外静脉、颈横动脉和肩胛上神经等经过，此处臂丛比较表浅，瘦弱者可在体表触及。臂丛三干至第 1 肋外侧缘时分为六股，经锁骨后进入腋窝，移行为锁骨下部。

b. 臂丛锁骨下部：臂丛三束随腋动脉行于腋窝，在腋窝上部，外侧束与后束位于腋动脉第一段的外侧，内侧束在动脉后方。到胸小肌深面时，外侧束、内侧束与后束分别位于第二段的外、内侧面和后面。三束及腋动脉位于腋鞘中，腋鞘与锁骨下血管周围鞘连续，腋鞘内的血管旁间隙与锁骨下血管旁间隙相连通。

c. 臂丛鞘：解剖上臂丛神经及颈丛神经从颈椎至腋窝远端一直被椎前筋

膜及其延续的筋膜所围绕，臂丛神经实际上处于此连续相通的筋膜间隙中，故从腋鞘注入药液，只要量足够便可一直扩散至颈神经丛。

（二）药物

1%～1.5%利多卡因可提供3～4h麻醉，若手术时间长，布比卡因或罗哌卡因可提供4～8h麻醉，若加用1∶200 000肾上腺素，麻醉时间可延长至8～12h。臂丛阻滞药物不必用太高浓度，而较大容量（40～50mL）便于药物鞘内扩散，50mL 1%利多卡因或0.5%布比卡因是成人可用最大量。

（三）经颈路臂丛阻滞法

1. 体位

仰卧去枕，头偏向对侧，手贴体旁。

2. 定位

令患者抬头，暴露胸锁乳突肌，在锁骨上4cm及胸锁乳突肌外缘2cm交叉点，为穿刺点。经此穿刺点垂直皮肤刺入即可探及异感，若未出现异感，则调整方向在该穿刺点四周环外半径0.5cm范围内可探到异感。

3. 操作

探及异感，回抽无血即可注入30mL局麻药。注药后患者可诉整个上肢发麻、无力，麻醉范围包括肩及肱骨上段区。

4. 优缺点

（1）优点。①易于掌握。②小容量药液可阻滞上臂及肩部。③异感表浅。④不易出现中毒反应。⑤不会出现气胸。⑥不会引起硬膜外及蛛网膜下腔阻滞。⑦颈下部手术也可应用。

（2）缺点。①尺神经有时阻滞起效延迟。②不宜同时双侧阻滞。③可出现一过性Horner综合征。④少数患者可出现膈神经阻滞。

（四）肌间沟阻滞法

1. 体位

仰卧去枕，头偏向对侧，手臂贴体旁，手尽量下垂以暴露颈部。

2. 定位

颈神经丛肌间沟阻滞法关键是要找到前、中斜角肌间的肌间沟，肌间沟上窄下宽，沿沟向下触摸于锁骨上约 1cm 可触及细条横向走行肌肉即肩胛舌骨肌，该肌与前、中斜角肌共同构成一个三角，该三角靠肩胛舌骨肌处即为穿刺点。遇有肥胖颈短肩胛舌骨肌不清楚，可以选择锁骨上 2cm 的肌间沟为穿刺点或经环状软骨水平线与肌间沟交点为穿刺点。若沿沟下摸，在锁骨上窝触及锁骨下动脉搏动，并向间沟内深压，患者诉手臂麻木、酸胀或异感，进一步证实定位无误。

3. 操作

常规消毒，穿刺点处做皮丘，以 3～4cm 22G 穿刺针垂直刺入，略向脚侧推进，直至出现异感或触及横突为止，回抽无血和脑脊液，注入 25～30mL 局麻药。注药时压迫穿刺点上部肌间沟，可促使药液向下扩散，则尺神经阻滞可较完善。

4. 优缺点

（1）优点。①易于掌握，对肥胖患者或不合作的小儿也适用。②上臂、肩部及桡侧阻滞好。③高位阻滞不会引起气胸。

（2）缺点。①尺神经阻滞起效迟，有时需增加药液容量才被阻滞。②有误入蛛网膜下腔或硬膜外间隙的危险。③有损伤椎动脉可能。④不宜同时双侧阻滞，以免双侧膈神经或喉返神经被阻滞。

（五）锁骨上臂丛阻滞法

1. 传统锁骨上阻滞法

（1）定位：仰卧位患侧肩下垫一薄枕，头偏向对侧，上肢紧贴体旁并尽量下垂，锁骨中点上方 1～1.5cm 处即穿刺点。

（2）操作：穿刺针刺入皮肤后水平进针直到上肢出现异感或触及第一肋骨，然后穿刺针沿第一肋骨骨面前后移动寻找异感，出现异感后回抽无血、气体，即可注入 20mL 局麻药。由于臂丛在此处神经干最粗大，故阻滞完善但起效迟。

（3）优缺点：定位简单，但血胸、气胸发生率高。

2. 锁骨下血管旁阻滞法

该法为 Winnie 于 1964 年根据臂丛鞘解剖对传统锁骨上入路的改进。Winnie 认为：①传统锁骨上入路经锁骨中点上 1cm 进针，在第一肋面上寻找异感，容易产生气胸（发生率可达 1%）。②传统方法针刺方向为向内、向脚端及向后，从臂丛鞘的解剖关系分析也不尽合理，因为锁骨下血管旁间隙在第一肋上方为一扁三角腔，传统方法进针正好经过该腔最狭窄处，注射过程中只轻微移动，便会使穿刺针脱出鞘外，使局麻药阻滞膈神经、迷走神经及喉返神经。③传统方法利用穿刺针沿第一肋不同部位寻找异感也不合理，因为臂丛神经干是上下重叠越过第一肋，并不是水平排列在第一肋面上。

（1）定位：体位同传统方法，摸及前中斜角肌间隙向下移动于锁骨上窝处可及锁骨下动脉搏动。

（2）操作：从锁骨下动脉搏动点外侧朝下肢方向直刺，方向不向内也不向后，沿中斜角肌内侧缘缓慢推进可体会到刺破臂丛鞘感觉并可探及异感。若无异感，可调整方向，使针稍偏内偏后，即针刺方向偏向对侧足跟，常易获异感。回抽无血或气体即可注药。

（3）优缺点：可以较小剂量局麻药取得较高水平臂丛阻滞；并有上肢外展困难者穿刺中不必移动上肢；误注入血管可能性小；不致发生误入硬膜外间隙或蛛网膜下腔。但该方法仍有气胸可能，不能同时进行双侧阻滞，穿刺时若无异感，失败率可高达 15%。

3. 铅锤法（Plumb-bob 法）

该法是根据臂神经丛经过第一肋时位于锁骨下动脉后上方及肺尖上方，这样经锁骨上方向垂直于水平面穿刺，往往在触及第一肋或肺尖前先探及异感。体位同传统锁骨上入路，以锁骨上胸锁乳突肌外侧缘为穿刺点，垂直缓慢刺入，即可找到异感，因形成铅锤重力线故得名。若未探及异感，可调整方向，偏头侧约 20° 刺入，仍无异感可将穿刺针偏脚侧约 20° 刺入探及异感，若未探及异感而触及第一肋，则可用传统锁骨上径路。

（六）锁骨下臂丛阻滞法

1. 体位

仰卧去枕，头偏向对侧，阻滞侧上肢外展 90°。

2. 定位

第 6 颈椎横突结节（Chassaighacis 结节）与腋动脉连线代表臂神经丛在锁骨下部的走向，此连线多经过锁骨中点附近。

3. 操作

以锁骨中点下缘 2.5cm 为穿刺点，用 10cm 长 22G 穿刺针往穿刺点刺入，然后沿臂丛神经走向，向外、向后，稍向脚侧刺入，直至探及异感或用神经刺激仪定位。穿刺深度与患者体型及针方向有关。若体型瘦小且穿刺针与皮肤角度大，深度 2.5 ~ 3cm；若身材高大肥胖或穿刺针角度小，深度可达 10cm。一旦定位准确，回抽无血，可注入局麻药 25 ~ 30mL，亦可放置留置针或导管行连续阻滞。

4. 喙突下臂丛阻滞法

臂丛神经出第一肋后，从喙突内侧走向外下，成人臂丛距喙突最近处约 2.25cm，儿童约 1.19cm，于喙突内下方通过胸小肌深面时，迂回绕腋动脉行于腋鞘，位置较集中，走行方向与三角肌、胸大肌间沟基本一致。

（1）定位：测量喙突至胸外侧最近距离（通常为第二肋外侧缘），并做一连线为喙胸线。喙胸距离 × 0.3+8（mm）所得数值即为喙突下进针点。

（2）操作：由上述穿刺点垂直刺入，刺破胸大、小肌可有二次突破感，当针尖刺入胸小肌与肩胛下肌，患者可感有异感向肘部传导。小儿则以突破感及针头随动脉搏动为指征。

（3）优缺点：避免损伤肺及胸膜，但穿刺角度过于偏内或肺气肿患者亦有可能发生气胸；可用于上臂、肘及肘以下手术。由于穿刺部位较深，有误入血管可能。

（七）腋路臂丛阻滞法

1. 体位

仰卧头偏向对侧，阻滞侧上肢外展 90°，肘屈曲，前臂外旋，手背贴床且靠近头部做行军礼状，以充分暴露腋窝。

2. 定位

先在腋窝触摸腋动脉搏动，再沿动脉上行摸到胸大肌下缘动脉搏动消失处，略向下取动脉搏动最高点做穿刺点。

3. 操作

取 4.5cm 长 22G 穿刺针在腋动脉搏动最高点与动脉呈 10°～20° 夹角刺入皮肤，然后缓慢进针直至出现刺破鞘膜的落空感。松开持针手指，针随动脉搏动而摆动，即认为针已入腋鞘内。此时患者若有异感可更明确，但不必强求异感。注射器回抽无血后可注入 30～35mL 局麻药。若穿刺针刺入动脉，此时可继续进针穿过动脉后壁直至回吸无血，注入局麻药 20～40mL，每注入 5mL 应回抽一次，此法易至血管痉挛及血肿形成。

经腋路阻滞时肌皮神经和肋间臂神经常不能阻滞。故在上述注药完毕后，改变穿刺针方向，使针头位于腋动脉上方并与皮肤垂直进针，直至触及肱骨，然后针尖向上移动 30°，呈扇形注入局麻药 5mL，以阻滞喙肱肌内的肌皮神经；或注药时应用橡胶止血带扎于腋鞘的远端，加以压迫，然后注入较大容量局麻药（40mL），注药完毕后立即收回上肢，以利局麻药上行扩散，即使如此仍有 25% 肌皮神经阻滞不完善。将 5mL 局麻药注入腋动脉下方腋窝下缘皮下即可阻滞肋间臂神经，该神经阻滞对成功应用止血带是至关重要的。

4. 成功标志

①针随腋动脉搏动而摆动。②回抽无血。③注药后呈梭形扩散。④患者诉上肢发麻。⑤上肢尤其前臂不能抬起。⑥皮肤表面血管扩张。

5. 优缺点

（1）优点。①位置表浅，动脉搏动明显，易于阻滞。②不会引起气胸。③不会阻滞膈神经、迷走神经、喉返神经。④无误入硬膜外间隙或蛛网膜下腔危险。⑤三角肌以下手术较好。⑥可放入留置针或导管行连续阻滞。

（2）缺点。①上肢不能外展、骨折无法移动或腋窝有感染、肿瘤的患者不能应用本法。②局麻药毒性反应发生率较其他入路高，可达 1%～10%。③不可进行双侧同时阻滞。④个别病例可产生动静脉瘘。

（八）臂丛阻滞入路选择

上述 5 种臂丛入路阻滞效果因各部位解剖不同而异，而上肢各部位神经支配亦各异，因此应根据手术部位神经支配选择最恰当阻滞入路。

1. 各入路臂丛阻滞效果

介绍 5 种臂丛阻滞方法的阻滞效果，部分资料参考 Ragpp1980 年的临床研究报告。

2. 上肢手术对神经根阻滞的要求

根据臂丛神经对上肢各部位的支配范围，结合上肢 4 个手术部位。

3. 上肢手术臂丛入路的选择

（1）臂部手术：肩部神经支配为 C3～C6 神经根，来自颈神经丛 C3～C4 发出分支支配肩颈皮肤；其余皮肤和深层组织受 C5～C6 支配，故肩部手术应阻滞 C3～C6，包括颈神经丛和臂神经丛，故又称颈臂丛阻滞（Cervicebrachial Plexus Block），可进行植皮、裂伤缝合等浅表手术。由于颈丛和臂丛相互连续阻滞，局麻药可以在第 6 颈椎平面向上向下扩散，故颈入路和肌间沟入路为肩部手术首选。由于 C3～C4 在锁骨上和锁骨下入路之外，若选用此二入路或行锁骨上肩区深部手术（含肩关节手术），需阻滞 T1～T2 神经，故常须在腋后线加第 2 肋间神经阻滞。

（2）上臂及肘部手术：该部手术须阻滞 C5～C8 和 T1 神经，故最佳入路为锁骨上或锁骨下入路。肌间沟入路常不能阻滞到 C8 和 T1，腋入路常不能阻滞肌皮神经和肋间臂神经，均为失当选择。

（3）前臂手术：前臂手术需阻滞 C5～C8 和 T1 神经根形成臂丛所有分支，以锁骨下入路为最佳选择，因为局麻药可在神经束平面阻滞所有的神经，也易于阻滞腋部的肋间臂神位，有助于缓解上肢手术不可少的止血带所引起的痛苦，而其他入路不能达到此效果。

（4）腕及手部手术：臂丛阻滞对腕部手术有一定困难，因为支配该区域的神经非常丰富，而且相互交叉支配，腋入路最常失效为拇指基底部阻滞效果不良，此处有来自前外侧的正中神经、后外侧的桡神经及上外侧的肌皮神经支配，故锁骨上入路和肌间沟入路为拇指基底部手术首选。而腕尺侧、正中神经或手指手术，腋入路常可阻滞完善。

七、上肢神经阻滞麻醉

上肢神经阻滞主要适应于前臂或手部的手术，也可作为臂丛神经阻滞不完全的补救方法。主要包括正中神经阻滞、尺神经阻滞和桡神经阻滞，可以在肘部或腕部阻滞，若行手指手术，也可行指间神经阻滞。

（一）尺神经阻滞

1.解剖

尺神经起源于臂丛内侧，在腋动脉内侧分出，主要由 C8 和 T1 脊神经纤维组成。尺神经在上臂内侧沿肱二头肌与三头肌间隔下行，于肱中段穿出间隔，向内向后方入肱骨内上髁与尺骨鹰嘴间沟内（尺神经沟），然后在尺侧腕屈肌二头之间进入前臂，再下行至腕部，位于尺侧腕屈肌与指深屈肌之间，在尺动脉内侧进入手掌。尺神经具有运动支和感觉支。

尺神经阻滞后出现：①环指尺侧及小指掌面，并由此上沿至肘关节以下，又自中指尺侧、环指及小指背面并上沿至肘关节以下，感觉减退，以手内侧缘感觉缺失为最明显（腕部阻滞时，无前臂麻木）。②手指不能分开并拢，环指、小指的指间关节只能屈不能伸，掌指关节过伸。

2.肘部尺神经阻滞

（1）标志：前臂屈曲 90°，在尺神经沟内可扪及尺神经，按压尺神经患者多有异感。

（2）操作：在尺神经沟下缘相当于尺神经部位做皮丘，取 23G 穿刺针刺入皮肤，针保持于神经干平行，沿沟向心推进，遇异感后即可注入局麻药 5～10mL。

3.腕部尺神经阻滞

（1）定位：从尺骨茎突水平横过画一直线，相当于第二腕横纹，此线于尺侧腕屈肌桡侧交点即为穿刺点，患者掌心向上握掌屈腕时该肌腹部最明显。

（2）操作：在上述穿刺点做皮丘，取 23G 穿刺针垂直刺入出现异感即可注入局部麻药 5mL，若无异感，在肌腱尺侧穿刺，或向尺侧腕屈肌深面注药，但不能注入肌腱内。

（二）正中神经阻滞

1.解剖

正中神经主要来自于 C6～T1 脊神经根纤维，于胸小肌下缘由臂丛神经的内侧束和外侧束分出，两束的主支形成正中神经的内、外侧根。正中神经开始在上臂内侧伴肱动脉下行，先在肱动脉外侧，后转向内侧，在肘部侧从肱骨内上髁与肱二头肌腱中间，穿过旋前圆肌进入前臂，走行于屈指浅肌与屈指深肌之间，沿中线降至腕部，在掌横韧带处位置最表浅，在桡侧腕屈肌与掌长肌之间的深处穿过腕管，在掌筋膜深面到达手掌。

正中神经阻滞出现：①大鱼际肌、拇指、示指、中指及环指桡侧感觉消失。②手臂不能旋前，拇指和示指不能屈曲，拇指不能对掌。

2. 肘部正中神经阻滞

（1）标志：肘部正中神经在肱二头肌筋膜之下，肱骨内髁与二头肌腱内侧之中点穿过肘窝。肱骨内、外上髁之间画一横线，该线与肱动脉交叉点的内侧 0.7cm 处即正中神经所在部位，相当于肱二头肌腱的外缘与内上髁间的中点，在此处做皮丘。

（2）操作：取 22G 穿刺针经皮丘垂直刺入，直至出现异感，或做扇形穿刺以探及异感，出现异感后即可注入局麻药 5mL。

3. 腕部正中神经阻滞

（1）标志：腕部桡骨茎突平面横过腕关节画一连线，横线上桡侧腕屈肌腱和掌长肌腱之间即为穿刺点，握拳屈腕时，该二肌腱更清楚。

（2）操作：取 22G 穿刺针经穿刺点垂直刺入，进针穿过前臂深筋膜，继续进针约 0.5cm，即出现异感，并放射至桡侧，注局麻药 5mL。

（三）桡神经阻滞

1. 解剖

桡神经来自臂神经丛后束，源于 C5～C8 及 T1 脊神经。桡神经在腋窝位于腋动脉后方，折向下向外方，走入肱骨桡神经沟内。达肱骨外上髁上方，穿外侧肌间隔至肱骨前方，在肘关节前方分为深、浅支。深支属运动神经，从桡骨外侧穿旋后肌至前臂背面，在深浅伸肌之间降至腕部；浅支沿桡动脉外缘下行，转向背面，并降至手臂。

桡神经阻滞后出现：①前臂前侧皮肤、手背桡侧皮肤、拇指、示指及中指桡侧皮肤感觉减退（腕部阻滞时无前臂麻木）。②垂腕。

2.肘部桡神经阻滞

（1）标志：在肱骨内、外上髁做一连线，该横线上肱二头肌腱外侧处即为穿刺点。

（2）操作：取 23G 穿刺针经穿刺点垂直刺入，刺向肱骨，寻找异感，必要时行扇形穿刺，以寻找异感，探及异感即可注入局麻药 5mL。

3.腕部桡神经阻滞

腕部桡神经并非一支，分支细而多，可在桡骨茎突前端做皮下浸润，并向掌面及背面分别注药，在腕部形成半环状浸润即可。

（四）肌皮神经阻滞

1.解剖

肌皮神经来自臂神经丛外侧束，由 C5 ~ C7 神经纤维组成，先位于腋动脉外侧，至胸小肌外侧缘脱离腋鞘，穿过喙肱肌到肌外侧，在肱二头肌与肱肌之间降至肘关节上方，相当于肱骨外上髁水平穿出臂筋膜延续为前臂外侧皮神经，沿前臂外侧行至腕部。

2.肘部肌皮神经阻滞

利用桡神经阻滞与桡神经阻滞完毕后，将穿刺针稍向外拔出，刺向肱二头肌腱与肱桡肌之间，注入局麻药 10mL。

（五）指间神经阻滞

1.解剖

手指由臂丛神经的终末支指间神经支配，可从手指根部阻滞指间神经。

2.操作

在指间以 25G 穿刺针刺入手指根部，靠近骨膜缘边抽边注，缓慢注药 2 ~ 3mL。一般针由手指侧部穿入再逐步进入近手掌部，注药由近掌部到手背部，在穿刺时避免感觉异常，因感觉异常是神经受压表现。药液中禁止加用肾上腺素，为防止血管收缩导致缺血。

3.应用指征

可用手指手术或单个手指再造术，也可用于臂丛阻滞不全时的辅助阻滞。一般需 10 ~ 15min 阻滞完善。

八、下肢神经阻滞麻醉

支配下肢的神经主要来自腰神经丛和骶神经丛。腰丛由 T12 前支的一部分，L1 ~ L3 前支和 L4 前支的一部分组成。腰丛上端的三支神经是髂腹下神经（L1）、髂腹股沟神经（L1）和生殖股神经，这三支神经向前穿过腹肌，支配髋部和腹股沟区皮肤；腰神经丛下端的三支神经为股外侧皮神经（L2 ~ L3）、股神经（L2 ~ L4）和闭孔神经（L2 ~ L4）。骶丛由腰骶干（L4的余下部分及 L5 前支合成）及骶尾神经前支组成，重要分支有臀上神经（L4 ~ S1）、臀下神经（L5 ~ S2）、阴部神经（S2 ~ S4）、坐骨神经（L4 ~ S3）及股后皮神经。下肢神经支配为：大腿外侧为股外侧皮神经，前面为股神经，内侧为闭孔神经和生殖股神经，后侧为骶神经的小分支；除前内侧小部分由股神经延缘的隐神经支配，小腿和足绝大部分由坐骨神经支配。

（一）腰神经丛阻滞

1. 解剖

腰神经出椎间孔后位于腰大肌后内方的筋膜间隙中，腰大肌间隙前壁为腰大肌，后壁为第 1 ~ 5 腰椎横突、横突间肌与横突间韧带，外侧为起自腰椎横突上的腰大肌纤维及腰方肌，内侧是第 1 ~ 5 腰椎体、椎间盘外侧面及起自此面的腰大肌纤维。腰大肌间隙上界平第 12 肋，向下沿腰骶干至骨盆的骶前间隙。其中有腰动静脉、腰神经前支及由其组成的腰丛。将局麻药注入腰大肌间隙以阻滞腰丛，称为腰大肌间隙腰丛阻滞。

包裹腰丛的筋膜随脊神经下行，延伸至腹股沟韧带以下，构成股鞘。其内侧壁为腰筋膜，后外侧壁为髂筋膜，前壁为横筋膜。在腹股沟股鞘处注药以阻滞腰丛，称为腹股沟血管旁腰丛阻滞。可通过一次注药阻滞腰丛 3 个主要分支（股外侧皮神经、股神经及闭孔神经），故又称"三合一"阻滞（3in1 block），但闭孔神经常阻滞不完善。

2. 腰大肌间隙腰丛阻滞

（1）定位：患者俯卧或侧卧，以髂嵴连线向尾侧 3cm，脊柱外侧 5cm 处为穿刺点。

（2）操作：经皮垂直刺入，直达 L4 横突，然后将针尖滑过 L4 横突上缘，再前进约 0.5cm 后有明显落空感后，表明针已进入腰大肌间隙，或用神经刺激器引发股四头肌颤抽确认腰丛，注入局麻药 35mL。

3. 腹股沟血管旁腰丛阻滞（三合一阻滞）

（1）定位：仰卧在腹股沟韧带下方扪及股动脉搏动，用手指将其推向内侧，在其外缘做皮丘。

（2）操作：由上述穿刺点与皮肤呈 45° 向头侧刺入，直至出现异感或引发股四头肌颤抽，表明已进入股鞘，抽吸无血可注入局麻药 30mL，同时在穿刺点远端加压，促使局麻药向腰神经丛近侧扩散。

（二）骶神经丛阻滞

骶丛为腰骶干及 S1～S3 神经组成，在骨盆内略呈三角形，尖朝向坐骨大孔，位于梨状肌之前，为盆筋膜所覆盖，支配下肢的主要分支为坐骨神经和股后皮神经。坐骨神经是体内最粗大的神经，自梨状肌下孔出骨盆后，行于臀大肌深面，经股骨大转子和坐骨结节之间下行到大腿后方，在腘窝处浅行，在该处分为胫神经和腓总神经。胫神经沿小腿后部下行，穿过内踝后分为胫前、胫后神经，支配足底及足内侧皮肤。腓总神经绕过腓骨小头后分为腓浅、深神经，腓浅神经为感觉神经，行走于腓肠肌外侧，在外踝处分为终末支，支配前部皮肤；腓深神经主要是足背屈运动神经，行走于踝部上缘，同时也分出感觉支配趾间皮肤；腓肠神经为胫神经和腓总神经发出的分支形成的感觉神经，在外踝之下通过，支配足外侧皮肤。股后皮神经前段与坐骨神经伴行，支配大腿后部的皮肤，坐骨神经阻滞麻醉同时也阻滞该神经。

（三）坐骨神经阻滞

1. 传统后侧入路

（1）定位：置患者于 Sims 位（侧卧，阻滞侧在上，屈膝屈髋）。由股骨大转子与髂后上棘做一连线，连线中点做一条垂直线，与股骨大转子与骶裂孔连线的交点即穿刺点。

（2）操作：10cm 22G 穿刺针由上述穿刺点垂直刺入至出现异感，若无异感而触及骨质（髂骨后壁），针可略偏向内侧再穿刺，直至滑过骨面而抵达坐骨切迹。出现异感后退针数毫米，注入局麻药 20mL，或以神经刺激仪引起坐骨神经支配区肌肉的运动反应（腘肌或腓肠肌收缩，足屈或趾屈）作为指示。

2. 膀胱截石位入路

（1）定位：仰卧，由助手协助患者，使髋关节屈 90°并略内收，膝关节屈 90°，股骨大转子与坐骨结节连线中点即为穿刺点。

（2）操作：由上述穿刺点刺入，穿刺针与床平行，针向头侧而略偏内，直至出现异感或刺激仪引起运动反应后，即可注药 20mL。注药时压迫神经远端以促使药液向头侧扩散。

3. 前路

（1）定位：仰卧，连结同侧髂前上棘与耻骨结节称上线，并将其三等分，然后由股骨大转子作一平行线，由上线中内 1/3 交界处作一垂直线，该垂直线交点处即为穿刺点。

（2）操作：由上述穿刺点垂直刺入直至触及股骨，调整方向略向内侧以越过股骨，继续刺入 2～3cm 出现异感或用刺激仪定位。

（3）该入路适用于不能侧卧及屈髋患者，但因穿刺部位较深，穿刺成功率低于以上两种入路。

4. 腘窝坐骨神经阻滞

患者俯卧，膝关节屈曲，暴露腘窝边缘，其下界为腘窝皱褶，外界为股二头肌长头，内侧为重叠的半膜肌腱和半腱肌腱。做一垂直线将腘窝等分为内侧和外侧两个三角形，该垂直线外侧 1cm 与腘窝皱褶的交点即为穿刺点，穿刺针与皮肤呈 45°～60°角度刺入，以刺激仪定位，一旦确定即可注入局麻药 30～40mL。

（四）股神经阻滞

1. 解剖

股神经是腰丛最大分支，位于腰大肌与髂肌之间下行到髂筋膜后面，在髂腰肌前面和股动脉外侧，经过腹股沟韧带的下方进入大腿前面，在腹股沟韧带附近，股神经分成若干束，在股三角区又合为前组和后组，前组支配大腿前面沿缝匠肌的皮肤，后组支配股四头肌、膝关节及内侧韧带，并分出隐神经伴随着大隐静脉下行于腓肠肌内侧，支配内踝以下皮肤。

2. 定位

在腹股沟韧带下面扪及股动脉搏动，于股动脉外侧 1cm，相当于耻骨联合顶点水平处做标记为穿刺点。

3. 操作

由上述穿刺点垂直刺入，缓慢进针，针尖越过深筋膜触及筋膜下神经时有异感出现，若无异感，可与腹股沟韧带平行方向，向深部做扇形穿刺至探及异感，即可注药 5～7mL。

（五）股外侧皮神经阻滞

1. 解剖

股外侧皮神经起源于 L2～L4 脊神经前支，于腰大肌后下方下行经闭孔出骨盆而到达大腿，支配大腿外展肌群、髋关节、膝关节及大腿内侧的部分皮肤。

2. 定位

以耻骨结节下 1.5cm 和外侧 1.5cm 处为穿刺点。

3. 操作

由上述穿刺点垂直刺入，缓慢进针至触及骨质，为耻骨下支，轻微调节穿刺针方向使针尖向外向脚侧进针，滑过耻骨下支边缘而进入闭孔或其附近，继续进针 2～3cm 即到目标。回抽无血后可注入 10mL 局麻药，退针少许注局麻药 10mL，以在闭孔神经经过通道上形成局麻药屏障。若用神经刺激仪引发大腿外展肌群颤抽来定位，可仅用 10mL 局麻药。

（六）隐神经阻滞

1. 解剖

隐神经为股神经分支，在膝关节平面经股薄肌和缝匠肌之间穿出至皮下，支配小腿内侧及内踝大部分皮肤。

2. 操作

仰卧，在胫骨内踝内侧面，膝盖上缘做皮丘，穿刺针由皮丘垂直刺入，缓慢进针直至出现异感。若遇到骨质，便在骨面上行扇形穿刺以寻找异感，然后注药 5～10mL。

（七）踝关节处阻滞

单纯足部手术，在踝关节处阻滞，麻醉意外及并发症大为减少，具体方法为：①先在内踝后一横指处进针，做扇形封闭，以阻滞胫后神经。②在胫距关节平面附近的蹒伸肌内倒进针，以阻滞胫前神经。③在腓骨末端进针，便能阻滞腓肠神经。④用不含肾上腺素的局麻药注射于两踝关节之间的皮下，并扇形浸润至骨膜，以阻滞许多细小的感觉神经。

（八）足部趾神经阻滞

足部趾神经阻滞与上肢指间神经阻滞相似，用药也类同。

（九）适应证

全部下肢麻醉需同时阻滞腰神经丛和骶神经丛。因需多注药且操作不方便，故临床应用不广。然而，当需要麻醉的部位比较局限或禁忌椎管内麻醉时，可以应用腰骶神经丛阻滞。另外，腰骶神经丛阻滞还可作为全身麻醉的辅助措施用于术后镇痛。

（1）虽然腰神经丛阻滞复合肋间神经阻滞可用于下腹部手术，但临床很少应用。髂腹下神经与髂腹股沟神经联合阻滞是简单而实用的麻醉方法，可用于髂腹下神经与髂腹股沟神经支配区域的手术（如疝修补术）。

（2）髋部手术需阻滞除髂腹下和髂腹股沟神经以外的全部腰神经，最简便方法是阻滞腰神经丛（腰大肌间隙腰丛阻滞）。

（3）大腿手术需麻醉股外侧皮神经、股神经、闭孔神经及坐骨神经，可行腰大肌间隙腰丛阻滞，联合坐骨神经阻滞。

（4）大腿前部手术可行股外侧皮神经和股神经联合或分别阻滞，亦可以采用"三合一"法，单纯股外侧皮神经阻滞可用于皮肤移植皮区麻醉，单纯股神经阻滞适用于股骨干骨折术后止痛、股四头肌成形术或髌骨骨折修复术。

（5）股外侧皮神经和股神经联合阻滞再加坐骨神经阻滞，通常可防止止血带疼痛，这是因为闭孔神经支配皮肤区域很少。

（6）开放膝关节手术需要阻滞股外侧皮神经、股神经、闭孔神经和坐骨神经，最简便的方法是实施腰大肌间隙腰神经丛阻滞联合坐骨神经阻滞。采用股神经、坐骨神经联合阻滞也可满足手术要求。

（7）膝远端手术需阻滞坐骨神经和股神经的分支隐神经，踝部阻滞可适用于足部手术。

九、躯干及会阴神经阻滞麻醉

（一）肋间神经阻滞

1. 解剖

T1～T12脊神经前支均行走于相应肋间，肋间血管下方，肋间内膜与壁层胸膜之间，通称肋间神经。支配肋间肌与腹壁前外侧肌，以及躯干前外侧（胸骨角平面以下至腹股沟）与上臂内侧皮肤感觉。

由于肋间神经在腋中线分出外侧皮支，故应在腋中线以后行肋间神经阻滞。又由于距脊柱正中8cm处最易摸清肋骨，穿刺点通常取此处。T1～T5肋骨被肩胛骨遮着，将上肢外展，使肩胛骨向外侧分开有利于定位。

2. 后路肋间神经阻滞

（1）体位：一侧阻滞可采用侧卧位，阻滞侧在上；双侧阻滞宜选俯卧位，前胸处垫枕，双下肢垂于手术台边或举臂抱头。

（2）定位：距脊柱中线旁开8cm处做与脊柱平行的直线，在此线上摸清肋骨，在肋骨接近下缘处做皮丘。

（3）操作：取长3cm 22G穿刺针由皮丘直刺肋骨骨面，并注入0.5mL局麻药。然后将穿刺针沿肋骨面向肋骨下缘移动，使针尖滑过肋骨下缘，再入针0.2～0.3cm即穿过肋间肌，此时有落空感，令患者屏气，回抽无血和气体后注入局麻药3～4mL。

（4）按手术所需阻滞相应肋间神经，胸壁手术需阻滞双侧T6～T12肋间神经，若须开胸手术，尚须行腹腔神经节阻滞。

3. 腋中线肋间神经阻滞

主要适用于不能侧卧或俯卧患者，具体操作同后路。

4. 并发症

气胸是肋间神经阻滞可能发生的并发症，是穿刺过深刺破胸膜或肺组织所致。另一并发症为局麻药误注入血管或局麻药用量过大快速吸收而引起全身毒性反应。

（二）胸膜腔麻醉（Interpleural Anesthesia）

1. 解剖

壁层胸膜与脏层胸膜之间存在间隙，将局麻存注入此间隙称胸膜腔麻醉。在壁层胸膜外侧为一层菲薄的胸内筋膜，此膜封贴在肋骨内面，再靠外即肋间内肌。肋间内肌由前胸往后胸过程中肌纤维逐渐减少，至肋角处由肋间内膜所代替。肋间内膜是一种腱膜，较有韧性。

2. 操作步骤

（1）体位：侧卧位，阻滞侧在上。

（2）定位：先摸清第 7、8 肋，在第 7 肋下缘找到肋角，定位于第 11 肋上缘的肋角处，距中线约 7~8cm。

（3）操作：由上述标记处刺入皮肤，与皮肤呈 40°，刺向中线略朝向第 7 肋下缘，缓慢进针，刺破肋间肌群到达肋间内膜及胸内筋膜时有微弱阻力，稍用力有突破感，停止进针，固定针身，拔出针芯，接 5mL 注射器，内装 2mL 生理盐水，稍稍深入则穿破壁层胸膜进入胸膜腔，此时可出现注射器内液面自行下降。固定针与注射器，注药时无阻力，进一步确证在胸膜腔，可注入局麻药 20~30mL。

（4）连续胸膜腔阻滞：采用 18G 硬膜外穿刺针，操作方法同上，到达胸膜腔后，置入硬膜外导管入胸膜腔 5~8cm，置管过程中尽量减少空气进入胸膜腔。

3. 作用机制

目前为止，胸膜腔麻醉作用机制尚未阐明。可能与以下两方面相关：

（1）局麻药可透过薄的壁层胸膜、胸内筋膜，作用于肋间神经，由于局麻药量较大，上下扩散可阻滞相邻几个肋间神经。

（2）局麻药沿胸膜腔向内扩散透过纵隔胸膜进入后纵隔，作用于内脏大神经、内脏小神经等，产生内脏镇痛作用。

（三）椎旁神经阻滞

在胸或腰脊神经从椎间孔穿出处进行阻滞，称为椎旁脊神经根阻滞（Paravetebral Block）。可在俯卧位或侧卧位下施行，但腰部椎旁阻滞取半卧位更便于操作。

1. 解剖

胸椎棘突由上至下逐渐变长，并呈叠瓦状排列，胸脊神经出椎间孔后进入由椎体、横突及覆盖其上的胸膜在肋间围成的小三角形内，胸椎旁阻滞时注药入此三角内，穿刺方向偏内可避免损伤胸膜。胸部棘突较长，常与下一椎体横突位于同一水平。腰椎棘突与同一椎体横突位于同一水平。

2. 胸部椎旁阻滞

（1）定位：标记出需阻滞神经根上一椎体棘突，在此棘突上缘旁开 3cm 外做皮丘。

（2）操作：以 10cm 22G 穿刺针经皮丘垂直刺向肋骨或横突，待针尖遇骨质感后，将针干向头侧倾斜 45°，即向内向下推进。可以将带空气的注射器接于针尾，若有阻力消失感则表明已突破韧带进入椎旁间隙，回抽无血、液体及气体即可注入局麻药 5~8mL。

3. 腰部椎旁阻滞

（1）定位：标记出需阻滞神经根棘突，平棘突上缘旁开 3~4cm 处做皮丘。

（2）操作：取 10cm 22G 穿刺针由皮丘刺入，偏向头侧 10°~30°，进针 2.5~3.5cm 可触及横突，此时退至皮下，穿刺针稍向尾侧刺入（较前方向更垂直于皮肤），进针深度较触横突深度深 1~2cm 即达椎旁间隙，抽吸无血或液体即可注入局麻药 5~10mL。

（四）会阴区阻滞

1. 解剖

会阴区有 3 对神经支配，即：①髂腹股沟神经。②股后皮神经。③阴部神经。

阴部神经是会阴部神经中最粗大神经，由 S2~S4 脊神经前支组成，经过坐骨大孔的梨状肌下孔穿出骨盆腔，位于梨状肌与尾骨肌之间，然后绕过坐骨棘背面，再经坐骨小孔进入会阴，并发出分支。此神经在坐骨结节后内侧易被阻滞。Klink 认为女性髂腹股沟神经及股后皮神经很少延伸至会阴部，故无须阻滞，只需阴部阻滞神经便可达到会阴无痛及盆底松弛。

2. 阴部神经阻滞

（1）经会阴阻滞：取截石位，摸及坐骨结节的内侧缘做皮丘。取长 8 ~ 12cm 22G 穿刺针，在坐骨结节后内缘进针，刺入 2.5cm 注入局麻药 5mL，再前进直抵达坐骨直肠窝注局麻药 10mL。

（2）经阴道阻滞：手指伸入阴道摸出坐骨棘及骶棘韧带，以两者交界处为穿刺目标。穿刺针沿手指外侧刺进阴道黏膜，抵达坐骨棘，注入局麻药 2 ~ 3mL。再将针向内侧，在坐骨棘后向前刺过韧带达其后面的疏松组织，注入局麻药 8 ~ 10mL。

（3）阴部神经阻滞的并发症有：①针刺入直肠。②血肿形成。③大量局麻药误入血管内引起毒性反应。

十、交感神经阻滞麻醉

（一）星状神经节阻滞

1. 解剖

星状神经节由颈交感神经节及胸 1 交感神经节融合而成，位于第 7 颈椎横突与第 1 肋骨颈部之间，常在第 7 颈椎体的前外侧面。靠近星状神经节的结构尚有颈动脉鞘、椎动脉、椎体、锁骨下动脉、喉返神经、脊神经及胸膜顶。

2. 操作

患者仰卧，肩下垫小枕，取头部轻度后仰。摸清胸锁乳突肌内侧缘及环状软骨，环状软骨外侧可触及第 6 颈椎横突前结节，过此结节做一条直线平行于前正中线，线下 1.5 ~ 2cm 做一标记，该标记即为第 7 颈椎横突结节，取 22G 5cm 长穿刺针由该标记处垂直刺入，同时另一手指将胸锁乳突肌及颈血管鞘推向外侧，进针 2.5 ~ 4.0cm 直至触到骨质，退针 2mm，回抽无血后注入 2mL 局麻药，观察有无神志改变，若无改变即可注入 5 ~ 10mL 局麻药。若阻滞有效，在 10min 内会出现 Horner 综合征，上臂血管扩张，偶有鼻塞。

3. 适应证

可用于各种头痛、雷诺氏病、冻伤、动静脉血栓形成、面神经麻痹、带状疱疹、突发性听觉障碍、视网膜动脉栓塞症等。

4. 并发症

①药物误注入血管引起毒性反应。②药液误注入蛛网膜下腔。③气胸。④膈神经阻滞。⑤喉返神经麻痹。⑥血肿。

（二）腰交感神经阻滞

1. 解剖

交感神经链及交感神经节位于脊神经之前，位于椎体前外侧。腰交感神经节中第 2 交感神经节较为固定，位于第 2 腰椎水平，只要在 L2 水平注入少量局麻药即可阻滞支配下肢的所有交感神经节。

2. 直入法

（1）定位：俯卧，腹部垫枕，使腰部稍隆起，扪清 L2 棘突上、下缘，由其中点做一水平线，中点旁开 5cm 即为穿刺点，一般位于第 2、3 腰椎横突。

（2）操作：取 10～15cm 22G 穿刺针由上述穿刺点刺入，与皮肤呈 45°，直到触及横突，记录进针深度。然后退针至皮下，调整方向，使针更垂直于皮肤刺入，方向稍偏内，直至触及椎体，此时调整方向，使针稍向外刺入直到出现滑过椎体并向前方深入的感觉，即可停针，回抽无血和液体，注入试验剂量后 3min，足部皮温升高 3℃左右，然后注入 5～10mL 局麻药。

3. 侧入法

为减少以上操作方法对 L2 脊神经根损伤可采取侧入法。取 15cm 22G 穿刺针由 L2 棘突中点旁开 10cm 朝向椎体刺入，触及骨质后，调整方向，稍向外刺入，直到出现滑过椎体而向前方深入的感觉，即可停针。用药方法同上。

4. 适应证

可用于治疗下肢、盆腔或下腹部恶性肿瘤引起的疼痛。

5. 并发症与椎旁阻滞相同

（三）腹腔神经节阻滞

1. 解剖

自 T5～T12 的交感神经节发出的节前纤维沿自身椎体外侧下行，分组组成内脏大神经、内脏小神经，各自下行至第 12 胸椎水平，穿膈脚入腹腔形成腹腔神经节。

2. 定位

摸清第 1 腰椎及第 12 胸椎棘突并做标记，摸清第 12 肋，在其下缘距正中线 7cm 处为穿刺点。

3. 操作

取 22G 15cm 长穿刺针自上述穿刺点刺入，针尖朝向第 12 胸椎下方标记点，即穿刺点与标记点连线方向，与皮肤呈 45°，缓慢进针，遇到骨质感后，记下进针深度，退针至皮下，改变针与皮肤角度，由 45°增大到 60°，再次缓慢进针，若已达前次穿刺深度，继续进针 1.5～2.0cm，滑过第 1 腰椎椎体到达椎体前方，回抽无血液，即可注入试验剂量，若无腰麻症状出现即注入 20～25mL 局麻药。由于穿刺较深，最好在 X 线透视下进行。阻滞完成后，容易出现血压下降，应做血压监测，并及时处理。

4. 适应证

可用于鉴别上腹部疼痛来源，缓解上腹部癌症引起的疼痛。

第三节　椎管内麻醉

椎管内麻醉是将局麻药注入椎管内的不同解剖腔隙，药物作用于脊神经根，暂时阻滞脊神经传导，其所支配的相应区域产生麻醉作用。如将局麻药注入蛛网膜下腔，使神经根阻滞的麻醉方法，称为蛛网膜下腔阻滞，简称为脊麻。如将局麻药注入硬膜外间隙，使脊神经根阻滞的麻醉方法，称为硬膜外阻滞，也包括骶管阻滞。

一、解剖

（1）椎骨有33个：颈椎（C）7个，胸椎（T）12个，腰椎（L）5个，骶椎（S）5个和尾椎3~4个。

（2）脊髓终止于第2腰椎。

（3）硬脊膜囊终止于第2骶椎。

（4）临床上蛛网膜下腔麻醉在L3~L3、L3~L4或L4~L5之间行穿刺比较安全。

（5）临床上以两侧髂嵴画一连线与腰椎相交叉，即是腰椎棘突第4~5间隙的标志，其他腰椎间隙可据此类推。

（6）腰椎（见图3-1）。由以下各部组成，即椎体、椎弓、横突、棘突及上、下关节突与毗邻的椎骨相接组成椎间孔的边界。

（7）韧带把脊椎连合在一起并保护着脊髓，从前到后的韧带（见图3-2）。①前纵韧带：在椎体前，从第1颈椎到骶骨；对腰穿技术无关紧要。②后纵韧带：在整个脊柱椎体的后面，支撑着椎间盘，穿刺时可能会被腰麻针所伤。③黄韧带：厚而呈黄色，连接着毗邻的椎板，到椎弓的后面中线变薄，允许静脉进入，穿刺时有明显阻力。④棘间韧带：连接邻近棘突的致密韧带，前与黄韧带相融合，后与棘上韧带相融合。⑤棘上韧带：它连接棘突的尖端与棘间韧带相连，穿刺阻力较小，是椎管麻醉穿刺直入法定点的关键。

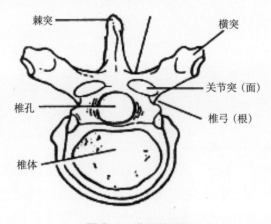

图 3-1 典型的腰椎

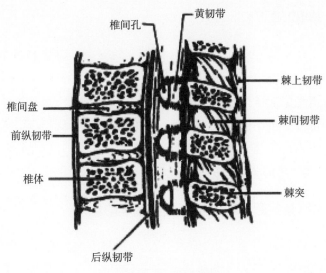

图 3-2　脊椎韧带

（8）椎管（见图 3-3）。①内容物的前界为椎体及后纵韧带，侧面为椎弓根、附着的小关节面及黄韧带，后面为椎板及黄韧带。②椎管内含有脊髓及 3 层覆盖物（软脊膜、蛛网膜、硬脊膜），椎管几乎是圆形的，直径有15mm。

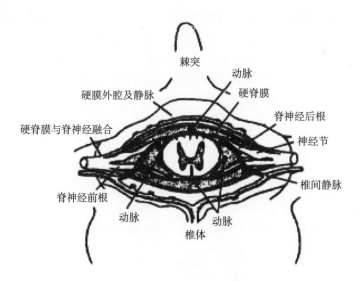

图 3-3　椎管及其内容物

二、蛛网膜下腔阻滞

(一) 概述

蛛网膜下腔阻滞系把局麻药注入蛛网膜下腔，使脊神经根、脊根神经节及脊髓表面部分产生不同程度的阻滞，简称脊麻。脊麻已有近百年历史，只要病例选择得当，用药合理，操作准确，脊麻不失为一简单易行，行之有效的麻醉方法，对于下肢及下腹部手术尤为可取。

(二) 蛛网膜下腔阻滞的机制及其生理的影响

1. 脑脊液的生理

成人脑脊液为 120~150mL，其中 60~70mL 存在脑室，35~40mL 在颅蛛网膜下腔，脊蛛网膜下腔内 25~35mL。脑脊液压力正常时，每天生成 12mL 脑脊液，正常脑脊液外观无色透明，pH 为 7.4，比重 1.003~1.009，渗透压 292~297mmol/ (mmH$_2$O)，含葡萄糖 45~80mg/dL，蛋白质 15~45mg/dL，氯化物 700~760mg/dL (以氯化钠计算)，所含葡萄糖是决定脑脊液比重的重要因素，氯化物对维持渗透压有重要意义。脑脊液的液压，正常人平卧时不超过 0.98kPa (100mmH$_2$O)，侧卧时 0.69~1.67kPa (70~170mmH$_2$O)，坐位时达 1.96~2.96kPa (200~300mmH$_2$O)，颅内占位性病变、静脉压上升和 PaCO$_2$ 升高等使脑脊液压力升高，老年人和脱水患者等压力偏低。

2. 蛛网膜下腔阻滞作用

局麻药注入蛛网膜下腔作用于脊髓和脊神经前后根，产生阻滞作用，是脊麻的直接作用；脊麻时发生了自主神经麻痹，它所产生的生理影响，是脊麻的间接作用。分别叙述如下：

(1) 直接作用：脊神经后根需局麻药浓度要高于前根，脊神经根内无髓鞘的感觉神经纤维和交感神经纤维对局麻药特别敏感，相反有髓鞘的运动神经纤维敏感性就较差，所以低浓度局麻药只能阻滞感觉冲动的传导，而只有高浓度局麻药才能阻滞运动神经纤维。

局麻药作用脊髓的途径是：①脑脊液中局麻药透过软膜直达脊髓，这种扩散是由于脑脊液—软膜—脊髓之间存在药物浓度梯度。②局麻药沿

Virchow-Robin 间隙穿过软膜到达脊髓的深部。③被阻滞的顺序：自主神经→感觉神经→运动神经→本体感觉纤维。消退顺序则相反。④阻滞平面之间差别：一般交感神经与感觉神经阻滞平面不相同，交感神经阻滞平面比感觉神经阻滞平面高 2～4 个神经节段，而运动神经阻滞平面又比感觉神经阻滞平面低 1～4 个节段。⑤局麻药不同浓度，可阻滞不同神经纤维。如普鲁卡因浓度 0.2mg/mL 时，血管舒缩纤维被阻滞；达到 0.3～0.5mg/mL，感觉纤维被阻滞；达到 0.5～0.75mg/mL，运动纤维被阻滞（脑脊液内药物浓度）。

（2）间接作用：①对循环的影响。对循环影响主要取决于交感神经纤维被阻滞平面高低，被阻滞平面越高，对循环影响就越大，相反被阻滞平面较低，对循环影响就较少。②对呼吸的影响。脊麻对呼吸影响相对于循环影响较小，它对呼吸影响也主要取决于麻醉平面高低，平面越高影响就越大，当阻滞平面达颈部时，由于膈神经阻滞，发生呼吸停止。当麻醉平面高达使肋间肌麻痹，就可引起通气不足，而致缺氧和 CO_2 蓄积，低位脊麻对呼吸影响很小。③对胃肠道影响。系交感神经节前纤维被阻滞结果，交感神经功能消失，而迷走神经功能占主导地位，所以患者胃肠蠕动增强，胃液分泌增多，胆汁反流，肠收缩增强。所以术中、术后脊麻患者可发生恶心、呕吐、肠痉挛。④对肾及膀胱的影响。由于肾血管阻力不受交感神经调节，所以脊麻对肾的影响是间接的，当血压降至 10.6kPa（80mmHg）时，肾血流量和肾小球滤过率均下降，当平均动脉压低于 4.7kPa（35mmHg）时，肾小球滤过终止。膀胱受交感神经调节，因此，当脊麻时副交感神经被阻滞，膀胱平滑肌松弛，患者发生尿潴留。

（三）蛛网膜下腔阻滞穿刺技术

1. 脊麻穿刺时一般取侧卧位。应用重比重溶液时，手术侧向下；应用轻比重溶液时，手术侧向上；鞍区麻醉均采取坐位。

2. 常规消毒铺巾后，选择 L3～L4 棘突间隙为穿刺点，理由是因为脊髓到此处已形成终丝，穿刺时没有损伤脊髓的顾虑，L4～L5 间隙也可以。

3. 穿刺方法

分直入法和侧入法两种。

（1）直入法：穿刺点用 0.5%～1% 普鲁卡因或 0.5% 利多卡因做皮内、

皮下、棘上、棘间韧带逐层浸润麻醉后，固定穿刺点皮肤，应用 26G 穿刺针（或 25G），在棘突间隙中点刺入，针与患者背部垂直，并且针的方向应保持水平，针尖略向头侧，缓慢进针，仔细体会各解剖层通过的变化。当针尖刺破黄韧带时，有阻力突然消失的"落空"感觉，针继续推进时可有第 2 次"落空"感，此时提示针已穿破硬脊膜和蛛网膜，进入蛛网膜下腔。

（2）旁正中穿刺法：定点在棘突中旁开 1.5cm 处穿刺，麻醉同上，穿刺针向中线倾斜，与皮肤呈 75° 对准棘突间孔方向进针。本穿刺法不经过棘上和棘间韧带层次，经黄韧带和硬脊膜刺入蛛网膜下腔。此法适用于老年人脊椎畸形、因肥胖间隙摸不清的患者，直入法未成功时，可改用本法。针尖进入蛛网膜下腔拔出针芯，即有脑脊液流出，如未流出脑脊液则应考虑患者颅内压过低所致，可试用压迫颈静脉或让患者屏气、咳嗽等迫使颅内压增高措施，以促使脑脊液流出。考虑针头斜口被阻塞，可旋转针干 180° ~ 360° 并用注射器缓慢抽吸，仍无脑脊液流出，应重新穿刺。

4. 注药

当穿刺成功后将盛有局麻药的注射器与穿刺针紧密衔接，用左手固定穿刺针，右手持注射器轻轻回抽见有脑脊液回流再开始以 10 ~ 30s 注射速度注完药物。一般注完药后 5min 内即有麻醉现象。注完药 5min 后患者取平卧位，根据手术所需麻醉平面给予调整。

（1）穿刺部位：脊柱有 4 个生理曲度（见图 3-4），仰卧时，T3 最高，L6 最低。如果经 L2 ~ L3 间隙穿刺注药，患者平卧后，药液将沿着脊柱的坡度向胸段移动，使麻醉平面偏高。如果在 L3 ~ L4 或 L4 ~ L5 间隙穿刺注药，患者仰卧后，药液大部分向骶部扩散，使麻醉平面偏低。

（2）患者体位和麻药比重：这是调节麻醉平面的两个重要因素，重比重药液向低处流动，轻比重药液向高处流动。注药后 5 ~ 10min 内，调节好患者体位，以获得手术所需麻醉平面，因为超过此限，局麻药液和脊神经结合后，体位调整就会无效。如是平面太高造成对患者的影响也是严重的。

（3）注射药物速度：一般而言，注射速度愈快，阻滞平面愈广。相反注射速度愈慢，药物愈集中，麻醉范围愈小。临床上常以 1mL/5s 药液为适宜，鞍区给药 1mL/30s 以便药物集中于骶部。麻醉平面调节应结合多因素而不是单因素，把麻醉调节好。

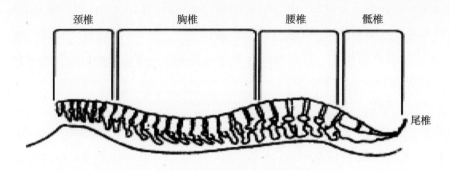

图 3-4　脊柱的 4 个生理曲度

注意：胸凹部最低点在 T6～T7，腰凸部最高点在 L3

（四）麻醉中管理

（1）若是血管扩张致血压下降，应用麻黄碱 15～30mg 静脉注射，同时加快输液速度以恢复正常，如仍反应不良，可应用 5～10mg 间羟胺静脉滴注，或应用多巴胺 4～10μg/（min·kg），微泵输注，直至血压恢复正常为止。

（2）若是血容量不足病例，应快速加压输注血浆代用品 300～500mL，同时应用麻黄素 10～20mg 静脉注射，尽快使血压回升至正常。

（3）如系心功能代偿不佳所致低血压，注意输液速度，应用毛花苷 C 0.2～0.4mg+50% 葡萄糖 20mL 静脉注射；或应用多巴胺 5～6μg/（min·kg）微泵静脉输注。对心率减慢者应用阿托品 0.3～0.5mg 静脉注射，以降低迷走神经张力。

（五）适应证和禁忌证

1.适应证

（1）下腹及盆腔手术。如阑尾切除术、疝修补术、膀胱手术、子宫附件手术等。

（2）肛门及会阴手术。如痔切除术、肛瘘切除术等。

（3）下肢手术。如骨折复位、内固定、截肢等。

2.禁忌证

（1）中枢神经系统疾病，特别是脊髓或脊神经根病变，麻醉后有可能长期麻痹，应列为绝对禁忌。对于脊髓的慢性病变或退行性病变，如脊髓前角灰白质炎，也列为禁忌，颅高压患者禁忌。

（2）全身严重感染，穿刺部位有炎症或感染者，穿刺时都可能使致病菌带入蛛网膜下腔，故应禁忌。

（3）严重高血压、心功能不全患者。高血压心脏代偿功能良好，并非绝对禁忌。高血压合并冠心病，则禁用脊麻。收缩压超过 21.28kPa（160mmHg）和（或）舒张压超过 14.63kPa（110mmHg），一般慎用或不用脊麻。

（4）休克、血容量不足患者禁用脊麻。

（5）慢性贫血，应用低平面脊麻可以，禁用中、高位脊麻。

（6）有凝血机制障碍或接受抗凝治疗者。

（7）脊椎外伤、脊椎畸形或病变。

（8）精神病患者，不能合作的小儿等患者（小儿应用基础麻醉后可慎用）。

（9）老年人血管硬化并合并心血管疾病，循环储备功能差，不易耐受血压波动，只能适合低位脊麻，禁用中高位脊麻。

（10）腹内压明显增高病例，如腹腔巨大肿瘤、大量腹水或中期以上妊娠，脊麻的阻滞平面难以控制，并易引起循环较大变化，应禁用。

（六）蛛网膜下腔阻滞常用局部麻醉药

1. 普鲁卡因

用于蛛网膜下腔阻滞的普鲁卡因，为纯度高的白色晶体，麻醉临床应用时，开瓶用脑脊液溶解，溶解后为无色透明液。常用浓度为 5%，最高不宜超过 6%，最低有效浓度为 2.5%。成年人常用剂量为 100～150mg。极量为 200mg，鞍区麻醉为 50～100mg。小儿可按年龄和脊柱长度酌减。麻醉起效时间为 1～5min，因此麻醉平面必须在 5min 内完成，否则阻滞平面已固定，再调整无效。维持时间仅 45～90min。配制方法：普鲁卡因 150mg 溶解于 5% 葡萄糖液或脑脊液 2.7mL，再加 0.01% 肾上腺素 0.3mL，配成 5% 重比重溶液。

2. 丁卡因

丁卡因是脊麻常用药物之一，常用浓度为 0.33%，最低有效浓度为

0.1%。常用配制与配方：1% 丁卡因 1mL、10% 葡萄糖 1mL、3% 麻黄碱 1mL，配成 1∶1∶1 溶液，为丁卡因重比重液的配方，使用安全有效。常用剂量为 10~5mg，最高剂量为 20mg。此配方起效时间为 5~10min，维持时间 2~3h。注意所用的注射器与穿刺针不宜和碱性物质接触或附着，以免减弱药物麻醉作用。

3. 利多卡因

利多卡因应用于脊麻，它的常用浓度为 2%~3%。常用量为 100mg，极量为 120mg（为成人量）。药物（2%~3%）加 5% 或 10% 葡萄糖 0.5mL 即为配成重比重液。它的起效时间为 1~3min，麻醉维持时间为 75~150min。利多卡因在脊麻中使用的缺点是容易弥散，致麻醉平面不易控制。

4. 布比卡因

布比卡因应用于脊麻，常用浓度为 0.5%~0.75%。常用量为 8~12mg，最多不超过 20mg，配方：0.75% 布比卡因 1.5~2mL，10% 葡萄糖 1~1.5mL 配成重比重液，超效时间 5~10min，维持 2~2.5h。

5. 罗哌卡因

用法同布比卡因，更安全。

（七）蛛网膜下腔阻滞并发症及其处理

1. 头痛

头痛是常见并发症之一。典型头痛可在穿刺后 6~12h 内发生，多数发病于脊麻后 1~3d，术后 2~3d 最剧烈，多在 5~12d 消失，极个别病例可延至 1~5 个月或更长，脊麻后头痛发生率一般为 3%~30%，发病机制由于脑脊液不断丢失使脑脊液压力降低所致。

（1）常用预防办法。①局麻药采用高压蒸气灭菌，不用他法。②严格注意无菌问题。③穿刺针宜细，选用 26G 最佳。④切忌暗示脊麻后头痛发生的可能性。⑤手术当日输液量大于 2500mL，术中及时纠正低血压。

（2）处理。①轻微头痛：卧床 2~3d，口服去痛片，多能在第 4 天完全恢复。②中度头痛：患者平卧头低位，每日输液 2500~4000mL，并用镇静药、索米痛片（去痛片）、针刺镇痛，效果不佳时可应用小剂量镇痛药，如哌替啶 50mg 肌内注射，或应用其他治疗头痛药物。③严重者除上述方法外，可采用硬膜外腔充填血疗法，即先抽取自体血 10mL，在 10s 内应用硬膜外穿刺针注入硬膜外间隙，注完后患者平卧 1h，有效率可达 97.5%。如果一次注血疗法后，头痛未完全消除，可行第二次注血，其成功率可达 99%。或应用右旋糖酐 30～70mL，或 5% 葡萄糖或生理盐水 30～40mL 行硬膜外腔注射，以增加脑脊液生成，治疗头痛。

2. 尿潴留

尿潴留一般在术后 1～2d 恢复。如潴留时间过长可针刺三阴交、阴陵泉等穴位治疗，或行导尿。

3. 脑神经麻痹

脑神经麻痹极少发生，多以外展神经多见，术后 2～21d 后开始有脑膜刺激症状，继而出现复视和斜视，原因与脊麻后头痛机制相似，为脑脊液从硬膜外穿刺孔溢出，脑脊液量减少，降低了脑脊液对脑组织的"衬垫"作用，使外展神经在颞骨岩部受压所致。一旦发生则对症治疗。50% 以上患者可在 1 个月内恢复，极个别病例可持续 1～2 年。

4. 假性脑脊膜炎

假性脑脊膜炎也称为无菌性或化学性脑脊膜炎，据报道发生率为 1:2000，多在脊麻后 3～4d 发病，发病很急，临床症状为头痛及颈项强直，克尼格征阳性，并有时发生复视和呕吐。治疗方法同头痛，但必须加用抗生素治疗。

5. 脊髓炎

此种炎性反应并非由细菌感染所致，而是局麻药对含髓磷脂组织的影响，症状为感觉丧失和松弛性麻痹，可自行恢复，也可发展成残废，无特殊疗法，只能对症处理，可试用针灸和理疗等治疗方法。

6. 粘连性蛛网膜炎

此类反应主要与脊麻过程中带入具有刺激性异物及化学品、高渗葡萄糖、用错药物、蛛网膜下腔出血有关。此类反应为渗出性变化，继而出现增生及纤维化改变。它的症状开始是疼痛和感觉异常，然后出现运动无力，发展到完全松弛性瘫痪。处理：对症治疗，应用大剂量 B 族维生素、大剂量激素，配合理疗、针灸等疗法。

7.马尾神经综合征

此类反应发生原因与蛛网膜炎相同。症状是：下肢感觉和运动功能长时间不能恢复，表现为感觉丧失及松弛性麻痹症状可自行消失，但恢复过程很慢，治疗同蛛网膜炎。

三、硬膜外间隙阻滞

（一）概述

硬膜外间隙阻滞是将局部麻醉药注入硬膜外间隙，阻滞脊神经根，使其支配的区域产生暂时性麻痹，简称为硬膜外麻醉。现代硬膜外麻醉主要是连续硬膜外麻醉，单次法已经使用很少，因为此法可控制性太差，易发生意外，根据病情手术范围和时间，分次给药，使麻醉时间得以延长，并发症明显减少。连续硬膜外阻滞已成为临床上常用的麻醉方法之一。

1.高位硬膜外阻滞

于 C5～C6 之间行穿刺，阻滞颈部及上胸段脊神经，适应甲状腺、颈部和胸壁手术。

2.中位硬膜外阻滞

穿刺部位在 T6～T12 之间，常用于胸壁和上中腹部手术。

3.低位硬膜外阻滞

在 L1～L4 之间，常用于下腹、下肢、盆腔手术。

4.骶管阻滞

经骶裂孔穿刺阻滞神经，适合于肛门、会阴部手术。

（二）硬膜外腔解剖

椎管内硬膜称为硬脊膜，在枕骨大孔处与枕骨骨膜相连，从此以下分为内、外两层，形成间隙。硬脊膜相当于内层及其在枕骨大孔向下延续部分，形成包裹脊髓的硬脊膜囊并抵止于骶椎。因此，通常所说的硬脊膜实际上是指硬脊膜的内层，俗称为硬膜。硬膜附着枕骨大孔的边缘，这可防止麻醉药从硬膜外腔进入颅脑。硬脊膜的外层是由椎管内壁的骨膜和黄韧带融合而组成。内、外两层之间的腔隙即为硬膜外腔。硬膜外腔包含有疏松的网状结缔组织、脂肪、动静脉、淋巴管和脊神经。其中血管以丰富静脉丛为主，这些静脉没有瓣膜，它们与颅内和盆腔的静脉相通，因而如将局麻药或空气注入这些静脉丛，可立即上升到颅内。硬脊膜外腔后方（背间隙）从背正中或黄韧带至硬脊膜之间的距离上窄下宽，下颈部 1.5 ~ 2mm；中胸部 3 ~ 4mm；腰部最宽 5 ~ 6mm，成人硬脊膜外腔容积约 100mL（骶部占 25 ~ 30mL）。

（三）硬脊膜外阻滞的机制及生理影响

1. 局麻药是经多种途径发生阻滞作用，其中以椎旁阻滞、经根蛛网膜绒毛阻滞脊神经根以及局麻药弥散过硬膜进入蛛网膜下腔产生"延迟"的脊麻为主要作用方式。

2. 局麻药在硬膜外腔的扩散

（1）局麻药的容量和浓度：容量越大阻滞范围越广，所以容量是决定硬膜外阻滞的"量"的重要因素；浓度越高阻滞就越完善，所以浓度是决定硬膜外阻滞的"质"的重要因素。硬膜外阻滞麻醉要达到满意效果，既要有足够的阻滞范围，又要阻滞得完善（完全），质与量应并重，不能偏向一面。

（2）从理论上讲药物注射速度越快，就越有利于局麻药在硬膜外腔扩散，就可获得宽广的麻醉阻滞平面。在临床工作中大多数学者认为注药速度过快，增加血管对局麻药的吸收，易导致中毒，而且由于注入药物量受到限制，所以平面扩散节段增加也有限。普遍认为注药速度以 0.3 ~ 0.75mL/s 为好。

（四）硬膜外腔压力

有关硬脊膜外腔穿刺时出现的压力的发生机制，虽然说法很多，但至今仍无一个明确定论。现归纳几种学说如下：

（1）硬脊膜被穿刺针推向前方，间隙增大而产生负压。

（2）胸膜腔内负压通过椎间孔或椎旁静脉系统传递至硬脊膜外腔。

（3）脊柱屈曲使硬脊膜外腔增大产生负压。

（4）穿刺时穿刺针尖顶黄韧带，黄韧带弹性回缩时形成负压。颈部和胸部硬膜外腔负压发生率为 96%，腰部发生率为 88%，骶管则不出现负压。

(五) 硬膜外阻滞的影响

1. 对中枢神经系统的影响

(1) 注药后引起一过性脑压升高，临床上患者感头晕。

(2) 局麻药进入血管内引起毒性反应，严重时患者抽搐或惊厥。

(3) 局麻药长时间在体内积累，当它在血液中的浓度超过急性中毒阈值时，引起毒性反应。

(4) 硬膜外麻醉对中枢神经系统间接影响是阻滞后低血压所引起的，如低血压引起脑缺氧，导致呕吐中枢兴奋从而发生呕吐。

2. 对心血管系统影响

(1) 神经因素。①脑交感神经传出纤维被阻滞，致阻力血管和容量血管扩张。②硬膜外麻醉平面超 T4 时，心脏交感纤维阻滞，心率减慢，心输出量减少。

(2) 药理因素。①局麻药吸收入血后，对平滑肌产生抑制，对 β 受体进行阻滞，而导致心排出量减少。②肾上腺素吸收后，兴奋 β 受体，心排出量增加，周围阻力下降，因此在临床上局麻药液中加入肾上腺素，则肾上腺素的药理作用能对抗局麻药对机体造成的药理因素方面的影响。

(3) 局部因素：局麻药注射过快，引起脑脊液压力升高 (短时)，而致血管张力和心输出量反射性升高。

3. 对呼吸系统影响

对呼吸的影响主要取决于阻滞平面高度，尤其是运动神经被阻滞范围更为重要。

(1) 药物浓度：药物浓度的高低直接关系到运动神经是否被阻滞。在中低位硬膜外麻醉时可使用常规浓度，如利多卡因，浓度为 1.5%～2%；在高位硬膜外麻醉时禁止使用正常或高浓度局麻药，否则必定会造成运动神经被阻滞，而使呼吸肌和辅助呼吸肌肌麻痹，致患者呼吸停止。临床应用药物中发现，0.8%～1% 利多卡因和 0.25% 布比卡因对运动神经纤维影响最小，常使用在高位硬膜外麻醉中。

(2) 老年人、体弱者、久病或过度肥胖患者，这些患者本身存在通气储备下降，如遇阻滞平面高，对呼吸影响就会更大，甚至不能维持正常通气，必须辅助或控制呼吸。

4. 对内脏的影响

硬膜外麻醉对肝、肾功能没有直接影响，而是由于麻醉过程引起血压下降，间接影响到肝、肾功能，此轻微而短暂的影响对正常人来讲无重要临床意义。血压下降至 7.98 ~ 9.31kPa（60 ~ 70mmHg）以下时，肝血流量减少26%，随着血压恢复，肝血流也恢复至正常；肾小球滤过率下降9%，肾血流减少15%，随着血压恢复，肾功能恢复至正常。

5. 对肌张力发生影响的作用机制

（1）运动神经传入纤维被阻滞。

（2）局麻药选择性阻滞运动神经末梢，而使肌肉松弛，临床工作中腹部手术硬膜外麻醉时，肌肉松弛程度不比应用肌松药松弛腹肌的效果差，但是值得注意的是部分患者在硬膜外麻醉时，运动神经阻滞是不全的。

（六）硬脊膜外腔阻滞的临床应用

1. 适应证

（1）主要适用腹部手术，凡是适合于蛛网膜下腔阻滞的下腹部及下肢手术，均可采用硬膜外腔麻醉。

（2）颈部、上肢和胸部手术也可应用，但应加强对呼吸和循环的管理。

2. 禁忌证

（1）严重高血压、冠心病、休克及心脏代偿功能不全者。

（2）重度贫血、营养不良者。

（3）穿刺部位有感染。

（4）脊柱严重畸形或有骨折、骨结核、椎管内肿瘤。

（5）凝血障碍。

（6）中枢神经疾病。

（七）硬膜外腔穿刺技术

1. 穿刺点的选择

应以手术切口部位和手术范围、中央脊神经相应棘突间隙为穿刺点。各部位穿刺点的选择，为了确定各棘突间隙位置，可参考下列体表解剖标志：

①颈部最明显突起的棘突为第 7 颈椎棘突。②两侧肩胛冈联线为第 3 胸椎棘突。③两侧肩胛下角联线高于第 7 胸椎棘突。

2. 体位

临床上常用侧卧位，具体要求与蛛网膜下腔阻滞相同。

3. 穿刺方法

硬脊膜外腔穿刺可分为直入法和侧入法两种。

（1）直入法：在选定的棘突间隙做一皮丘，再做深层次浸润。目前临床上应用 15G 或 16G 硬膜外穿刺针，该针尖呈勺状，较粗钝，穿过皮肤有困难，可先用 15～16G 锐针刺破皮肤，再将硬膜外穿刺针沿针眼刺入，缓慢进针，针的刺入到达棘上韧带时，针应刺入其韧带中心位置，并固定穿刺针，是直入穿刺成功的重要因素。针的刺入位置及到达硬膜外腔位置必须在脊柱的正中矢状线上。穿刺针在经过皮肤→皮下组织→棘上韧带→棘间韧带→黄韧带→到达硬脊膜外腔。针尖到达硬脊膜外腔被确定后，即可通过穿刺针置入硬膜外导管并固定好。

（2）侧入法：也称旁正中法。对直入法穿刺有困难，胸椎中下段棘突呈叠瓦状，间隙狭窄，老年人棘上韧带钙化等情况可应用侧入法。棘突间隙中点旁开 1.5cm 处进针，避开棘上韧带和棘间韧带，直接经黄韧带进入硬脊膜外腔，局部浸润麻醉后，用 15G 锐针刺破皮肤，硬膜外穿刺针眼进入，穿刺针应垂直刺入并推进穿刺针直抵椎板，然后退针约 1cm，再将针干略调向头侧，针尖指向正中线，沿椎板上缘经棘突间孔突破黄韧带进入硬膜外腔。

4. 硬膜外腔的确定

当穿刺针刺破黄韧带时，阻力突然消失，负压同时出现，回抽无脑脊液流出，即能判断穿刺已进入硬膜外腔。具体判断方法有：

（1）阻力骤减：穿刺针抵达黄韧带时，术者可感到阻力增大，并有韧性感。这时将针芯取下，接上盛有生理盐水和 1mL 左右的空气注射器；推动注射器芯，有回弹感觉，同时气泡缩小，液体不能注入，表明针尖已抵达黄韧带，此时可继续慢进针并推动注射器芯做试探，一旦突破黄韧带，即有阻力顿时消失的"落空感"，此时注射器内空气即被吸入，同时注气或生理盐水没有任何阻力，表示针尖已进入硬脊膜外腔。值得注意的是针尖位于椎旁疏松组织中，阻力也不大，易误认为在硬膜腔。鉴别方法：注入空气时，手感到穿刺部位皮下组织肿胀,置入导管试试,如遇阻力就说明针尖不在硬膜外腔。

(2)负压现象:临床上常用负压现象来判断硬膜外间隙。当穿刺针抵达黄韧带时,拔除针芯,在针蒂上悬挂一滴局麻药或生理盐水。当针尖破黄韧带而进入硬膜外腔时,可见悬滴液被吸入,此即为悬滴法负压试验。此法试验缺点是妨碍顺利进针。

(3)正压气囊试验:针尖抵达黄韧带时,在针蒂处接个正压小气囊,当穿刺针尖进入硬膜外时气囊因气体进入硬膜外腔而萎瘪。

(4)其他:进一步证明针尖进入硬膜外腔的方法有:①抽吸试验:接上注射器反复轻轻抽吸,无脑脊液流出(吸出),证明针尖确已在硬膜外腔。②气泡外溢试验:接上装 2mL 生理盐水和 2mL 空气的注射器,快速注入后取下注射器,见针蒂处有气泡外溢则可证实。③置管试验:置入导管顺利,提示针尖确在硬膜外腔。

5. 连续硬膜外阻滞置管方法

(1)皮肤至硬膜外腔距离是穿刺针的全长(成人用穿刺针长 10cm,小儿用穿刺针长 7cm),减去针蒂至皮肤距离。

(2)置管:麻醉者以左手背贴于患者背部;以拇指和示指固定针蒂,其余 3 指夹住导管尾端;用右手持导管的头端,经针蒂插入针腔,进至 10cm 处,可稍有阻力,说明导管已达针尖斜面,稍用力推进,导管即可滑入硬膜外腔,继续插入 3~5cm,导管一般插至 15cm 刻度停止。不宜置管太深,除去针干长度(10cm),硬膜外腔实际留管一般 3~5cm,临床经验证明导管在硬膜外腔少于 2cm,药物扩散效果较差,导管在硬膜外腔长于 5cm 易在硬膜外腔打折或弯曲,影响药物扩散吸收。

(3)拔针:调整导管深度,应一手拔针,一手固定导管并保持导管往针干里推进,以免导管在拔针时被带出过多,而致置管失败。置管后,将导管尾端与注射器相连接,回吸无回血或脑脊液,注入少许空气或生理盐水无阻力表明导管通畅,位置正确,即可固定导管。

(4)注意事项:置管遇有阻力需重新置管时,必须将管连同穿刺针一并拔出,否则导管有被斜口割断的危险;如插入时觉得导管太软,不宜使用管芯作为引导,以免管穿破硬膜外腔而进入蛛网膜下腔,置管过程中患者有肢体感觉异常或弹跳，提示导管已偏于一侧椎间孔刺激脊神经根，应重新穿刺置管。导管内有血流出说明导管进入静脉丛，少量出血可用含肾上腺素的生理盐水冲洗。如果无效果，应避免注药，重新换间隙穿刺。

(八) 硬膜外麻醉管理

1. 常用麻醉药物

(1) 利多卡因：作用迅速，穿透力和弥散力都较强，麻醉阻滞较完善，应用浓度为 1% ~ 2%，起效时间为 5 ~ 12min，作用时效为 60 ~ 80min，最大用量为 400mg。该药的缺点是久用后易出现快速耐药性。临床应用利多卡因与丁卡因配成 1.6% 混合溶液（丁卡因 0.2%），与布比卡因配成混合液（利多卡因 1.5% ~ 1.6%，布比卡因 0.25% ~ 0.3%）。

(2) 丁卡因：常用浓度为 0.2% ~ 0.3%，用药后 10 ~ 15min 时产生镇痛作用，需 20 ~ 30min 时麻醉开始完善，作用时效为 3 ~ 4h，一次最大用量为 60mg。因为该药毒性较大，临床上不单独应用于硬膜外麻醉，常与利多卡因混合应用，其浓度一般为 0.2% ~ 0.25%，最高浓度最好控制在 0.33% 以内，以免引起毒性增加。

(3) 布比卡因：常用浓度为 0.5% ~ 0.75%，4 ~ 10min 起效，可维持 4 ~ 6h，但肌肉松弛效果只有 0.75% 溶液才满意。

(4) 哌罗卡因：用法同布比卡因，但运动阻滞差，常用于硬膜外镇痛及无痛分娩。

2. 局麻药浓度选择

硬膜外麻醉的深度和作用时间主要取决于麻醉药物浓度。对手术部位和手术要求不同，对局麻药浓度应做一定选择，并具有一定的原则性。颈部手术需选择 1% 利多卡因、0.25% 布比卡因；胸部手术需选择 1% ~ 1.2% 利多卡因、0.25% 布比卡因，浓度不宜过高，否则膈神经被阻滞，或其他呼吸肌受影响，而致通气锐减，严重者可致呼吸停止。为了达到腹肌松弛要求，腹部手术需较高药物浓度，如应用 1.6% ~ 2% 利多卡因、0.5% ~ 0.75% 布比卡因；下肢手术镇痛需较高浓度局麻药，如 0.75% 布比卡因才能达到良好镇痛效果。此外，虚弱或年老患者浓度要偏低。

3. 局麻药的混合使用

临床上是将长效和短效、起效慢和起效快的局麻药配成混合液，以达到起效快、作用时效长、减少局麻药毒性反应的目的。

4. 注药方法

一般拟采用下列程序进行：①试验剂量：注入局麻药 3～5mL，观察 5min（排除误入蛛网膜下腔）。②每隔 5min 注药 3～5mL，直至 12～18mL，此为初始剂量。药物首次总量以达到满意阻滞效果为止，用药量限制在最大用量范围内，争取以最少局麻药达到满意麻醉效果。③根据每种药物作用时效，到时间按时追加首次总量 1/2～1/3 局麻药，直至手术结束。随着手术时间延长，用药总量增大，患者对局麻药耐受性将降低，临床工作中应慎重给药。

（九）硬膜外腔阻滞失败

1. 阻滞范围达不到手术要求的原因

（1）穿刺点离手术部位太远，内脏神经阻滞不全，牵拉内脏出现疼痛。

（2）多次硬膜外阻滞致硬膜外腔出现粘连，局麻药扩散受阻等。

2. 阻滞不全原因

（1）硬膜外导管进入椎间孔致阻滞范围受限。

（2）导管在硬膜外腔未能按预期方向插入。

（3）麻醉药物浓度和容量不够。

3. 完全无效原因

（1）导管脱出或误入静脉。

（2）导管扭折或被血块堵塞，没法注入药物。

（3）导管未能插入在硬膜外腔。

4. 硬膜外穿刺失败原因

（1）患者体位不当，脊柱畸形，过分肥胖，穿刺点定位困难。

（2）穿刺针误入椎旁肌群，或其他组织未能发现。

凡是遇有下列情况，从安全角度考虑，应放弃硬膜外麻醉：①多次穿破硬脊膜。②穿刺针误伤血管，致较多量血液流出。③导管被折断、割断而残留硬膜外腔。

（十）硬膜外麻醉的意外及并发症

1. 穿破硬膜

（1）硬膜外穿刺是一种盲探性穿刺，因此穿刺者应熟悉解剖层次，穿刺时缓慢进针，仔细体会各椎间韧带不同层次刺破感觉，并边进针边试阻力消失和负压现象，以避免穿破硬脊膜致发生全脊麻和脊髓损伤。

（2）麻醉者思想麻痹大意，求快而进针过猛，有时失误而致硬膜穿破。

（3）穿刺针斜面过长，导管质地过硬，都增加穿破硬膜可能性，这种穿破有时不易及时发现。

（4）多次施行硬膜外阻滞患者，硬膜外腔由于反复创伤出血，药物化学刺激硬膜外腔使其粘连而变窄，严重者甚至闭锁，易穿破硬膜。

（5）脊柱畸形或病变、腹内巨大肿瘤或腹水、脊柱不易弯曲、穿刺困难、反复穿刺，易穿破硬膜。

（6）老年人韧带钙化、穿刺时需用力过大，可致穿破。

（7）小儿硬膜外腔较成人窄，如小儿没施行基础麻醉或药量不足，穿刺时稍动，就可致硬膜穿破。

处理：一旦穿破应改用其他麻醉方法，如穿刺在 L2 间隙以下，手术区域在下腹部、下肢或肛门、会阴区，改脊麻。

2. 穿刺针或导管误入血管

硬膜外间隙有丰富血管，有时发生穿刺针或导管误入血管，发生率据文献报道为 0.2%～0.3%，尤其是足月孕妇，因硬膜外腔静脉怒张故更易发生。若经针干或硬膜外导管里出血较少，经调整针和导管位置，用生理盐水冲洗后，再没血液流出，可注射 2% 利多卡因 1～2mL，观察有无局麻药毒性反应，5～10min 后无毒性反应，可继续给药。如针干或硬膜外导管里出血量较多，应用 1:40 万肾上腺素生理盐水冲洗硬膜外腔后，改椎柱间隙穿刺。若再发生出血应禁用硬膜外麻醉。

3. 空气栓塞

硬膜外穿刺，利用空气行注气试验以利判断穿刺针是否进入硬膜外腔，是常用的鉴别手段，但是空气常随损伤血管而进入循环，致空气栓塞的发生率为 20%～45%。临床上应用空气 1～2mL，不致引起明显症状，如注气速度达 2mL/（kg·min），进入血液空气超过 10mL，就可能致患者死亡。空气栓塞临床表现有气体交换障碍（肺动脉栓塞），缺氧和发绀，继而喘息性呼吸。意识迅速丧失，呼吸停止，随后血压下降，心跳停止。

（1）处理：取头左侧卧位，防止气栓进入脑，又可使气栓停留在右心房被心搏击碎，避免形成气团阻塞。心跳停止患者可剖胸行心室内抽气，心脏复苏。

（2）预防：尽可能减少注入空气到硬膜外腔，限制在 2mL 以内。

4.广泛阻滞

硬膜外麻醉时常用量局麻药造成异常广泛阻滞平面，有以下 3 种可能性：①局麻药误入蛛网膜下腔产生全脊麻。②局麻药误入硬膜下间隙引起广泛阻滞。③局麻药在硬膜外腔出现异常广泛阻滞平面。

（1）全脊麻：发生率为 0.10% ~ 0.050%，临床上表现为全部脊神经支配区域均被阻滞，意识消失，呼吸、心跳停止。

处理：维持患者循环和呼吸功能。气管插管行机械呼吸支持患者呼吸，循环以扩容和血管收缩药物支持，使循环稳定，患者可在 30min 后苏醒。心跳停止按心肺复苏处理。预防十分重要，硬膜外麻醉必须试验给药，用药量应不大于 3 ~ 5mL，注药后仔细观察病情 5 ~ 10min，如出现麻醉平面广泛，下肢运动神经被阻滞现象应放弃硬膜外麻醉，并支持患者循环和呼吸至平稳为止。

（2）异常广泛阻滞：注入常规剂量局麻药以后，出现异常广泛的脊神经阻滞现象，但不是全脊麻。阻滞范围广，但仍有节段性，腰部和骶神经支配区域仍正常。特点：多发生于注入局麻药后 20 ~ 30min，前驱症状有胸闷、呼吸困难、烦躁不安，然后出现呼吸衰竭甚至呼吸停止。血压多出现明显下降，有的病例血压下降不明显。脊神经被阻滞常达到 12 ~ 15 节段。

处理：支持呼吸和循环。

预防：硬膜外麻醉应遵循分次给药方法，以较少用药量达到满意阻滞平面，忌一次注入大容量局麻药（8 ~ 15mL），以免造成患者广泛脊神经被阻滞。异常广泛的脊神经阻滞的两种可能性是硬膜外间隙广泛阻滞与硬膜下间隙广泛阻滞。

5. 脊神经根或脊髓损伤

（1）神经根损伤：硬膜外阻滞穿刺都是在背部进行，脊神经根损伤主要为后根，临床症状主要是根痛，即受损伤神经根分布的区域疼痛，表现为感觉减退或消失。根痛症状的典型伴发现象是脑脊液冲击症，即咳嗽、喷嚏或用力屏气时疼痛加重。根痛以损伤后 3d 之内疼痛最剧烈，随时间推移，症状逐渐减轻，2 周左右大多数患者疼痛可缓解或消失，遗留片状麻木区可达数月以上。处理：对症治疗，预后均较好。

（2）脊髓损伤：损伤程度有轻有重，如导管直接插入脊髓或局麻药直接注入脊髓，可造成严重损伤，甚至贯穿性损害。临床患者感到剧痛并立即出现短时意识消失，随即出现完全性、松弛性截瘫，部分患者因局麻药溢出至蛛网膜下腔而出现脊麻或全脊麻，暂时不会出现截瘫症状。脊髓横贯性伤害时血压偏低而不稳定。严重损伤患者多死于并发症或残废生存。

脊髓损伤早期与神经根损伤的鉴别：

①脊髓损伤时患者出现剧痛而神经根损伤当时有"触电"感或痛感。②神经根损伤后感觉缺失仅限于 1~2 根脊神经支配的皮区，与穿刺点棘突平面相一致；而脊髓损伤感觉障碍与穿刺点不在同一平面，颈部低 1 个节段，上胸部低 2 个节段，下胸部低 3 个节段。脊髓损伤重点在于预防，但是一旦发生要积极治疗，重点在于治疗早期的继发性水肿：主要应用大剂量皮质类固醇，以防止溶酶体破坏，减轻脊髓损伤后的自体溶解；应用脱水治疗，减轻水肿对血管内部压迫，减少神经元的损害；应用大剂量 B 族维生素，以促进神经组织康复。中后期治疗可应用针灸、推拿按摩、理疗行康复治疗，经治疗后部分病例可望基本康复。

6. 硬膜外血肿

硬膜外间隙有丰富的静脉丛，穿刺出血率为 2%~5%，但出现血肿形成的患者并不多见。诊断：硬膜外麻醉出现背部剧痛基本可诊断。行椎管造影、CT 或磁共振对于诊断及明确阻塞部位很有帮助。治疗：及早手术治疗，在血肿形成后 8h 内行椎板切除减压，均可恢复。手术延迟必将导致永久性残废，故争取时间尽快采取手术减压是治疗关键。预防措施：对有凝血功能障碍患者和正在使用抗凝治疗的患者应避免应用硬膜外麻醉，穿刺时有出血病例应用生理盐水冲洗，每次 5mL，待回流液颜色变浅后，改全身麻醉。

7. 感染

硬膜外脓肿。患者除出现剧烈背部疼痛，还出现感染中毒症状如发热、白细胞总数和中性粒细胞明显升高。治疗早期（8h内）行椎板切除减压引流，应用大剂量抗生素治疗，一般患者康复，延误治疗可致永久性截瘫。

四、腰—硬联合麻醉

（一）复合麻醉穿刺法

20世纪90年代始，蛛网膜下腔和硬膜外联合阻滞麻醉已广泛应用临床，并取得满意效果。复合脊麻—硬膜外阻滞适合于8岁以上患者的T7以下平面的任何外科手术。脊麻与硬膜外联合阻滞麻醉可选用两点穿刺（1979，Curelam报告的双节段穿刺法DST），也可采用一点穿刺法（1982，Coates和Mumtaz报告的单间隙穿刺法SST），即向蛛网膜下腔注药，同时也经此穿刺针置入硬膜外导管。两点穿刺法先于T12~L1或L1~L2行硬膜外穿刺置入硬膜外导管，然后再于L3~L4或L2~L3或L4~L5行蛛网膜下腔穿刺，注入局麻药液行脊麻；目前国内不少厂家专门设计和制造CSEA配套穿刺针并广泛应用临床，应用特制的联合穿刺针，针的样品都是针套针方式（Needle Through Needle Technique），即先用一根带刻度的17G或18G TuohyWeiss针（即硬膜外穿刺针）进入硬膜外腔；然后用一29G Quincke或27G Whitaere穿刺针（即蛛网膜下腔穿刺针），套入上述硬膜外穿刺针内，穿过并超出Tuohy针尖11~13mm，就完全可以穿破硬膜（在L3处穿刺自黄韧带至硬膜距离为5~20mm）而进入蛛网膜下腔。如出现针尖顶着硬膜的帐篷现象（Tenting），则将Tuohy针（硬膜外穿刺针），亦包括脊麻针，向内推进少许（3~6mm），以将硬膜穿破，穿过硬膜时，常有"啪"穿破感觉。针确定在蛛网膜下腔后，注药并退出脊麻针，再经硬膜外针（Tuohy）置入硬膜外导管（在硬膜外腔深度为4~5cm），该导管作为补充脊麻或延长麻醉时间用，也可作为术后镇痛。这种复合麻醉方法的麻醉效果基本上可达95%以上，据有关资料统计应用SST时脊麻的失败率达16%，应用DST时其失败率仅3%~4%。

（二）应用 SST 或 DST 存在的问题

（1）因为患者在进行穿刺时都取侧卧位，而脊麻先注药，若应用重比重药液，注药后不能立即仰卧，还须行硬膜外腔置管。如置管顺利也需1~2min，如置管不顺时间达5min以上，局麻药在蛛网膜下腔发生作用，而容易发生单侧性或偏重单侧性脊麻。如侧卧位时患者体位不当，头或骶偏高或偏低，容易造成麻醉平面过高或过低。

（2）SST 法很容易损坏脊麻穿刺针的前端，如穿刺针质量不好，损坏的微小金属片脱落下来进入硬膜外腔或蛛网膜下腔。破损的脊麻针的前端在穿破硬脊膜时，会使硬膜损伤更大。

（3）在应用 SST 时硬膜外针要正确处于正中位置，否则前端偏斜，则在应用脊麻穿刺针进行穿刺时也会跟着发生偏斜，甚至引导脊麻针进入硬膜外腔的侧硬膜囊。应用 CSEA 时在已经产生脊麻的麻醉平面基础上，硬膜外麻醉每扩展阻滞1个节段需局麻药液 1.5~3mL，比单纯应用硬膜外麻醉阻滞1个节段的药量要少，因此麻醉应小剂量给药。

（三）CSEA 常用药物剂量和浓度

目前临床上脊麻多采用重比重药液，有的学者也应用等比重药液，但等比重药液需坐位穿刺，又容易引起麻醉平面过低，达不到麻醉需求。现分别介绍：

1. 重比重药液

脊麻药配制时加 10% 葡萄糖溶液 0.5~1mL，即为重比重药液。脊麻用 0.5% 布比卡因 1.6~2mL（8~10mg），0.33% 丁卡因 1.8~2mL；硬膜外用 0.5% 布比卡因 10~15mL。

2. 等比重药液

脊麻用 0.33% 丁卡因 1.8~2.0mL；硬膜外用 1% 利多卡因和 0.25% 布比卡因 8~10mL，或 0.25% 布比卡因 10~12mL，硬膜外麻醉追加药量为首次量的 1/3~1/2。CSEA 优点是作用起效快，麻醉效果确实，肌肉松弛比单纯脊麻或硬膜外麻醉都好。少量脊麻用药达到骶丛的阻滞，明显减少了硬膜外麻醉用药量，降低毒性反应发生率。值得探讨的问题是脑脊液不出、置硬膜外导管困难、单侧脊麻、麻醉平面过广、硬膜外导管误入蛛网膜下腔。

五、骶管麻醉

骶管阻滞是经骶裂孔穿刺，注局麻药于骶管以阻滞骶神经，它也是硬膜外阻滞的一种方法。适用于直肠、肛门及会阴手术，也用于婴幼儿及学龄前儿童的腹部和下肢手术。

(一) 穿刺部位

其定位方法是：一般取侧卧位或俯卧位。侧卧位时，腰背应尽量向后弓曲，双膝关节屈向腹部；俯卧位时，髋关节下需垫一厚枕，显露并突出骶部。穿刺者位于患者一侧，穿刺之前先定好位，从尾骨尖沿中线向头方向摸至 4cm 处（成人），可触及一有弹性的凹陷骶裂孔，在孔的两旁可触到蚕豆大的骨质隆起，即为骶角，两骶角连线中点即为穿刺点。髂后上嵴连线在第 2 骶椎平面，是硬脊膜囊的终止部位，骶管穿刺时不宜越过此连线，否则有误入蛛网膜下腔发生全脊麻的危险。

(二) 穿刺与注药

于骶裂中心做皮内小丘，但不做皮下浸润，否则易使骨质标志不清，妨碍穿刺点定位，将穿刺针垂直刺进皮肤，并刺破骶尾韧带时可有阻力消失感觉。此时将针干向尾侧倾斜，与皮肤呈 30° ~ 45°，然后再将针向前刺入 2cm 即可到达骶管腔，抽吸注射器，无脑脊液和血液回流，注入生理盐水和少量空气无阻力，也无皮肤隆起。证实针尖在骶管腔，即可注入试验剂量，观察 5min 后，没有蛛网膜下腔阻滞现象，注入首次用药总量。

(三) 穿刺时注意问题

穿刺时如针与皮肤角度过小，即针体过度放平，针尖可在骶管的后壁受阻；若角度过大，针尖常可触及骶管前壁，穿刺如遇骨质，不宜用暴力，应退针少许，调整针体倾斜度后再进针，以免引起剧痛和损伤骶管静脉丛。骶管有丰富的静脉丛，除容易穿刺损伤出血外，对局麻药吸收也较快，故较易引起程度不同局麻药毒性反应。穿刺如抽吸时回流血量较多则放弃骶管阻滞，改用硬膜外麻醉。局麻用药浓度和剂量：1%～2% 利多卡因 10～20mL，最大用量 400mg；0.25%～0.5% 布比卡因 10～20mL，最大用量 100mg。

第四节　复合麻醉

一、定义

复合麻醉是指同时或先后应用两种以上的全身麻醉药物或技术，达到镇痛、遗忘、肌松弛、自主反射抑制并维持生理功能稳定的麻醉方法。

二、复合麻醉的优点

①减少每种药物的剂量和副作用。②最大限度地维持生理功能的稳定。③提高麻醉的安全性和可控性，更好地满足手术需要。④提供完善的术后镇痛。

三、复合麻醉的应用原则

①合理选择药物。②优化复合用药。③准确判断麻醉深度。④加强麻醉期间的管理。⑤坚持个体化的原则。

四、静吸复合麻醉

静吸复合麻醉是对同一患者静脉麻醉与吸入麻醉同时或先后使用的麻醉方法。由于静脉麻醉药丙泊酚麻醉后清醒质量高，目前多采用"三明治"麻醉方法，即诱导和清醒期用丙泊酚，维持期用吸入麻醉。

麻醉维持的方法有：①吸入麻醉。②静脉复合麻醉。③静吸复合麻醉。

五、全凭静脉麻醉

全凭静脉麻醉是指完全采用静脉麻醉药及静脉麻醉辅助药的麻醉方法。

1. 普鲁卡因在静脉麻醉应用中的注意事项

由于普鲁卡因作用弱，血药浓度的增加不仅不能加强其镇静和镇痛的效果，反而会产生更多的毒副作用。麻醉过程中应严密观察患者的麻醉体征，切忌以增加普鲁卡因用量的方法来加深麻醉；对于普鲁卡因过敏，严重心功能不全，房室传导阻滞和严重肝肾功能障碍以及液体输入量受限、重症肌无力等患者，应不用或慎用。目前此方法仅在极少数小医院使用。

2. 氯胺酮静脉复合麻醉注意事项

①氯胺酮具有扩张支气管，减轻哮喘发作的作用，常用于支气管哮喘的患者。②下列情况慎用或禁忌氯胺酮静脉复合麻醉：高血压患者；脑血管意外及颅内压升高的患者及颅内手术；心脏疾病患者和心功能不全者；精神病患者。

3. 芬太尼静脉复合麻醉

芬太尼的镇痛效应约为吗啡的 $100 \sim 180$ 倍。芬太尼的毒性较低，对心血管功能的影响较小，因此特别适用于心血管手术的麻醉。大剂量芬太尼（$50 \sim 100\mu g/kg$）静脉麻醉具有记忆消失、循环稳定、血压平稳，体血管阻力降低，减慢心率以及增加心排出量和心排血指数等特点，有利于缺血性心脏病患者。

应用芬太尼静脉复合麻醉时应注意：大剂量的芬太尼可能导致术中呼吸抑制、术后延迟性呼吸抑制、血压降低以及胸壁肌肉强直。

4. 丙泊酚、瑞芬太尼复合麻醉

瑞芬太尼是超短效阿片激动剂，时-量相关半衰期短，持续输注停药后药物消除快，丙泊酚和瑞芬太尼复合麻醉患者术中镇痛满意，麻醉易于调节，术后苏醒迅速。药物经微量泵持续泵入或靶控泵（TCI）输入。但应注意心率慢和胸壁肌僵等缺点，注意术后替代性镇痛。

5. 神经安定镇痛麻醉

神经安定镇痛麻醉是神经安定药丁酰苯类如氟哌利多和麻醉性镇痛药芬太尼复合应用的一种静脉复合麻醉方法。氟哌利多与芬太尼的比例为 $50:1$（每5mg氟哌利多和0.1mg芬太尼为一单元）。注意事项：芬太尼易透过胎盘，婴儿对芬太尼敏感，婴幼儿以及剖宫产的患者应禁用或慎用。

六、全麻与非全麻复合

全麻与非全麻的复合主要是全身麻醉与局部浸润麻醉、神经阻滞麻醉和硬膜外麻醉等方法的复合应用。

全麻与非全麻复合具有以下优点：①可达到更完善的麻醉效果，患者围术期的安全性更高。②消除患者对手术和麻醉的恐惧心理和精神紧张。③减少全麻中镇痛药的应用，或局部麻醉药的应用。④减少静脉麻醉药或吸入麻醉药的应用，患者术后苏醒迅速，恢复快。⑤可免用或少用肌松药。⑥术后保留硬膜外导管，以利于进行术后镇痛。但应注意全麻与非全麻复合技术对麻醉医生提出了更高的要求，如全麻与硬膜外阻滞复合，血流动力学指标易波动等。

第五节　低温在麻醉中的应用

一、低温的特点及其适应证

（一）目的

全麻下用物理降温的方法将患者体温降至预定范围，以降低组织代谢，提高机体对缺氧的耐受性，以适应治疗或手术上的需要。

（二）低温的适应证

1. 心血管手术

低温广泛应用于需阻断循环的心血管手术，以降低氧耗量，减少器官灌流量，减少血液的破坏，例如：体温降至 28~30℃，可阻断循环 8~10min。低温与体外循环结合可扩大心血管手术的应用范围。

2. 神经外科手术

低温能降低脑代谢、脑氧耗、减轻脑水肿、降低脑血流量和颅内压，体温降低 1℃，基础代谢率下降 6.7%，耗氧量降低约 5%。利用浅低温对脑组织的保护作用，施行某些需要暂时阻断局部循环和控制出血的手术，如脑膜瘤、血管畸形和动脉瘤等。

3. 其他手术

（1）肝肾手术：常温下一般阻断肝血流时间 < 20min，肾血流阻断时间 < 40min。肝肾脏器功能严重受损时，对缺血缺氧的耐受力更差，而低温可延长阻断时间。

（2）创伤大，出血多的手术：低温增加机体对手术的耐受性。

（3）控制高热：适用于麻醉期间各种因素引起的体温升高，如甲亢危象、恶性高热等。

（4）脑复苏：多用于心跳停搏后，浅低温（30 ~ 34℃），特别是选择性头部重点降温。

二、大血管手术时应用的低温麻醉方法

（一）中度低温麻醉

此法用于单纯升主动脉病变，不涉及主动脉弓。低温麻醉时鼻咽温度维持在28℃左右，动脉灌注流量50 ~ 80mL/（kg·min），由于低温，血红蛋白浓度可在6 ~ 8g/dL，红细胞比积维持18% ~ 24%，pH用α稳态管理，手术中注意左心血液的引流以保护肺脏。动脉灌注管插管部位有升主动脉、股动脉、右锁骨下动脉等处，静脉引流管部位有右房二级管或股静脉。

（二）深低温停循环

主动脉弓、降主动脉、胸腹主动脉等手术有时需在停循环下完成。用此法时麻醉医生有许多重要工作，首先麻醉后尽早头部降温，加深麻醉，用变温毯进行体表降温，使体温达32℃左右，静脉注射大剂量激素（甲泼尼龙 15mg/kg）输液禁用葡萄糖，并控制血糖水平，为减少手术出血静脉注射抑肽酶，注意低温麻醉中 ACT 应维持在75℃以上，低温麻醉继续将体温降至12℃左右，体温下降同时，血红蛋白浓度可相应降至5 ~ 6g/dL，停循环前为保护脑组织可从静脉或低温麻醉机内注射硫喷妥钠等药物。停循环时间45min 以内，时间过长将增加脑的损伤，停循环时间愈短愈安全。复温过

程中要非常注意低温麻醉中水温与身体温差应控制在10℃以内，以免发生气栓危险。复温时灌注流量及血红蛋白浓度相应提高预防缺氧。机器内加入甲泼尼龙15mg/kg及甘露醇（0.5g/kg）。在降温和复温过程加深麻醉和肌松，避免机体应激反应带来的损伤。术后机械呼吸$PaCO_2$维持在30mmHg左右。术后继续脱水治疗，直到精神状态恢复正常。

（三）深低温停循环合并脑灌注

早在1957年Debakey报告在主动脉弓手术时，同时对脑部的分支血管插管灌注，但操作复杂，以后被停循环方法所代替，但停循环后脑并发症的威胁，使脑灌注方法再次受到重视，并取得良好效果。现有脑正灌注及逆灌注两种途径。有学者推荐正灌注流量500～1000mL/min，或10mL/(kg·min)，压力为40～60mmHg；逆灌注流量200～500mL/min，压力15～20mmHg。应当根据当时体温、血红蛋白浓度、灌注范围确定流量，并控制压力在安全范围。

（四）低温低流量麻醉

降主动脉或胸腹主动脉手术有时范围很广，涉及许多脏器的血管分支，如肋间动脉、腰动脉、腹腔动脉、肠系膜动脉、肾动脉等，所以手术时间长、出血多，适合采用低流量方法。为避免低灌注量造成的缺血缺氧，必须降低体温，减少脏器的氧耗量，因此本法关键是掌握与体温相匹配的血流量。以脑氧消耗为例，37℃时，脑氧消耗率为1.4mL/(100g·min)，最小泵流率为100mL/(kg·min)，30℃时降为0.65mL/(100g·min)，泵流率只需44mL/(kg·min)，如15℃，则降为0.11mL/(100g·min)，泵流率仅需8mL/(kg·min)。安全程度决定于低流量持续时间的长短。应严密监测血内乳酸含量、pH、混合静脉氧分压与氧饱和度，以判断灌注流量是否恰当和有无缺血缺氧发生。

（五）上、下身分别低温麻醉

本法应用于胸降主动脉和腹主动脉手术，或合并有肾功能不全者。上、下身同时而分别低温麻醉灌注，以保证脑、上身、腹腔脏器以及下身的血液供应。体温可选择中度低温或深低温。灌注流量的分配，下半身占 2/3，上半身占 1/3。根据不同体温和流量，血红蛋白维持在 5 ~ 10g/dL 不等。监测上肢及下肢动脉血压，上、下身血液的血气，尤其静脉血氧饱和度以判断灌注流量是否合适。上、下身分别用两个人工泵灌注，以保证确切和足够的血流量。如果选用膜肺则限于泵前型。

（六）左心转流

适用于胸降主动脉及腹主动脉手术。本法保持患者心跳及良好的心脏排血功能，上半身血液由患者自身供应，下半身血液由低温麻醉人工泵供应，因是动脉血因此不需用人工肺装置，但为预防体温过低需安装变温器维持体温在 32℃ 以上，也应安装动脉过滤器及回流室，以便及时回输手术出血。血液可通过左房、左室心尖、左下肺静脉或病变未累及的主动脉插管引流，引流血量以能维持满意桡动脉及足背动脉压为准，引流出的血经过人工泵灌注入下半身动脉，包括股动脉、髂外动脉或病变未累及的主动脉。一般流量可达 2 ~ 2.2L/（m² · min）。血红蛋白维持在 10g/dL。

（七）股 – 股转流

主要用于腹主动脉瘤手术。由股静脉插管送至右心房引流体静脉血液，经过人工肺氧合后灌注入动脉，动脉插管可选择股动脉，髂外动脉或主动脉。体温应维持在 32℃ 以上。流量可达 1.5L/（m² · min）以上，血红蛋白浓度维持 10g/dL 左右。本法的关键是维持好患者心功能和血容量，不论是患者桡动脉压或下身动脉灌注压都应维持在满意水平。

三、减少手术出血措施和血液再利用

（一）减少手术出血措施

1. 手术前放出部分自体血

输自体血除可术后补充血容量外，更重要的是由于富含凝血因子可促进术后凝血，以及减少用库血，减少血液传染病。手术前放出自体血方法很多，简述如下：

（1）手术前住院期间放出适量血贮存于血库，放血采用小量多次或蛙跳式，蛙跳式是一次采血不超过血容量 10%，将前次采血量的 1/2 回输给患者后再采血，每次如此，间隔 7d 重复一次，但手术前 3d 停止采血。应加强营养，服用铁剂或促红细胞生成素等药物，往往术前采出的血足够手术时用，很少再需用库血。

（2）手术中血液稀释：此法在麻醉后进行，放出部分自体血，同时用液体补充血容量进行血液稀释。国外有的医院手术不用库血达 75% 以上。只要严密监测，合理管理是安全可行的。阜外医院麻醉科曾在 1989—1994 年对此进行了前瞻性研究和实践，临床效果非常显著。5 年间在 2339 例手术中应用自体血，其中包括大血管病。成年患者 2116 例，儿童 223 例。2339 例共放出自体血 1416L。放血与输液同步进行，输液包括晶体液及胶体液，前者有乳酸林格、乳酸林格山梨醇、生理盐水等，后者有"706"代血浆、血代（Haemaccel）、血定安（Gelofusine）、人血浆、白蛋白等。放出血液与输入液体比为 $1:2 \sim 1:3$。我们研究包括用 Swan — Ganz 导管监测 MAP，HR，CO，Cl，CVP，PCWP，SVR，PVR 等 14 个血动力学指标。用食道超声心动图观察左室舒张末容积、收缩末容积、每搏量、每搏指数、心输出量、心排血指数。测血内乳酸含量。用激光多普勒观察头部皮肤微循环。测定血液流变学、脑氧饱和度、脑电图以及颈动脉血流等项目，比较放血前后的变化，在观察过程中临床经过十分平稳，无一例因放血发生意外或需用药物治疗。系列研究结果证明，放出自体血并未出现任何不良反应，不仅如此，由于血液稀释，微循环改善，肺循环阻力降低，反而增强机体对麻醉和手术的耐力。

（3）低温麻醉运转前，自静脉血引流管放出部分自体血，同时从动脉灌注管泵入机器预充液维持血压。本法优点简便易行，比较快捷，缺点是需在低温麻醉中调整血容量、胶渗压和血红蛋白浓度，由于机器转流前放血，因此放出的为肝素化血，再输入时需鱼精蛋白拮抗肝素，并用 ACT 监测拮抗效果。

2. 应用止血药物

抑肽酶是近年应用较多的有效止血药物，其减少出血原因归纳有以下几方面：①保护血小板膜糖蛋白和黏附功能，防止低温麻醉中血小板活化，减少血栓素 B_2、β 血小板球蛋白、血小板因子 4 等物质的增加。②抑制纤溶系统激活，抑肽酶与纤溶酶上的丝氨酸活性部分形成抑肽酶－蛋白酶复合物达到抑制纤溶酶活性作用。抑肽酶还阻止纤溶酶原活化，防止大量纤溶酶生成。③抑肽酶抑制补体系统，抑制激肽释放酶从而抑制组胺释放和炎症反应。阜外医院麻醉科曾对抑肽酶用量进行比较观察：①大剂量组（500万 KIU），其中200万KIU预充低温麻醉机器内，其余300万KIU手术全程由麻醉医生经静脉输入，术后引流液量比对照组减少56.4%。②半量组（250万KIU）方法与上组相同，仅抑肽酶用量减半，结果术后引流液量比对照组减少35%。③单纯低温麻醉机内预充200万KIU，结果术后引流液量比对照组减少37%。可见抑肽酶均可减少手术渗血，大剂量效果更好。抑肽酶是生物制品，有抗原性较强的酪氨酸组分，因此存在过敏反应的可能性，属Ⅰ型超敏反应，由IgE类抗体介导，据报道第一次出现过敏样反应发生率为0.5%~0.7%，再次应用时过敏反应发生率可高达9%，为安全起见，应用抑肽酶前，应常规做过敏试验。另外，低温麻醉中如采用硅藻土方法监测ACT，应用抑肽酶者转中ACT应维持在750s以上才安全，否则可能发生抗凝不足的危险。

3. 平稳的麻醉和适当的血压

手术中麻醉要既满足外科要求又用药恰当，麻醉平稳，避免过浅引起血压升高，手术野出血增多，只要能保证机体氧供氧耗平衡，静脉血氧饱和度正常，适当的血压，甚至较低的血压，达到既不损害身体又能减少手术出血的目的。

（二）血液回收再利用

1. 抗凝血装置

利用抗凝血装置及时回收手术中出血。抗凝血装置基本结构是血液吸引管路与肝素液连接，吸引管内血液迅速与肝素液混合，肝素液配制为生理盐液400mL中加肝素1万单位，混合后抗凝血液回到贮血器，经去泡、过滤后及时输回体内。术终鱼精蛋白拮抗肝素。

2. 全身肝素化

手术中患者全身肝素化，手术中出血立即吸入贮血器内，经去泡、过滤后及时输回体内，术终硫酸鱼精蛋白拮抗肝素。

3. 洗血球机清洗

手术中出血吸入洗血球机 (Cell Saver)，用生理盐液洗涤，将血液中组织碎片、杂质、血浆蛋白、血小板、游离血红蛋白、抗凝剂等成分洗涤后抛弃，仅保留红细胞，洗涤后红细胞压积可高达 70%。

4. 血浆分离技术

血浆分离技术用专门器械，在手术前数天，或在麻醉后进行。将患者静脉血液引入仪器内，从血液中分离出血小板，富含血小板血浆和乏血小板血浆，而将分离出的红细胞立即输回患者。血小板在低温麻醉后回输给患者，由于保存了血小板功能和凝血因子，可减少术后出血。

5. 低温麻醉装置内血液再利用

低温麻醉结束，机器内尚余相当数量的血液，有时多达数千毫升，如果回收，合理利用可明显减少库血的用量。机器余血的利用有以下几种方法。

（1）直接回输：低温麻醉结束，根据患者动脉血压及中心静脉压，将机器内余血经主动脉插管或患者周围静脉直接输入。此法简便易行，效果显著。存在的问题是此血血红蛋白含量偏低，影响携氧功能，血内含有游离血红蛋白，组织及细胞碎片，激活的凝血因子，炎性介质等，在心、肾功能差时应慎重，预防带来术后并发症。因此掌握其适应证：①患者心肾功能较好。②低温麻醉时间不长无明显血红蛋白尿出现。输入机器血要用鱼精蛋白拮抗血内肝素，一般每 100mL 肝素血用鱼精蛋白 5～10mg，且需用 ACT 监测拮抗效果。

（2）离心后回输：将机器余血经过离心后再输入，比上法优点是去除部分水分及血浆中杂质，使血液浓缩。

（3）洗血球机清洗：经清洗后，保留浓缩红细胞，去除血浆及其中成分，对提高机体携氧能力有明显效果。

（4）超滤技术：用超滤器连接在低温麻醉动、静脉管道之间，滤过机器余血，可减少机器内血液的水分，减少机体水负荷，血红蛋白及血浆蛋白浓度明显上升，提高患者术后抵抗力。

四、降温的方法、并发症及注意事项

（一）降温方法

1. 体表降温

分为冰水浴或冰屑降温法；冰袋、冰帽降温法；变温毯降温法。

（1）冰水浴或冰屑降温法：将患者身体大部分浸泡在 0～4℃（儿童 2～4℃）的冰水中进行降温。待食管温度降至 33～34℃时撤去冰水，体表降温主要适用于需浅低温及中度低温的大血管手术或颅脑外科手术。

（2）冰袋、冰帽降温法：是将冰袋放置于大血管表浅部位，如颈部、腋窝、腹股沟和腘窝等处，或将头部置于冰槽或戴以冰帽，以达到选择性头部重点降温或二者联合应用，此法降温缓慢，很少出现寒战反应，适用于婴幼儿。可用于脑复苏，术中高热及严重感染的治疗中。

（3）变温毯降温法：将患者置于有变温毯的床上，通过变温毯内管道中的水温达到降温的目的，主要适用于浅低温或低温的维持。

2. 体腔降温

术中用 0～4℃无菌生理盐水灌洗胸、腹腔，通过体腔内的大血管进行冷热交换。此法为体腔手术中的一种辅助降温方法。

3. 体外循环血液降温法

通过人工心肺机和热交换进行血流降温。此法降温复温快，可控性好。

4. 静脉输入 4～6℃冷液体降温

（二）低温期间的注意事项

1. 低温麻醉，应选择全身麻醉，注意做到 3 点：①避免御寒反应。②肌松完全。③末梢血管扩张良好。

2. 低温下肝酶活性下降，药物降解过程延长，全麻药量应酌减。

3. 除常规全麻用麻醉药物外，应适当用小剂量氯丙嗪，以防止寒战及扩张末梢血管。

4. 复温方法

（1）体表复温（≤ 45℃）。

（2）胸腔或腹腔 40～45℃温盐水复温。

（3）体外循环下血液复温，变温器水和血流温差小于 8～10℃，最高水温不应＞42℃。

5.降温及复温时需监测

①体温（如：鼻咽、食管、直肠和血流温度）。②循环系统。③尿量、电解质和血气分析。

五、低温的并发症

（1）御寒反应。预防措施是加深麻醉或使用吩噻嗪类药和肌松剂。

（2）心律失常。除可并发各类心律失常外，体温＜28℃时易发生室颤，因此 26～28℃被视为发生室颤的临界温度。此外，低温时发生的各种酸碱平衡和电解质紊乱也是诱发室颤的原因。

（3）组织损伤。主要指降温时的冻伤和复温时的烫伤。

（4）胃肠出血。如应激性溃疡和小肠动脉栓塞。

（5）酸中毒低温时因组织灌注不足，氧供减少；特别在组织温差太大时易发生代谢性酸中毒。

第六节　控制性降压在麻醉中的应用

一、控制性降压的理论基础

（一）定义

为了减少某些特殊手术的手术野失血，或降低血管张力，给手术创造良好条件，或使患者于术中循环稳定，术中应用各种药物和方法以及调整患者体位，有意识地降低患者血压，这一技术称为控制性降压术。

（二）理论基础

维持动脉血压的主要因素为循环血容量、血液黏度、心排血量和周围血管总阻力。控制性降压主要通过小动脉舒张降低周围血管阻力和静脉血管扩张减少回心血量而使动脉血压降低。正常情况下，人体总血量的 20% 在动脉系，10% 分布于微循环，其余 70% 分布于静脉系。静脉血管张力的改变对血容量的贮留有很大影响。控制性降压要求产生的低血压状态必须保证机体重要组织、器官的血液灌流量维持在允许的范围内，临床上以肱动脉或桡动脉的平均动脉压（MAP）不低于 60mmHg 为准，老年人不低于 80mmHg 为安全限度，以满足机体代谢的最低需求，避免产生缺血缺氧性损害。

（三）对机体的影响

1. 脑

脑组织是机体代谢率最高的器官。安静状态下，成人脑血流（CBF）量为 750mL/min 左右，约占心排出量的 13%。脑氧代谢率（$CMRO_2$）约为 3mL/（min·100g），脑组织不可能进行无氧性糖酵解。脑组织重量占机体的 2%，但耗氧量却占全身的 15%～20%。控制性降压最大的危险在于 CBF 不足和脑缺氧性损害。正常情况下脑血管具有自身调节功能，MAP 波动在 60～150mmHg 间，CBF 无明显改变。

2. 心

控制性降压对心脏影响不及脑组织显著，对心脏的影响主要由于回心血流减少，心排出量减少，表现为冠状动脉血供的减少，对心肌造成不利影响。只要 MAP 能维持在 50mmHg 或收缩压在 60mmHg 以上，并保证有效的肺通气，对正常的心脏不会产生缺氧性损害。

3. 肝

正常情况下，总肝血流量（THBF）为 1200～1400mL/min，约占心排出量的 25%，其中 2/3 的血液来自门静脉，1/3 来自肝动脉。门静脉的血是去饱和的，因此肝动脉血提供肝脏约 50% 的氧供。肝脏是自主调节血流最差的器官。控制性降压对肝动脉压力降低，血流减少，因此肝有面临缺氧的危险。目前认为，肝功能正常的患者，只要控制性降压得当，不致引起肝脏损害。

4. 肾

正常情况下，成人的肾血流（RBF）为 1000～1250mL/min，约占心排出量的 20%。RBF 如此丰富，并不是肾组织本身代谢所需要，而是适应于大量代谢产物的排泄和内环境相对恒定的保持。成人两侧肾脏重 300g，其基础所需血流为 3~5mL/（min·g）。肾也具有血流自身调节功能。动脉收缩压在 80~180mmHg 范围内，RBF 量维持恒定；当收缩压降至 70mmHg 时，肾小球滤过率（GFR）将不能维持。

5. 肺

控制性降压时肺血管扩张，肺动脉压降低，肺内血液重新分布，可出现肺泡通气与血液灌流（V/Q）之间的比例失调，致肺内分流量和无效腔量增加。降压前增加静脉输液量，可减少 V/Q 失调，维持心排出量恒定。此外，适当增加患者潮气量（VT）和吸入氧（FiO_2）浓度，以保持血氧饱和度和 pH 在正常范围。

6. 微循环

一般来说，控制性降压不会影响组织氧合。

二、控制性降压的实施

（一）适应证和禁忌证

1. 适应证

（1）心血管手术如主动脉狭窄、主动脉瘤和动脉导管未闭等手术，降压可使主动脉张力降低，便于手术操作，增加安全性。

（2）某些颅内手术，降压使手术区出血减少，病灶显露清楚和手术操作方便。

（3）血供丰富的组织和器官的手术如髋关节置换术等，降压有助于控制术中出血量。

（4）精细的中耳炎手术或显微外科手术，降压可提供清晰的手术视野。

（5）嗜铬细胞瘤手术切除前应用降压，有利于补充血容量及防止高血压危象。

（6）急性闭角性青光眼，控制性降压可降低眼内压，消除危象，便利手术。

（7）减少大量输血或患者因某种原因术中需限制输血者。

（8）麻醉手术中需防止血压升高者，如甲状腺功能亢进症。

2. 禁忌证

（1）器质性疾病：严重心血管疾病、脑血管病变、肝肾功能严重损害者以及中枢神经系统退行性病变的患者。

（2）严重贫血、休克、低血容量或呼吸功能不全的患者。

（3）70 岁以上老人或婴幼儿。

（4）缺血性周围血管病，有静脉炎或血栓史者。

（5）闭角性青光眼禁用神经节阻滞药，防止眼内压升高。

（二）控制性降压的方法

目前采用硝普钠、硝酸甘油、乌拉地尔、尼卡地平、腺苷等快速和短效血管活性药物，辅以挥发性麻醉药（如异氟醚、七氟醚）和（或）β 受体阻滞药如艾司洛尔等联合用药方法，效果好，还可减少使用药物的剂量，且可防止不良反应如反射性心动过速、反跳性高血压和快速耐药现象等。

（三）常用药物

1. 吸入麻醉药

如异氟醚和七氟醚等，可通过扩张周围血管而降压，吸入浓度 1%～4%。

2. 血管扩张药

（1）硝普钠（SNP）：直接作用于小动脉和静脉的平滑肌，使其松弛扩张，作用迅速、短暂。以 0.01% 溶液，按 0.5～8.0pg/（kg·min），连续静脉滴注，根据降压情况调整滴速，4～6min 血压可降到预期水平，总量不宜超过 1.5mg/kg，停药后 1～10min 血压便可恢复。SNP 的分子结构［$Na_2Fe(CN)5NO·2H_2O$］中氰化物占总量的 44%，因此临床应用 SNP 后的最大顾虑是会发生氰化物中毒。使用时采用避光措施。长时间应用需不断测定动脉血气。如果低血压过程中出现快速耐药现象、代谢性酸中毒或静脉血氧分压增高、心动过速，均是氰化物中毒的严重信号，宜立即停药或改用其他降压药。

（2）硝酸甘油：直接作用于血管平滑肌，主要作用于容量血管，降低前负荷。降压时对舒张压影响小，有利于冠脉血流灌注，且无反跳现象。常用

0.01% 溶液静脉滴注，开始滴速为 1μg/（kg·min），血压下降较 SNP 慢，根据降压反应调节滴速至所需降压水平。

（3）三磷酸腺苷和腺苷：为体内内源性血管扩张药，参与血管调节作用。通常用 0.5%~1.0% 溶液滴注，用量达（310±149）μg/（kg·min）时，MAP 可降低 30.57%。其优点无心动过速、无快速耐药及反跳性高血压，但最大缺点是增加 CBF 和代谢，甚至增加 ICP。

（4）钙通道阻滞药：常用药物尼卡地平，该药使周围血管扩张而降压，同时扩张脑血管、冠状血管和肾血管。降压时应小心维持滴速在 100~250μg/（kg·h）。

（5）乌拉地尔：具有周围拮抗和中枢调节脑内 5- 羟色胺受体双重机制，可用于控制性降压而无交感活性，不影响颅内压。

（6）β 受体阻滞药：常用药物有艾司洛尔、美托洛尔和拉贝洛尔等。

3. 神经节阻滞药

主要有六烃季铵和樟磺咪芬等。

4. 其他

如前列腺素 E_1、降钙素基因相关肽和肼屈嗪等。

（四）控制性降压的限度、监测与管理

1. 限度

控制性低血压对生理功能会产生一定不利影响，因此血压降低具一定限度。健康状况良好患者，以肱动脉或桡动脉 MAP 不低于 60~70mmHg 为安全界限；对高血压、血管硬化、老年患者，一般以血压降低不超过原水平的 40%，或收缩压降至比术前舒张压低 0~20mmHg 范围内作为安全界限。

2. 监测

为保障患者安全，降压期间应进行全面监测，充分保护生命器官功能。持续血压监测；持续 ECG 监测；监测 SPO_2、$PETCO_2$，保证 $PaCO_2$ 正常；持续尿量监测，保持尿量维持在 1mL/（kg·h）。定期做动脉血气分析和 Hb、HCT 测定，防止发生缺氧及低血容量。

3. 管理

（1）要求麻醉平稳，避免生命体征剧烈波动。

（2）降压期间补足血容量。

（3）调节和充分利用体位的改变调节降压的程度和速度。后颅窝手术如果取坐位，降压必须谨慎，严防导致脑缺血意外。

（4）通气和氧合：确保潮气量（VT）和每分钟通气量略大于正常，保持 $PaCO_2$ 在正常范围内。

（5）β受体阻滞药的应用：不仅可以缓和降压期间出现的心率加快、血压不易下降等情况，还可以预防终止降压后的血压反跳现象。

（6）停止降压：停止降压前，手术者应彻底止血，避免术后继发出血。术后要做到：及时补足术中失血量；护理患者直至清醒，反应活跃，通气良好，肤色红润；给氧吸入，严密观察尿量变化，预防肾功能不全的发生。

三、并发症

（一）控制性降压的并发症

（1）脑缺氧、栓塞或水肿。

（2）急性肾功能衰竭。

（3）心肌梗死、心力衰竭、心脏停搏。

（4）反应性出血伴血肿形成。

（5）血管栓塞。

（6）呼吸功能障碍。并发症的发生与适应证掌握不严和降压的限度、监测和管理不当有关。

（二）并发症的预防和处理

（1）严格掌握适应证。

（2）降压过程中必须保持静脉通畅，精确估计失血量并及时等量补充。

（3）血压降到患者能承受的水平，事先应根据患者情况及生理参数确定。

（4）加强降压期间的呼吸、循环管理，维持内环境正常。

（5）加强术后护理，直至患者清醒，反应活跃，肤色红润为止。

第四章　临床麻醉设备

第一节　麻醉监测仪器

一、呼吸功能监测仪器

呼吸功能监测分为力学指标和生物学指标两个层面，力学指标监测包括气道压、通气量、通气频率等物理量的测量。生物学指标监测包括血氧饱和度、血氧张力以及血二氧化碳张力等生理指标的测量。生物学指标是评价通气效果的金指标。

（一）通气力学监测

1. 气道压测量

气道压的测量方法分为机械测量和电子测量两类技术：

（1）气道压的机械测量：目前常用机械压力表工作原理是：由磷青铜或铍青铜等弹性材料制成密封膜盒，在被测气压作用下膜盒发生弹性形变，伸缩位移大小与气道压力成正比。此位移经齿轮传动机构放大后，由指针在刻度表盘上指示出压力值。

（2）气道压的电子测量：按一定原理将压力转换为电信号的器件称为压力传感器。压力传感器得到的信号经电子电路处理即可数字显示气道压。常见压力传感器有 3 种。

应变式压力传感器是利用金属或半导体随弹性元件受力产生应变（伸长或压缩）而导致电阻变化进行压力测量的。

半导体材料在外力作用下，电导发生改变的现象称为压阻效应。利用半导体的压阻效应制成的压力传感器分为应变型和扩散型两种，由于半导体易受温度影响，需要在电路中进行温度补偿。

电感式压力传感器利用电磁感应原理把压力变化转换为电感电流变化，再由测量电路将其转换为压力显示信号。

2. 通气量监测

患者呼吸气流为脉动式非恒定气流，潮气量和通气量测量技术有机械和电子两类。

（1）通气量的机械测量：置于气流中的叶轮的旋转速度与气流流速成正比，叶轮通过齿轮机构驱动表盘指针偏转，即可累计显示潮气量和通气量。由于叶轮运动惯性和转轴间摩擦力影响，高通气量时，叶轮式呼吸量计读数偏大，而低通气量时，读数偏小。采用光电子技术测量叶片旋转速度，减少了机械阻力，测量灵敏度较高。

（2）通气量的电子测量：差压测量法：D-Lite差压流量管是常见的差压通气监测方法。D-Lite差压流量管有两个测压端口，一个端口朝向气流，测量总压。另一个朝向相反，测量静压，两端口差压等于动压强，压强差（Δp）与气流率（Q）之间正相关。

$$Q = C_d A \sqrt{\frac{2\Delta p}{\rho}}$$

式中ρ为气体密度；A为横截面积；C_d为修正系数。将D-Lite流量管接在呼吸回路Y型管与气管导管之间，两个测压端与机内压力传感器相连，即可动态观察并测量潮气量和呼吸气流的变化，并能动态显示肺通气环的改变。

热丝测量法：气流流经热敏电阻或热金属丝时，会带走一部分热量，引起温度下降，电阻降低。流量越大，温度下降越大，电阻变化也越大，根据电阻的变化就可得到呼吸流量。但热丝式流量传感器易损，气流温度和水蒸气对其测量影响较大。

3. 通气频率监测

常见通气频率监测利用CO_2波形、呼吸气流波形或气道压波形峰值或谷值之间的间期换算得到。没有上述监测信息的生理监护仪采用胸腔阻抗监测法。通过心电电极对人体施加20~100kHz的高频电流。电极之间即可检出随呼吸运动的胸廓阻抗变化，计算出通气频率。

(二) 脉搏血氧饱和度监测

通气生物学指标包括呼末氧和二氧化碳浓度、血氧和二氧化碳分压以及脉搏血氧饱和度。其中脉搏血氧饱和度监测仪可以连续无创监测脉率和 SpO_2，已成为临床麻醉和重症监护的常规监测项目。

脉搏血氧饱和度监测仪的探头由发光器件和光电接收器件组成。发光器件是由两组发光二极管构成，一组发射波长为 660nm 的红光，另一组发射波长为 940nm 的红外光。测量时，将血氧探头夹在手指、脚趾或耳垂上，660nm 红光和 940nm 红外光分别照射动脉血管床，同时，光电接收器将透过光转换为电信号，每一波长光的总吸收可看作搏动吸收 (AC) 与非搏动吸收 (DC) 之和。其中，AC 部分为搏动的动脉血所致，用来监测脉率。DC 部分由非搏动的动脉血、静脉血、骨骼和肌肉组织等吸收所致，其中 Hb 和 HbO_2 对红外光和红光不同的吸收特性可计算比值 R：

$$R = \frac{AC_{660}/DC_{660}}{AC_{940}/DC_{940}}$$

根据 R 值与 SpO_2 之间的校正曲线，可求出 SpO_2。例如，$R=3.4$，$SpO_2=0\%$；$R=1$，$SpO_2=85\%$；$R=0.4$，$SpO_2=100\%$。

影响 SpO_2 测定的干扰因素：①血红蛋白异常，过高的 MetHb 使 SpO_2 趋向 85%。过高的 COHb 使测量值偏大。②外周脉搏减弱。③活动性伪差。④吸入高浓度 O_2 时，SpO_2 不能准确反映血中氧分压。⑤实际血氧饱和度极低 (低于 75%)、环境光线过强、肤色、重度贫血等因素也都影响 SpO_2 测量的准确性。

二、循环功能监测仪器

(一) 心电监测仪器

心脏活动产生的生物电流，可在体表任意两点处产生电位差。这种随时间变化的体表电信号称为心电图。典型的心电测量仪器主要由高压保护电路、导联选择开关、前置放大、滤波器、隔离放大器、模数转换器 A/D、CPU、显示或打印等部分构成。

为了便于比较心电图，需要设定标准电极位置。电极安放位置及导线与放大器的连接方式，称为心电图导联。临床常用导联分为 3 个标准导联（Ⅰ、Ⅱ、Ⅲ）、3 个加压单极肢体导联（aVR、aVL、aVF）和 6 个胸导联（V1、V2、V3、V4、V5、V6）。习惯称为 12 导联心电图。为便于识别，电极线统一用字母和颜色来区别。R（红）：右臂（RA）；L（黄）：左臂（LA）；F（绿或蓝色）：左腿（LL）；C（白）：胸前（V）；N（黑）：右腿（RL）。麻醉监护仪中多采用胸前三极导联，常见标示和电极位置为：红：右胸 2～3 肋间；黄：左胸 2～3 肋间；绿：剑突部位。

（二）血压监测仪器

1. 有创血压监测

有创血压（IBP）监测将导管置入血管，压力传感器通过导管流体耦合测量血压，又称直接血压监测。能够连续监测血压变化，实时显示血压波形。血管外换能法将血管内压力经过充满液体的导管传递到外部压力传感元件。血管内换能法把传感器安装在导管顶端，插入待测部位，直接将血压转换为电信号，避免了导管和耦合液体导致的影响，提高了测量精度和监测速度。

2. 无创血压监测

无创血压（NIBP）监测通过皮肤和血管之间的组织间接测量血压，又称间接血压监测。不能得到血压连续波形，只能测量动脉压；但对患者无创伤、简便安全，临床应用广泛。

（1）袖带听诊法：弹性袖带缠绕上臂，用橡皮球充气加压，当充气压力超过收缩压时，上臂动脉血流完全阻断，无血流声。然后袖带缓慢放气减压，袖带内压力刚低于收缩压时，动脉血流短暂通过，听到第一个血管振动声（柯氏音）时水银压力计上所指示的数值即为收缩压；袖带继续放气，音调持续发生变化；最后，声音突然变为微弱，模糊不清，随之消失，此时对应的袖带压力为舒张压。

（2）袖带压力振动法：袖带压力振动法是目前 NIBP 的标准测量方法。其工作原理是袖带缠绕上臂，快速充气加压阻断动脉，然后，袖带缓慢放气，袖带压逐渐下降，动脉搏动导致袖带内气压振动，振动波突然出现对应的袖带内压为收缩压，波幅最大值对应的袖带内压为平均动脉压，振动幅度下降最快的点对应的袖带内压为舒张压。

(三) 心排血量监测

1. 有创心排血量测定

(1) 费克法：费克法测量心排血量（CO）以氧气作为指示剂，CO 等于氧耗量与动静脉氧含量之差的比值。

$$CO=\frac{V_{O_2}}{Ca_{O_2}-CV_{O_2}}$$

式中 V_{O_2} 为氧耗量，单位为 mL/min；Ca_{O_2} 为动脉血 O_2 含量，单位为 mL/L；CV_{O_2} 为混合静脉血 O_2 含量，单位为 mL/L。氧耗量可用基础代谢仪测定；混合静脉血由心导管从肺动脉抽取；动脉血则在体表穿刺股动脉而得。由于测量方法有创伤性，操作复杂，临床应用受到限制。

(2) 染料稀释法：染料稀释法以无毒染料作为指示剂测量 CO 的方法。将一定量的染料快速注入右心室或肺动脉，然后肢体动脉抽血，测定其浓度随时间的变化，描绘出曲线。根据 Stewart-Hamilton 方程，计算得到 CO。

$$C_0=60\times\frac{m}{f_0^1DC(t)dt}=60\times\frac{m}{C\times\Delta t}$$

式中 m 为指示剂注射量，单位 mg；C 为指示剂在第一次循环时间内血中的平均浓度，单位 mg/L；Δt 为检测部位指示剂从出现到消失的时间差，单位 s。

(3) 热稀释法：热稀释法以冷生理盐水或葡萄糖注射液作为热指示剂。将特制的 Swan-Ganz 型四腔肺动脉导管（PAC）置入肺动脉，当 PAC 的远端孔、充气囊和热敏电阻均在肺动脉内，近端孔在右心房时，固定 PAC。测量前，首先利用导管远端的热敏电阻测定基础血液温度，然后，将一定量的室温水经导管的近端孔快速注入右心房，在 PAC 顶端附近的热敏电阻测定血温的变化，从而得到温度—时间热稀释曲线。根据修正的 Stewart-Hamilton 方程，可计算 CO。

$$CO=\frac{V_1(T_B-T_1)K_1K_2}{\int_0^\infty\Delta T_B(t)dt}$$

式中 V_1 为注射液的注入量；T_1 为注射液温度，由注射孔内的热敏电阻在注射注射液时测量；T_B 为血温；ΔT_B 为血温与基础血温之差；注射液为 5% 葡萄糖液时 K_1 为 1.08，生理盐水则为 0.9；K_2 为一常数，与导管无效腔量、热交换速度、注入速度等有关。

2. 无创心排血量测定

（1）阻抗式容积描记法：心排血量引起胸部阻抗随之发生变化，如将一对电极放在颈部，另一对电极放在腹部，外侧两个电极输入微弱的恒定高频电流，内侧两个电极连接到高阻抗放大电路。随心动周期变化的输出的电压信号代表阻抗 Z 的变化，称为阻抗图；将 Z 进行微分，所得波形曲线，称为阻抗微分图，亦称阻抗心动图。根据 Kubicek 公式，即可计算得每搏量（SV）和 CO。

$$SV = \rho \left(\frac{L}{Z_0}\right)^2 \times \left(\frac{dZ}{dt}\right)_{max} \times T$$

$$CO = SV \times HR$$

式中 SV 为每搏量；ρ 为血液电阻率；L 为内侧电极之间的距离；Z_0 为基础阻抗；$\left(\dfrac{dZ}{dt}\right)_{max}$ 为阻抗导数的最大值，即心脏收缩时的最大阻抗变化；左心室射血时间 T 根据同步记录的心音图、颈动脉波动图得到；HR 为心率。

（2）食道超声多普勒心动图：利用超声多普勒心动图测定心排血量，是通过测量主动脉、降主动脉或 LVOT 等处血流速度来实现的。根据主动脉处超声多普勒血流频谱，计算收缩期血流流速对时间的积分（VTI）。VTI 等于血流在收缩期所走过的距离，如把主动脉看作一个圆管，则 $SV = VTI \times$ 主动脉截面积（CSA）。如同时记录 HR，则 $CO = SV \times HR$。食道超声多普勒与热稀释法具有很好的相关性，可以在麻醉中连续测量 SV 和 CO。利用食道超声多普勒心动图测定 CO，降主动脉是最常采用的测量部位。因流过降主动脉处的血流量近似于总血流量的 70%，因此，在降主动脉处所测的心排血量需要校正。

三、医学气体监测

医学气体监测是采集含有患者生理信息和医学管理信息的气体，通过仪器检测有关气体含量，指导医学干预的监测技术。与临床麻醉相关的医学气体有生理气体和麻醉气体两类。生理气体主要包括氧气、二氧化碳。麻醉气体包括氧化亚氮和各种挥发性吸入麻醉药（如氟烷、安氟烷、异氟烷、七氟烷、地氟烷等）。

医学气体监测的第一环节是气体的采集，由于最能反映患者生理状态和麻醉管理水平的是患者呼末气体和肺泡气体。所以医学气体监测仪都以呼末气体为监测对象，有主流、旁流和截流3种气体采集方法。①主流式气体采集：检测传感器位于患者气道出口处，直接测量通过传感器的呼吸气流。②旁流式气体采集：检测器位于气体监测仪内，在患者气道出口处接采气三通管，采气泵持续采集患者的呼吸气体送入监测仪完成检测，是目前最常见的气体采集技术。③截流式气体采集：在旁流采集技术的基础上，于呼气末阻断麻醉回路与患者气道的联系，采集患者肺泡气体完成检测。

由于无效腔气的影响，主流和旁流呼末气体检测值总是低于血气分析结果。在严重通气不足或呼吸道不全梗阻情况下，由于肺泡气不能充分排出，主流和旁流采气的检测结果会提示低二氧化碳状态，与真实情况相反。而截流采气检测结果能够避免这种影响，检测值非常接近血气分析结果。

（一）氧气测量

目前氧气测量主要采用电化学和顺磁两种气体分析技术。

1.电化学测氧技术

氧化还原反应存在着电子传递过程，其电量变化与参加反应的氧气含量成比例，可据此原理分析混合气体中的氧气浓度。

Galvanic电池又称燃料电池，由金质阴电极和浸在氢氧化钾电解膏中的铅阳电极组成。检测气体在分压梯度作用下通过电池通透膜，氧气分子在阴极得到电子，生成氢氧离子。氢氧离子扩散到阳极释放电子，生成氧化铅。电池内部的电子传递在外电路形成电流，其电流强度与被检气体的氧气分压成正比。极谱电极又称Clark电极，由银/氯化银阳极、金或铂阴极、饱和氯化钾电解液和气体通透膜构成。在外电场极化电压作用下，两极之间产生的氧化还原电流与气体氧分压成正比。经电子放大和显示电路处理，即可读出检测气体的氧气浓度。极谱电极在没有极化电压的情况下电极不消耗，所以寿命较长。电化学测氧原理存在气体跨膜扩散过程，反应速度慢，检测结果受大气压的影响。主要用来检测麻醉回路中的平均氧浓度。

2. 顺磁测氧技术

能够增强周围磁场的物质称为顺磁物质，医用气体中只有氧气具有顺磁性质。在交变磁场中，设计两条流阻相同的通道，以相同的流速分别通过参比空气和测量气体。由于氧气分子在交变磁场中随磁场变化翻动造成气流扰动，使氧气含量较高的气流通道阻力变大，在两条气体通道之间出现压强差。差压信号与两路气体的氧气浓度差相关。经电子放大、计算机信号处理即可读出检测气体的氧气浓度。

顺磁测氧原理没有气体跨膜扩散过程，反应速度快。采用空气参比定标，测量值不受环境大气压的影响。由于这种测氧技术传感器不损耗，且可以连续观察呼吸气体的氧气浓度曲线，常与红外线分析技术组合为多功能麻醉气体监测仪。

（二）二氧化碳和麻醉气体的测量

具有两个以上不同元素的气体分子（如 CO_2 以及卤素麻醉气体）都具有特定的红外线吸收光谱，吸光度与吸光物质的浓度成比例。而单元素的氧气、氮气等不吸收红外线，不能采用红外技术测量。

红外线气体分析传感器由红外光源、测量室和光电换能器组成。红外光源发出的红外线透射测量室气体到达对侧的光电换能器，产生的电流与被检测气体浓度成比例。经电子放大、信号处理、显示系统即可连续测量呼吸气体中的二氧化碳和各种吸入麻醉气体的浓度。通常采用 $4.3\mu m$ 波长的红外线检测 CO_2，采用 $3.3\mu m$ 波长的红外线检测吸入麻醉药。

（三）医学气体监测的影响因素

1. 大气压

气体分压和百分浓度之间通过大气压进行换算，一定浓度的气体在不同大气压下分压值不同，一定分压的气体在不同大气压下浓度不同。影响大气压的因素除海拔高度外，还有气温、湿度、季节等气象条件，所以需要进行浓度—分压换算的气体监测仪，应具备实时测量大气压的功能。

2. 水蒸气

患者呼出气体是体温状态下水蒸气饱和的湿润气体，其饱和水蒸气压理论值为 47mmHg（6.3kPa）。水蒸气污染检测室会影响测量值，而且水蒸气红外线吸收带与二氧化碳和麻醉气体的吸收带部分重叠会影响测定结果。为此，气体监测仪器都要对采集气体采取除水措施。主流采气的气体监测仪采用传感器 38℃恒温的方法降低水汽干扰，旁流采气的监测仪采用 4 种除水原理：①自然降温，冷凝引流。②疏水膜过滤。③Nation 管蒸发。④检测器 38℃恒温。

体内气体交换是在体温状态水蒸气饱和的条件下进行的，除水以后的检测值会高于实际值，为了纠正这种人为误差，在二氧化碳浓度 – 分压换算时，常使用如下校正公式：

$$P_{CO_2} = F_{CO_2} \times (Pb - 47)$$

式中 P_{CO_2} 为二氧化碳分压（mmHg），F_{CO_2} 为二氧化碳浓度（$V/V\%$），Pb 为当时当地大气压（mmHg），47 为体温下饱和水蒸气分压（mmHg）。

3. 仪器漂移

气体监测仪内的光学和电子元器件在长时间使用以后，会发生特性改变。这些变化的综合效应是仪器的准确度和稳定性降低形成系统误差。系统误差太大会影响临床判断。减少这种系统误差的基本方法是定期利用已知浓度的标准气体进行仪器校准。

四、脑电监测仪器

（一）基础知识

全身麻醉药作用于中枢神经系统发挥作用，对脑电活动的监测是对麻醉靶器官的监测。人类脑电波幅度在 0 ~ 200μV 之间，频率范围为 0.5 ~ 60Hz。EEG 反映的脑电活动与睡眠或麻醉深度直接相关。由于常规脑电图抗干扰性能不强，分析过程复杂，不便在临床条件下常规使用，所以定量脑电图（QEEG）是近年来的主要发展方向。脑电图（EEG）信号微弱，常常被干扰淹没。为此，根据生物信号满足统计规律的特点，可以通过一定数据处理技术从噪声中提取有效信号。

1. 傅里叶变换与频谱分析

傅里叶变换的理论根据是任何一个复杂函数图像都可以分解为很多正弦函数和余弦函数之和。这些具有不同频率、振幅和相位的正弦和余弦函数变换为振幅随着频率变化的函数曲线（频谱图）即为频谱分析，是分析复杂波形的常用方法。

2. 功率谱

功率谱是以频率为横坐标，功率为纵坐标绘制成的图形，即信号功率与频率的关系曲线，反映了各种频率脑电信号的功率分布。

3. 诱发反应与叠加法

诱发反应是指机体对外加刺激所产生的反应，由于各种伪迹和干扰波比诱发反应大得多，有效信号常常淹没在很强的噪声之中。把诱发电位信号从噪声中分离出来最常用的方法是叠加处理。由于诱发电位的波形、相位及振幅较为固定，而干扰电信号的极性不规律，通过叠加处理诱发电位波形明显增强，而干扰信号正负抵消，随着叠加次数增多干扰信号减弱，理论上，叠加处理 M 次，信噪比增加 2 倍 /mL。

4. 脑电的非线性动力学分析与熵

熵（Entropy）是一个由非线性动力学方法计算得到的非线性指数，是系统无序程度的一种度量，熵值越大，表明系统随机性较大，规律性较小。在信号分析中，熵描述信号的不规则性。信号越不规则熵值就越高，信号越规则熵值就越低，信号完全规则（例如正弦曲线）时熵值为 0。近似熵（Approximate Entropy，Ap En）是由 Kolmogorov Sinai 熵计算公式推导而得的非线性参数，很适合非平稳信号（如脑电）的监测。

（二）脑电功率谱监测

临床麻醉应用的脑电功率谱（PSA）和脑电双频谱（BIS）都属于定量脑电分析技术。脑电功率谱分析流程包括 3 个部分：①信号采样，根据应用目的的不同，采样长度可以短至 2s 和长达数分钟。②数字化处理。③计算功率谱，对数字化的 EEG 资料进行快速傅里叶变换处理，计算出各频率下的波幅（μV）。然后以脑电波幅的平方（μV^2）为纵轴、频率为横轴绘出的直方图称为脑电功率谱。脑电功率谱分析（PSA）的关键在于把时域信号转化成频域信息，即把随时间变化的脑电波幅度变换为随频率变化的脑电功率谱图。

脑电功率谱分析可以得到许多参数。主要监测指标为边缘频率（SEF），

SEF 是高边界 EEG 频谱的功率变化指标。90% 或 95% 的 SEF 表示包含了 90% 或 95%EEG 能量的高端边界频率，SEF 随麻醉加深降低。

(三) 脑电双频谱监测

脑电双频谱分析是在功率谱分析基础上再进行 EEG 相关函数（如频率、功率、相位、谐波）的频谱分析过程，双频谱分析结果通过多变量加权回归计算产生的无量纲数称为脑电双频谱指数（BIS）。范围从 0～100，表示相应的镇静水平和清醒程度，麻醉越深，BIS 越低。BIS 等于 0 表示脑电等电位，称为爆发性抑制，BIS 等于 100 表示清醒状态。可以根据脑电双频谱指数的大小及其变化监测麻醉深度。

(四) 听觉诱发电位监测

听觉诱发电位（AEP）监测采用单调声波诱发耳蜗至皮质的脑电活动信号，这些电信号分成 3 部分：脑干听觉诱发电位（BAEP），接受刺激后 0～10ms 出现；中潜伏期听觉诱发电位（mLAEP），接受刺激后 10～100ms 出现；长潜伏期听觉诱发电位（LLAEP），接受刺激后 100ms 后产生。目前用于麻醉深度判断的是 mLAEP。

由于麻醉过程中 mLAEP 波形变为平缓，用相邻两点电位差的代数和可以将 AEP 波形指数化，算出听觉诱发电位指数（AEPindex）。计算 AEPindex 主要通过两种模式：移动时间平均模式和外因输入自动回归模式。AEPindex 在 60～100 之间为清醒状态，40～60 为睡眠状态，30～40 为浅麻醉状态，30 以下为临床麻醉状态。

五、肌松监测仪

临床麻醉使用肌松药后，对患者神经肌肉阻滞效果的观察称为肌松监测。肌松监测的基本原理是电刺激运动神经，使其支配肌肉产生收缩和肌电反应，通过肉眼观察方式或通过传感元件记录肌肉反应强度评估神经肌肉阻滞程度。

（一）电刺激方式

1. 单次颤搐刺激

神经刺激器产生单刺激输出方波，每隔 10 ~ 20s 刺激一次，常用的单次刺激频率为 0.1Hz。超强刺激电流为 40 ~ 65mA，脉冲宽度为 0.2ms。应用单次刺激监测时，在使用神经肌肉阻滞药物前要记录参照值，用药后的测量值与参照值的百分比，表示神经肌肉阻滞程度。

2. 强直刺激

这种刺激是以一组连续的低频输出刺激神经肌肉。常用刺激频率为 50Hz。刺激电流 50 ~ 60mA，刺激持续时间为 5s。

3. 4 个成串刺激

4 个成串刺激（TOF）是目前临床应用最广的刺激方式。由 4 个频率为 2Hz 的矩形波合成一组，刺激电流为 40 ~ 60mA，每个脉冲宽度为 0.2 ~ 0.3ms，每组刺激时间为 2s，两组刺激间的间隔时间为 12s。4 个肌颤搐分别为 T1、T2、T3 和 T4。通过 T4/T1 评价肌松程度。

4. 强直刺激后计数

强直刺激后计数（PTC）刺激用于外周神经肌肉深度非去极化阻滞，TOF 与单次颤搐刺激监测为零的无反应期，先给频率 1Hz 的单次颤搐刺激 60s，继之用 50Hz 强直刺激 5s，停顿 3s，再改用频率 1Hz 的单次颤搐刺激 16 次，记录强直刺激后的单一颤搐反应次数。PTC 数目越少，表示阻滞程度越深。PTC 应间隔 6min 检测一次，以利于神经肌肉接头充分恢复，避免两次 PTC 间相互影响。

5. 双重爆发刺激（DBS）

DBS 由两组短暂的强直刺激组成，两组间的间隔时间为 750ms，各组中脉冲间隔时间为 20ms，刺激脉冲宽度 0.2ms，超强刺激电流 50mA，亚强刺激电流 20 ~ 30mA。

（二）肌肉反应观察方式

通过一定检测原理观察肌肉收缩反应强度有利于量化评估，目前分为检测肌肉收缩力的 MMG 型肌松监测仪和检测肌电信号的 EMG 型肌松监测仪。

1. MMG 型肌松监测仪

MMG 肌松监测仪分为肌张力肌松监测仪和加速度肌松监测仪两种。

在肌松药影响下肌张力和刺激诱发的收缩力都会降低。肌张力传感器为应变电阻，其电阻值随肌张力和收缩力的大小发生相应改变，转换成相应的电信号，经放大处理，将测量结果显示出来。肌张力肌松监测仪人机连接比较烦琐，需施加前负荷，受影响因素较多，检测结果不够稳定。

加速度传感器为压电陶瓷换能器，在受到与加速度方向相反的惯性力作用下，就有一正比于加速度的交变力通过质量块作用在压电元件上产生交变电压，输出电压与作用力成正比。加速度肌松监测仪人机连接简单，不受肢体移动影响，重复性强，也无须预置前负荷，但不能检测肌张力的变化。

2. 静息肌电图和诱发肌电图

肌肉在静息状态下为了维持一定的肌张力，总有少量肌纤维交替收缩，形成散在的肌电发放，称为静息肌电图。电刺激后的肌电反应信号称为诱发肌电图。麻醉状态下，静息肌电图和诱发肌电图都会受到抑制。

静息肌电图检测的是肌肉静息电活动水平，不需要电刺激装置。常见额肌静息肌电监测，其活动水平以分贝为单位，接近 100 为无肌松，麻醉后可以降为零。但不能反映肌肉收缩强度和神经肌肉深度阻滞程度，检测结果还受镇静程度的影响。

诱发肌电图监测仪检测肌肉的复合动作电位，常用于神经肌肉疾患的诊断。安放电极时要注意将刺激电极放置在运动神经干走向的皮肤上，电极间最合适距离为 2cm，小于此距离电极间易互相干扰，超过 3cm，不易获得超强刺激电流与 100% 参照值。EMG 型肌松监测仪不能直接反映肌肉收缩力，易受高频电器的干扰。所以使用时应远离高频电器，减少干扰因素。

第二节　麻醉机

麻醉机（anestheticmachine）是用来管理吸入麻醉和人工通气的重要设备。

一、麻醉机的组成和流程

典型麻醉机为气动设备，由供气系统、流量控制系统、麻醉蒸发器、麻醉回路和麻醉废气清除系统组成。供气系统、流量控制系统和麻醉蒸发器往往组合一体，构成麻醉主机。麻醉主机控制输出气体的成分和流量，为麻醉回路提供新鲜气体，麻醉回路直接管理患者的呼吸气体和肺通气。麻醉废气清除系统是排放麻醉废气，降低手术室内麻醉废气污染的功能单元。出低氧混合气体，导致患者缺氧。为了避免这种危险，低氧压氧化亚氮安全切断阀在氧气工作压低于 0.15MPa 时，提前切断氧化亚氮供应。

二、麻醉机氧气供应安全

为了避免非氧气体取代氧气供应导致的惨重后果，国际标准化组织先后颁布了一系列安全标准。

1.医用贮气钢瓶的标识标准

要求医用气体必须装在专用的贮气钢瓶内，为了便于识别气体种类，不同医用气体的贮气钢瓶瓶体都有特定的颜色和标示（表 4-1）。

表 4-1　医用贮气钢瓶颜色国际标准与部分国家标准的对照

名称	ISO	英国	美国	德国	荷兰	瑞士	中国	日本
氧气	白	白	绿	蓝	蓝	蓝	浅蓝	绿
氧化亚氮	蓝	蓝	蓝	灰	蓝/灰	绿/灰	银	蓝
环丙烷	橘红	橘红	橘红	橘红	橘红	灰	灰	橘红
二氧化碳	灰	灰	灰	黑	灰	黑	铝白	绿
乙烯醚	紫	紫	红	红	浅红	红/灰	棕	灰
氦	棕	棕	棕	灰	棕	灰	银灰	灰
氮	黑	黑	里	绿	黄	绿	黑	灰
空气	黑/白	黑/白	黄	灰/黄	蓝/绿	棕	黑	灰

注："/"表示两种色带相间

2. 定位销安全标准（pin index safety system，PISS）

是麻醉机夹板接口连接防止不同气体小型贮气钢瓶错误连接的技术标准。只有定位销和定位孔对应才能正确安装小型贮气钢瓶。

3. 直径限定安全标准（DISS）

是限定气源接头接口直径建立医用气体专用连接的技术标准。

4. 不可互换螺丝连接安全标准（NIST）

是限定气源接头接口螺丝规格建立医用气体专用连接的技术标准。

上述安全标准已经使得压力调节器（中心供气系统终端）与麻醉机之间不可能出现错接。但氧气、氧化亚氮、二氧化碳、氮气、压缩空气等大型贮气钢瓶出口规格完全一致，贮气钢瓶出口与压力调节器之间不具备防错接性能，这是氧气错误供应事故的主要根源。如果麻醉机采用单机管道供应方式，同时手术室内还存在其他气体钢瓶（如氮气、氩气、二氧化碳、氧化亚氮、压缩空气等），换氧气时一定要认真核对贮气钢瓶和压力调节器的标示。如果连接麻醉机后，患者出现加大"氧气"供应，情况更为严重的进行性缺氧，应该考虑到氧气源错误的可能。立即脱离麻醉机，采用简易呼吸器为患者人工通气，是简便有效的鉴别和应急措施。

三、流量控制系统

麻醉机流量控制系统由流量控制阀、流量计、快速充氧开关、防逆活瓣和新鲜气体出口组成。主要功能为：①控制释放到麻醉蒸发器和麻醉回路的新鲜气体成分和流量。②显示新鲜气体流量（不包括麻醉药蒸气和快速充氧流量）。③根据需要为麻醉回路快速提供新鲜氧气。④防止误操作造成的低氧混合气体输出。

（一）流量控制阀和流量计

流量控制阀又称针形阀，通过调节阀针与阀座的间隙控制压缩气体的释放速率。麻醉机流量控制阀应位于相关流量计的下方，并具有明确的标记。氧气调节旋钮在形态、高度和直径上都应与其他气体控制旋钮有明显的区别。

流量计是测量并显示通过气体流量的仪表。常见的浮子流量计由内径上大下小的锥形流量管和浮子组成。流量管附有指示刻度和测量气体的标示。浮子有重垂形、线轴形和球形3种形态。气流由流量管底部进入，通过浮子和锥形管内壁之间的环状间隙，从流量管顶部流出。气流产生的推力向上，浮子的重力向下，浮子总是停留在二者平衡的位置上，根据浮子停留位置的高度，即可读出气体的流量。

近年来，电子流量计可以直接以数字形式显示各种气体流量，但电子流量计在小气流量测量方面还存在技术难度。

为了防止氧化亚氮麻醉中低氧混合气体输出，现代麻醉机都具有氧气和氧化亚氮比例流量调节的安全设计，基本原理是，通过一定的联动装置，使氧气和氧化亚氮的流量按照一定比例同步调节，确保输出混合气体的氧浓度不低于25%。比例流量调节技术仅在大流量氧化亚氮吸入麻醉中具有防止缺氧的功能。

(二)快速充氧阀

快速充氧阀是为麻醉回路快速提供氧气的气体控制阀，习称"氧气快速开关"。氧气快速开关适合人工单手操作，能够自动关闭。氧气快速开关输出的氧气直接到达新鲜气体出口，释放的氧气流量应在 25～50L/min 之间。

(三)新鲜气体出口和防逆活瓣

新鲜气体出口是麻醉主机上汇集来自流量计和蒸发器，以及氧气快速开关的气体，输出麻醉混合气体供给麻醉回路的出口，又称共同气体出口。

防逆活瓣是一个位于蒸发器和新鲜气体出口之间的单向活瓣。用以阻挡新鲜气体出口下游的气压波动传导到麻醉蒸发器和流量计。没有防逆活瓣的麻醉机在麻醉回路正压泄漏实验时可以检出麻醉机低压气路的漏气故障。具有防逆活瓣的麻醉机进行麻醉回路正压泄漏实验只能检出麻醉回路和快速充氧气路的漏气，不能检出麻醉蒸发器和流量计组件的漏气故障，还需要进行负压泄漏检查。

四、麻醉蒸发器

麻醉蒸发器简称蒸发器，是控制挥发性麻醉药物蒸气输出的专用装置。

基本功能是汽化挥发性麻醉药，控制麻醉蒸气的释放浓度。

(一) 定义和分类

麻醉蒸发器分为回路内蒸发器和回路外蒸发器。安装在麻醉回路内，以患者的呼吸气流为工作气流的蒸发器称为回路内蒸发器。回路外蒸发器安装在麻醉机流量计与新鲜气体出口之间，以新鲜气体为工作气流，是目前常见的蒸发器。

目前常用蒸发器按照特定麻醉药物的理化性质设计制造，调节装置上的刻度根据实际输出浓度直接标定（如 0.5%、1%、2% 等），称为药物专用浓度定量型蒸发器。

(二) 麻醉蒸发器工作原理

1. 吸入麻醉药的饱和蒸气压和饱和浓度

密闭容器内挥发性麻醉药液态分子会逸出药液表面成为蒸气，气态麻醉药分子还会撞击液体表面重新恢复液态形式。在一定温度下，密闭容器中麻醉药分子从液相进入气相的速率与气相返回液相的速率动态平衡时，气相中麻醉药的蒸气压称为饱和蒸气压。不同麻醉药的饱和蒸气压由其本身的理化性质决定，与环境温度呈正相关，但不受环境气压的影响。麻醉药饱和蒸气压与容器内总压的比值为容器内的麻醉饱和浓度。麻醉药的饱和浓度与环境气压成反比，与温度成正比。

2. 汽化热

汽化热又称蒸发潜热，是单位液体转变为蒸气所需要的热量。如果热能不能及时补充，液体的温度就会降低使蒸发过程减缓。汽化热小的麻醉药蒸发时药液温度变化小。汽化热大的麻醉药蒸发时消耗的热能多，药液温度下降明显，蒸发效率受到限制。

3. 物质的比热

物质的比热表示 1 克物质升高 1℃所需要的热量。以卡作为热单位时，水的比热为 1。比热大的物质温度不容易变化。采用高比热金属铜制做蒸发器可以减少麻醉药蒸发引起的温度变化。物质传导热的速度称为导热率。使用高导热性质的铜制做蒸发器，可以加快周围热能的吸收，有助于维持输出浓度的稳定。

4. 麻醉药液在蒸发器中的汽化方法

（1）表面气流汽化：载气通过蒸发室将麻醉药液表面的饱和麻醉气体带出蒸发室，为了提高汽化效率多采用挥发芯扩大蒸发面积。

（2）鼓泡汽化：载气深入药液底部，通过筛状出口粉碎成小气泡通过麻醉药液，气液接触面积大，汽化效率较高。

（3）注射汽化：将麻醉药液直接注射到麻醉回路的气流通道中，同时完成药液的汽化和稀释。麻醉浓度取决于注射速率和经过的气流量。

（4）加热汽化：是通过电热器得到麻醉药纯蒸气的汽化方式，见于 Tec 6 地氟烷蒸发器。

5. 可变旁路蒸发器

目前流行的蒸发器大都属于可变旁路蒸发器，这种蒸发器由分流控制阀和蒸发室两部分组成。进入蒸发器的新鲜气流被分流控制阀分为两路，小部分气体通过蒸发室携带麻醉饱和气体到达蒸发器出口，称为载气。大部分气体通过旁路直接到达蒸发器出口，称为稀释气。两路气流在蒸发器输出口混合形成输出气体。分流控制阀（蒸发器浓度调节旋钮）改变稀释气流与载气流的分流比即可调节输出气体中的麻醉蒸气浓度。蒸发室是盛放挥发性麻醉药液的容器，同时也是麻醉药液的汽化场所，可变旁路蒸发器的蒸发室都采用表面气流汽化技术。

（三）影响蒸发器输出浓度的因素

蒸发器的输出浓度是在 20℃、101.3kPa 标准状态下校准的，某些因素会导致蒸发器输出误差。

1. 大气压

环境气压增高时（如高压舱内），蒸发室内的麻醉药饱和浓度降低，使输出浓度降低。反之，在高原地区大气压较低，蒸发室内的饱和浓度升高，输出浓度增高。

2. 温度

温度增高时麻醉药饱和蒸气压增加，输出浓度增加。反之输出浓度降低。可变旁路蒸发器都采用改变分流的方式进行温度补偿。基本原理是利用热敏元件的变形在温度增高时降低旁路气阻，使较多的气流通过旁路，蒸发室分流减少，使输出浓度降低到校正值。温度降低时增大旁路气阻，使蒸发室分流增多，使输出浓度回升，达到稳定输出的目的。

3.蒸发器的"泵效应"

间歇正压通气时蒸发器下游的间歇气压起伏，会导致蒸发器输出浓度增加的现象称为"泵效应"。形成原理是气道压上升时，蒸发室内气体压缩。气道压降低时，蒸发室内压缩的饱和麻醉气体膨胀，通过蒸发室入口逆流到旁路中，使稀释气流也成了饱和麻醉气体，因此输出浓度明显增加。为了防止"泵效应"造成麻醉药物过量危险，现代蒸发器采用3种原理来减小"泵效应"。

（1）缩小蒸发室空间，使蒸发室内不会储存太多的压缩饱和麻醉气体，减少从蒸发室入口逆流到旁路的麻醉蒸气。

（2）采用盘管或栅栏结构延长蒸发室的入口通道，阻碍麻醉饱和气体逆流到旁路。

（3）蒸发器出口下游附加防逆活瓣，减轻气压波动对蒸发器的影响。

（四）蒸发器的安全应用

（1）药物专用蒸发器误装或混入其他麻醉药，由于理化性质变化会导致输出浓度发生明显改变，还可能产生未知的化学反应和临床效应。为此要求药物专用蒸发器具有下列安全设计。①明确标示麻醉药物的名称，并按照国际标准附加颜色标记（表4-2）。②具备药物专用填充装置。通过定位销和定位槽结构防止不同药液的错误填充。③具有两个以上不同药物蒸发器的麻醉机必须具有互锁装置。打开一个蒸发器后，其他蒸发器自动闭锁。

表4-2 药物专用蒸发器的色标规定（ISO，1998）

吸入麻醉药	颜色标记
氟烷	红
甲氧氟烷	绿
安氟烷	橙
异氟烷	紫

续表

吸入麻醉药	颜色标记
七氟烷	黄
地氟烷	蓝

（2）振荡可以加速药液汽化，使蒸发器的输出浓度异常增高。因此，在使用中应保持麻醉机的稳定。蒸发器倾斜超过 45°可能有液态麻醉药流入蒸发器旁路，导致高浓度输出。发生这种情况后，应当在低浓度（如 0.1%）条件下大气流冲洗 20min 以后才能使用。

（五）典型蒸发器

目前流行的 DragerVapor19.1、Vapor19.3、Vapor2000 蒸发器和 Ohmeda Tec 4、Tec 5、Tec 7 蒸发器虽然外观各异，都属于可变旁路、表面气流汽化、药物专用、输出浓度定量校准、变流温度补偿的回路外蒸发器。

Siemens 蒸发器是一种注射汽化蒸发器，与 Siemens 麻醉通气机配套应用，工作气流为通气机的输出气体。

Aladin2222 电控蒸发器是根据可变旁路蒸发器机械原理设计的电子控制蒸发器。其电子控制系统安装在麻醉主机内。蒸发器组件只包括蒸发室、装药装置以及气压和温度传感器。

地氟烷沸点只有 22.8℃，不能使用普通的可变旁路蒸发器原理。Tec 6 蒸发器是专用于地氟烷的电子加热加压蒸发器。其蒸发室恒温加热到 39℃，蒸发室内地氟烷蒸气压可达 1500mmHg。高压地氟烷蒸气经电子控制开关和压力调节器减压以后，由输出浓度调节阀控制地氟烷蒸气释放速率与新鲜气流汇合形成输出气体。由于 Tec 6 蒸发器的蒸发室工作于恒温和绝对高压条件下，输出浓度不受大气压、环境温度和泵效应的影响。

五、麻醉通气系统

麻醉通气系统习称麻醉回路，是麻醉机直接管理患者呼吸气体和人工通气的管道系统。麻醉回路的基本功能有：①接受并储存来自麻醉主机的新鲜气流。②向患者提供吸入气体。③处理患者的呼出气体。④具备人工辅助通气和控制通气条件。⑤为有关仪器仪表提供监测信息。

(一) 定义和概念

1. 复吸入

呼出气体再次吸入肺内的过程（无论其中的二氧化碳是否处理）称为复吸入。

2. 无效腔

是指那些与患者解剖气道直接延续，其中的呼出气体成分不发生改变，造成呼出气体全部复吸入的管道空间。

(二) 麻醉回路的分类

在吸入麻醉的发展过程中，根据麻醉装置对患者呼吸气体的管理程度不同，将吸入麻醉方法分为开放吸入麻醉、半开放吸入麻醉、半紧闭吸入麻醉和紧闭吸入麻醉4类。这种传统概念曾对应于麻醉回路分类，故有开放回路、半开放回路、半紧闭回路和紧闭回路等称谓。目前已不建议沿用这种分类方法。

根据麻醉回路的复吸入程度，将全部呼出气体排放到大气中的麻醉回路称为无复吸入回路；部分呼出气体保留在麻醉回路称为部分复吸入回路，呼出气体全部保留在麻醉回路内称为完全复吸入回路。根据麻醉回路的二氧化碳处理技术可分为 3 类。

(1) 活瓣排除回路借助单向活瓣技术分离呼吸气体，将全部呼出气排出麻醉回路，如空气麻醉机回路。

(2) 气流冲洗回路利用新鲜气流将呼出气体冲洗出麻醉回路，使复吸入程度控制在安全范围，如 Mapleson 系统回路。

(3) 二氧化碳吸收回路利用化学吸收技术处理呼出气中的二氧化碳，可以全部重复利用呼出气的其他有用成分，如循环回路。

目前主要流行气流冲洗回路和二氧化碳吸收回路两类。

(三) 气流冲洗回路

气流冲洗回路由新鲜气流入口、螺纹管、贮气囊、呼气活瓣和患者连接等气路元件构成。Mapleson 等学者阐述了这些气路元件可行的装配关系，形成 6 种回路原理，称为 Mapleson 系统回路，泛指那些无活瓣或仅有一个呼气活瓣，复吸入量受新鲜气流控制，可移行于无复吸入和部分复吸入之间，管理半开放或半紧闭吸入麻醉的气流冲洗回路。

1. MaplesonA 型回路

呼气活瓣位于螺纹管的患者端，新鲜气流入口和贮气囊位于螺纹管的远端。管理自主呼吸仅需要 70mL/kg 的新鲜气流就可以达到无复吸入的水平，但不能用于控制呼吸。

2. MaplesonD 型回路

新鲜气流入口位于螺纹管患者端，呼气活瓣和贮气囊位于螺纹管的远端。控制通气时可以人为加大通气量，抵消复吸入的影响，70~100mL/kg 的新鲜气流量就可以维持动脉血二氧化碳分压正常。但管理自主通气时，如果患者不具备过度通气代偿能力，会发生高碳酸血症。

Bain 回路是采用同轴管道技术的改良 D 型回路。呼气阀和贮气囊位于呼吸螺纹管远端，新鲜气体由同轴内管导入螺纹管的患者端。

3. MaplesonF 型回路

新鲜气流入口位于螺纹管患者端，螺纹管远端的贮气囊尾端有一排气阀取代了呼气活瓣。回路的性质和使用方法与 D 回路相同。F 回路的代表产品是 Jackson–Rees 回路，常用于小儿麻醉和气管插管患者转运过程中的控制通气。

在 Mapleson 系统回路中，A 和 D 两种回路原理最有实用价值，两者优缺点互补，分别适用于管理自主呼吸或控制呼吸。所以在理论上，A/D 兼容的气流冲洗回路更为合理。Mapleson 系统回路的安全使用必须同时具备新鲜气流和肺通气气流两种工作气流。新鲜气流控制复吸入量，通气量控制回路内气体与患者肺内气体的交换。

（四）二氧化碳吸收回路

二氧化碳吸收回路全部保留呼出气体，借助二氧化碳吸收剂吸收其中的二氧化碳，重复利用其他有用成分。

二氧化碳吸收剂有钠石灰和钡石灰两种。钠石灰的主要成分为94%氢氧化钙、5%氢氧化钠和1%氢氧化钾，另外添加少量硅酸盐制成粒度4~8目的颗粒。在使用中，二氧化碳首先与水结合成碳酸。碳酸与氢氧化钠快速反应生成碳酸钠和水，并产生大量的热。随后碳酸钠与氢氧化钙反应还原氢氧化钠，生成碳酸钙。由于碳酸钙硬度较高，所以，新鲜的钠石灰质地酥软，使用后随着碳酸钙增多明显变硬。钡石灰的主要成分是80%氢氧化钙和20%氢氧化钡，不需要硅酸黏合剂，与二氧化碳反应最终生成碳酸钙和碳酸钡。

钠石灰和钡石灰中添加pH指示剂有助于判定吸收剂的功能。如添加酚酞作为指示剂，新鲜状态下钠石灰呈碱性显现粉红色，吸收二氧化碳后碳酸堆积呈酸性变为无色，提示吸收剂失效。临床判定二氧化碳吸收剂失效的现象为：吸收剂不发热、变色、变硬、患者出现二氧化碳蓄积的体征。

气流往复回路是最早的二氧化碳吸收式回路，目前常见的是循环回路。循环回路由二氧化碳吸收罐、排气阀、贮气囊、两个单向活瓣、两根呼吸螺纹管、Y型三通患者连接管和新鲜气体入口等气路元件构成。这些回路构件环形安排，使呼吸气体循环流动反复利用。循环回路同时采用了活瓣排除，气流冲洗和二氧化碳吸收3种技术原理。随着新鲜气流的多少，可以管理紧闭、半紧闭和半开放吸入麻醉，是功能最强、用途最广的麻醉回路。循环回路的气路部件和气路连接多，发生脱连接和泄漏的机会相对增加。循环回路的机械空间大，患者自主呼吸做功较大，用于小儿麻醉呼吸管理，需要给予辅助或控制通气。

新鲜气体隔离活瓣（FGD）是近年来循环回路中的新设计。新鲜气流隔离活瓣在正压通气吸气期关闭，使得新鲜气流量的大小不影响潮气量，还使得机械/手工转换方便。但在吸气通道中增加了隔离活瓣以后，患者的自主吸气做功增大。

患者呼出气体在循环回路中总是要降温，并释出多余的水分。通常采用引流原理，将这些冷凝水引流到钠石灰罐等不影响功能的空间，或引流到贮气囊、螺纹管等易于排水的空间。采用回路恒温加热的原理可以防止循环回路内积水，但高温环境下或用于高热患者可能加剧患者的体热潴留。

六、麻醉废气清除系统

实际工作中麻醉回路的新鲜气体量总是超过患者的需要量，排放到手术间内的多余麻醉气体称为麻醉废气。麻醉废气清除系统（AGSS）是连接回路或麻醉通气机排气阀，清除排气中的麻醉气体或将麻醉废气转移到手术室外的装置。

（一）麻醉废气清除系统的分类

目前可见吸附式和排放式两类 AGSS。

1. 吸附式 AGSS

吸附式 AGSS 也称麻醉净化装置。由收集管和吸收罐组成，吸收罐内填充活性炭，通过净化装置的麻醉药蒸气由活性炭吸附，其他气体由吸收罐的出口排入手术室。活性炭吸附净化装置寿命短，不吸附氧化亚氮，对氧化亚氮造成的环境污染无效。

2. 排放式 AGSS

排放式 AGSS 又可分为无动力排放和动力排放两种。无动力麻醉废气排放系统的气流完全依靠排出气体本身的动能，排放距离太远会造成较大的呼气阻力。所以，接收系统设有贮气囊，并采用大口径排放管道降低阻力。

（二）典型麻醉废气清除系统介绍

动力麻醉废气排放系统分为收集管道、接收装置、转移管道、处理系统和排放管道 5 个部分。气流动力来自处理系统的真空泵，可以将进入 AGSS 的麻醉废气远距离排放到大气中，手术室环境保护作用最可靠。较大医疗单位设有中心气体管理部门，其中的负压吸引系统即可作为处理系统。为了降低负压吸引气流对麻醉回路的影响，动力 AGSS 的接收装置应该能够完全缓冲吸引气流造成的压力影响。目前可见开放式和紧闭式两类接收装置。紧闭式接收装置难以完全消除吸引气流的危害，在处理系统发生故障时，如果不能及时脱离 AGSS 收集管道，会形成较大的气道正压。开放式接收装置在处理系统发生故障时，可以自动转变成为无 AGSS 状态，不会对患者造成危害，是比较安全的设计。

七、麻醉机的用前检查

麻醉机带故障运行会在使用中突然失去功能或出现功能反常而危及患者安全。使用麻醉机以前进行相关功能检查是应有的工作常规。麻醉机检查的一般次序为：气源、电源、流量控制系统、蒸发器、麻醉主机低压系统、麻醉回路、麻醉废气清除系统，最后进行模拟通气试验。麻醉机用前检查程序：

（1）确认备用的简易呼吸器功能良好（在麻醉机严重故障时使用）。

（2）打开备用小型氧气钢瓶，确认充气量至少为满载的 1/2（> 6.0MPa），然后关闭备用贮气钢瓶（无备用氧气的麻醉机免去本步骤）。

（3）确认中心供气系统终端与麻醉机的加强软管连接无误，输出气压指示在 0.4MPa 左右。如果是单机管道供气形式，确认氧气压力调节器和氧气钢瓶的标示一致，连接无误，输出气压指示在 0.4MPa 左右。

（4）打开麻醉机相关的用电设备，确认麻醉机的电源供应正常。

（5）流量控制系统检查。①分别调整各种气体到达最大指示流量。确认浮子运动平滑，流量管无损坏。②试图设置 O_2/N_2O 低氧混合气体观察流量计和相关报警功能应有的反应（调节受限）。③然后关闭所有流量控制阀。

（6）检查蒸发器的填充水平确信可以满足使用，旋紧蒸发器装药口的盖子。

（7）麻醉机低压系统的负压检查。①关闭麻醉机总气源开关或所有流量调节阀。②新鲜气体出口连接负压吸球。③反复挤压吸球，直到充分萎陷。④确认吸球充分萎陷保持时间不低于 10s。⑤每次打开一个蒸发器，重复③和④检查。⑥从新鲜气体出口上移开吸球，重新接好新鲜气体导管。

（8）麻醉回路检查。①检查麻醉回路部件连接完整无误。②呼吸活瓣及呼吸螺纹管内无积水和破损现象。③确认 CO_2 吸收剂新鲜有效并装满。④如有特殊需要，安装特殊的回路配件，如湿化器、PEEP 阀等。

（9）麻醉回路正压检查。①关闭所有气体流量；关闭麻醉回路排气阀；通气选择开关为手工模式（bag）。②堵塞呼吸螺纹管 Y 型接头患者端。③快速充氧使气道压达到 30cmH$_2$O 左右，然后关闭氧气快速开关。④确认气道压保持稳定不少于 10s。⑤打开麻醉回路排气阀，确认气道压随之降低到 0。

（10）麻醉废气清除系统检查。①确认 AGSS 接收装置与麻醉机排气阀和（或）通气机排气阀之间的收集管道连接正确。确认废气转运和排放管道无梗阻现象。②堵塞呼吸螺纹管 Y 型接头患者端，完全打开麻醉回路排气阀。③在最低氧流量下，麻醉回路气道压不低于 0。④快速充氧，确认麻醉回路气道压不大于 10cmH$_2$O。

（11）麻醉机的模拟通气试验。①呼吸螺纹管 Y 型接头患者端连接模拟肺。②用氧气快速开关充满贮气囊和模拟肺。③手工挤压贮气囊，麻醉回路的呼吸活瓣关闭或开启动作正常。④确认模拟肺的膨胀和排气正常，回路阻力和顺应性的手感适当。⑤打开回路排气阀，可以迅速排空贮气囊。

（12）麻醉机检查以后的备用状态。①所有流量计显示为 0。②麻醉蒸发器关闭。③麻醉回路排气阀开放。④通气选择开关为手工模式。⑤呼吸螺纹管患者端接面罩。

每日首台手术前应进行一次完整检查，连台手术前应完成标注"*"的检查项目。近年来，一些高档麻醉机具有开机自检程序，能够帮助使用者自动检出麻醉机故障，但呼吸螺纹管内的积水常常导致错误提示，干扰自检程序的执行，所以，排除呼吸螺纹管内积水，应该列为麻醉机自检之前的常规操作。

第三节　通气机

通气机习称呼吸机，目前所说的通气机主要指通过气道内加压的方式间歇输出气体，辅助或替代患者肺通气的自动设备。

一、通气机的组成

通气机由动力系统、控制系统、通气源和呼吸气路 4 个基本单元组成。除基本单元以外，通气机还可设置安全监控系统，但不是通气机自动运行的必需单元。

(一) 动力系统

动力系统是将高压气源和市电转换成为安全能源，驱动通气机运行的功能单元。其中电源系统的功能包括将 220V 交流电转变为 5～24V 直流电以及不间断供电系统。气源系统的功能包括将高压氧气和压缩空气降低并稳定到 0.3～0.4MPa 水平；完成氧气和空气的混合，控制输出气体的氧气浓度。

(二) 控制系统

控制系统是通气机自动发出指令，控制通气源和呼气阀周期性交替开放或关闭的功能单元。根据能源需求分为气动和电动两类。气动控制系统与电动控制系统工作原理不同，但控制结果一致。

(三) 通气源

通气源是接受控制系统指令，调节输出气流速率、容量，直接提供吸气气流的功能单元，通气源的工作原理决定着通气机的物理特性。功能上要求：①受控制系统的操作，周期开放或关闭。②能够调节输出气流量，提供安全吸气气流。③防止过高的气压伤害通气对象。根据工作原理分为压力型通气源和容量型通气源两类。

压力通气源具有压缩气体和较高的气压，必须具备控制开关（即通气阀）和流量调节装置限定输出气流。吸气期通气阀开放时，通气源以高压向低压释放气体的形式完成肺通气。

容量通气源由变形容器（如风箱）和驱动装置构成。容器本身没有压缩气体和高气压，由驱动装置（电机或驱动通气机）压缩变形容器，以容积转移的形式完成肺通气。容量通气源具有容量限定的性质，在容量通气源与肺之间没有通气阀和流量调节装置，由驱动装置确定通气性质。

(四) 呼吸气路

呼吸气路是通气机的输出气路，相当于通气机与患者气道之间的连接管道，是通气机直接管理患者呼吸气体的气路系统。治疗通气机呼吸气路的基本功能包括：①吸气期引导通气机的输出气体到达患者肺内。②呼气期引导患者呼气排出气路，防止呼出气的复吸入。除基本功能外，呼吸气路还可具备湿化，呼气末正压调节和监测信息采集等功能。

二、机械通气周期的物理过程

通气机的基本工作模式是间歇正压通气（IPPV），每个通气周期分为吸气启动、肺充气、呼气切换和肺排气 4 个过程。吸气启动和肺充气过程构成吸气期，呼气切换和肺排气过程构成呼气期，每个过程都要完成一定的机械操作。

（一）吸气启动

吸气启动是通气机由呼气状态转变为吸气状态的机械操作，相当于通气机由静息状态进入工作状态的切换过程，所以称为启动（Initiating）。在同步呼吸时还称为触发（Trigger）。启动原理有 4 种。

1. 时间启动

按预定时间周期启动吸气。这种启动方式不受患者呼吸行为的影响，是常见的控制通气的启动原理。

2. 容量启动

见于带有贮气风箱的气控气动型通气机。容量通气源的风箱储气达到预定容量值开启通气阀输出气体。这种原理不受患者影响，只适于进行控制通气。

3. 压力启动

由患者自主吸气引起的气道负压信号触发吸气启动。是常见的同步吸气启动原理，在患者无呼吸的情况下压力启动原理不能形成控制通气。

4. 气流启动

由患者吸气流触发吸气启动。这种启动原理在患者无呼吸时也不能实现形成控制通气，只适于启动辅助通气。

吸气启动过程要完成的机械操作包括：关闭呼气阀密闭呼吸气路；开放通气源输出气体。控制通气强调通气频率和节律的稳定，以时间启动原理最多见。辅助通气强调跟随自主呼吸，以压力和气流启动原理多见。

(二) 肺充气

肺充气是通气机持续输出气体的过程。需要完成的机械操作包括：保持呼气阀关闭和通气源开放状态。限定（Limiting）输出气体流率、时间、容量、压力以及吸气气流形式。

(1) 压力通气源的输出流率限定常由流量调节器完成，容量通气源的输出流率限定由风箱压缩速度控制。

(2) 吸气时间限定由控制系统预定的通气频率和呼吸比值等参数确定。辅助通气下吸气时间受患者自主吸气时间控制，与呼气切换原理有关。

(3) 容量限定即潮气量控制。容量通气源由风箱张缩幅度确定；压力通气源由输出气流率和吸气时间两个参数控制。

(4) 容量预置通气模式下通常仅设置输出安全阀（或称高压排气阀）限定气道压不高于 4kPa（40cmH$_2$O）。压力预置通气模式下设定气道压，相当于压力切换值，是一项与潮气量大小相关的调节参数。

(5) 吸气流由通气源的工作原理限定，常见 4 种吸气流。

a. 恒定气流：吸气流速恒定，吸气相流率曲线为矩形，气道压升支为斜形直线，形成三角形气道压力曲线。这种吸气流由高压通气源或电机直线驱动的容量通气源产生。这种气流形式吸气初供气量不足。而吸气末期的大气流又容易形成气道高压，引起肺气压伤。

b. 递减气流：吸气流速先快后慢，吸气相流率曲线呈先高后低的梯形，气道压升支为幂函数曲线。这种吸气气流是由低压通气源（如射流空混器通气源、低压贮气风箱通气源）产生。这种减流吸气形式与自主呼吸的吸气流相似，比较接近生理。

c. 正弦气流：吸气流速起始和终末慢，中间快，吸气相流率曲线呈正弦波形，气道压升支呈 S 形曲线。这种吸气流由电机通过曲轴杠杆装置驱动的容量通气源产生。

d. 复合气流：吸气流速先为快速恒流，达到压力预定值后转为减流吸气的复合气流方式。吸气相流率曲线先呈矩形而后下降的曲线，气道压曲线呈平顶梯形。这种吸气流形式见于压力控制通气和压力支持通气模式。

（三）呼气切换

通气机由吸气状态转为呼气状态的机械操作称为呼气切换。由于呼气切换具有调节肺通气参数的作用，有时又称为预调（Preset）。呼气切换过程要完成的机械操作包括关闭通气源停止输出气体。开放呼气阀为肺排气创造条件。呼气切换原理有 4 种：

1. 时间切换

按预定吸气时间停止肺充气，不受患者自主呼吸的影响，是常见的控制通气切换原理。

2. 容量切换

见于带有贮气风箱的气控气动型通气机。容量通气源的风箱排气达到预定容量时关闭通气阀停止输出气体。这种切换原理也不受患者自主呼吸的影响，只适于进行控制通气。

3. 压力切换

由吸气期气道压达到预定值触发呼气切换，具有吸气压力限定的作用，是压力预置通气模式的工作原理。为常见的同步呼气切换原理。

4. 气流切换

是患者吸气流降低到预定值触发的呼气切换，同步呼气切换性能比较灵敏。

（四）肺排气

肺排气过程是肺内气体在肺泡压驱动下经呼气阀排出体外的过程。肺排气过程要完成的机械操作有保持通气源关闭和呼气阀开放状态，限定呼气时间，特殊情况下还要限定呼气流率和呼气末气道压。①呼气时间限定由通气频率和吸呼比值等参数确定。辅助通气下呼气时间受患者自主吸气动作控制。②呼气阀出口的阻力装置可以限定呼气流率，用以延长肺泡排气时间。③呼气阀出口安置限压阀可以限定呼气末气道压力，使气道压在呼气末高于大气压，有利于保持肺泡的膨胀状态。

三、麻醉通气机

由于吸入麻醉管理的需要，麻醉通气管理总是以麻醉回路为终端气路。所以，麻醉通气机的输出气路是通气机与麻醉回路之间的管道系统，不与患者气道直接连接，输出气体不直接作为患者吸入气体。目前常见的麻醉通气机输出气路为袋箱装置。

（一）袋箱装置

袋箱装置根据呼气期风箱充盈过程的运动方向分为两类。呼气上升型风箱称为立式风箱，呼气下降型风箱称为挂式风箱。主要特点是：①通气机输出气体与麻醉回路内气体隔离。②风箱的运动可反映潮气量的多少。③由于风箱重力，立式风箱会产生呼气末正压，挂式风箱会产生呼气负压。④设有多余气体阀，否则会造成致命的肺气压伤。⑤使用时麻醉回路需供给足够的新鲜气体（≥500mL/min），保证风箱在呼气末充满复位，否则立式风箱会造成通气不足，挂式风箱还会引起肺萎陷。⑥在麻醉回路严重漏气或脱管情况下，挂式风箱可以凭借自身重力经漏气部位吸入空气正常张缩运动，造成假通气状态，不易被使用者发现。而立式风箱不能向上扩张，会很快萎陷停止张缩运动，容易被察觉，所以立式风箱的安全性受到公认。

（二）麻醉机通气机用前检查

（1）麻醉通气机与麻醉回路正确连接，关闭通气机，机械/手工转换阀为机械位，封闭麻醉回路 Y 型管患者接口。快速供氧时气道压不得大于0.5kPa（5cmH$_2$O）。气道压过高，说明多余气体阀阻力大，可能造成气压伤。

（2）同前状态下快速给氧充满风箱后停止充氧；机械/手工转换阀切换到手工位；放开麻醉回路患者接口。风箱顶部下降速度应低于100mL/min。

a.如果风箱下降过快，封闭麻醉回路患者接口，风箱停止下降，提示漏气来自机械/手工转换阀。

b.封闭麻醉通气机的麻醉废气排放口，风箱停止下降，提示多余气体阀关闭不严。

c.如果同时封闭患者接口和 AGSS 接口，仍不能控制风箱的下降速度，

139

提示风箱破损向箱体内漏气，必须拆卸修补或更换新风箱。

3.麻醉通气机的模拟通气试验

（1）按照使用说明正确连接麻醉机和通气机气路。

（2）机械／手工转换阀为机械位。

（3）麻醉回路患者端连接模拟肺。

（4）快速供氧充满风箱后，按常规给定新鲜气流量（500mL/min）。

（5）根据患者情况设定潮气量、通气频率、吸呼比和其他必要的通气参数。

（6）开启通气机，在机械通气条件下观察：①呼气期风箱能够完全充满。潮气量监测值、模拟肺指示值或张缩幅度与通气机潮气量设定基本相符。②通气频率和节律规律与通气机设定值基本相符。③麻醉回路呼吸活瓣的起伏运动正常。④在 5L/min 供氧条件下，呼气末正压不大于 0.5kPa。

上述检查无异常发现和报警提示后，方可接入患者开始机械通气，并根据患者临床表现调整预设的通气参数。

第四节　医用输注设备

人类借助手工推注或重力点滴实施药物输注的医疗技术已有 150 多年历史。近年来非人力或重力驱动的自动输注设备已经成为常规医疗器械，电子控制的靶控自动输注设备在麻醉中的应用也越来越受到重视。目前市场上与临床麻醉相关的医用输注设备主要有输液泵、注射泵和麻醉镇痛泵。

一、输液泵

输液泵由电源系统、微机系统、输入显示系统、监控报警系统、驱动系统和输液器组成。是长时间大容量静脉输液的自动输注设备，流率设定范围为 1 ~ 999mL/h，有些产品兼有滴数 /min 流率单位。还可设置保持血管通畅的最低输注流量（KVO）。驱动系统是微机系统的执行设备，由步进电机、机械传动部件和输液推进装置组成。步进电机接受微机系统指令，按照一定转速驱动输液推进装置连续挤压输液器实现液体输注。按照驱动原理输液推进装置分为直线蠕动泵、盘形滚动泵、往复活塞泵等。输液泵配套专用一次性输液器，流量精度可达 ±3%。否则会出现较大的计量误差。近年来还出现了具有两个以上输液通道的双通道和多通道输液泵，可以分别独立设置输注速度，满足一机多人输液和多种液体同时输注的需要。

二、注射泵

注射泵是驱动医用注射器的自动微量输注设备，适用于小容量药液输注，注射速率设置范围低于输液泵。注射泵组成单元与输液泵相似，驱动系统的步进电机带动蜗轮蜗杆装置，将圆周运动转变为直线运动，直接推动医用注射器，根据注射泵的输注速度能否自动改变可以分为恒速注射泵和靶控注射泵。

(一) 恒速注射泵

恒速注射泵只能按照使用者设置的恒定速率完成药物推注，注射流速设定范围为 0.1~99.9mL/h。个别产品为了方便人工换算，还具有 mg/h、mg/kg·h、mg/（kg·min）、μg/h、μg/（kg·h），μg/（kg·min）等多种输注流速设置单位。恒速注射泵能够自动识别 20mL、50mL（60mL）标准注射器，个别产品还可以识别 5mL、10mL、30mL 和 100mL 注射器。为了满足单次给药需要，恒速注射泵都具有单次快注功能（Bulos），Bulos 操作时注射速率可达 800~1200mL/h。

(二) 靶控注射泵

靶控注射泵（TCI 泵）是具有特定药物非恒速输注模式的特殊注射泵。为了使药物快速达到并平稳维持预期的血浆浓度或效应室浓度，靶控注射泵根据特定药物的群体药代 - 药效学参数，按照实时补充代谢损失量的原理，计算出先快注尔后随时间递减的输注程序。临床使用时只需向 TCI 注射泵输入药物名称、患者体重、目标血浆浓度或效应室浓度等参数，TCI 泵即可按照输注程序自动运行该药物的非恒速输注方案。TCI 输注程序因药而异，目前市场多见丙泊酚 TCI 泵，个别产品还具备芬太尼、瑞芬太尼等多种药物的

TCI 程序。近年来由多个靶控注射泵组合的产品称为静脉麻醉工作站。

三、麻醉镇痛泵

麻醉镇痛泵是用于患者疼痛治疗的自动微量输注设备，分为机械镇痛泵和电子镇痛泵两种。前者依靠药囊的弹性回缩力驱动药液输注，后者依靠小型步进电机驱动药液输注。

（一）机械镇痛泵

机械镇痛泵均为一次性设计，按照有无患者自控功能分为持续给药镇痛泵（CCA 泵）和患者自控镇痛泵（PCA 泵）两种。

CCA 泵镇痛泵用前先将药液充满弹性药囊，在较大容量范围内药囊回缩力可以稳定在 400 ~ 450mmHg 之间，药液在囊内压驱动下，经过阻力微管和输注导管持续微量注射。输注速度取决于囊内压、阻力微管的口径和长度，不能人为调整。

PCA 泵在 CCA 泵的基础上增加了一路患者自控输注装置，药液经自控装置阻力微管缓慢注入自控药囊，自控药囊充满后才能打开输出口。此时患者按压给药按钮，即可输出一个 Bulos 药量。通常自控药囊容积为 0.5mL，需 15min 充满，形成锁定时间，在此期间患者不能控制输注。PCA 泵具有两路药液通道，如果 PCA 通道在锁定期间漏液，会造成加倍给药，威胁患者安全。

机械镇痛泵的标称输注速率为微管阻力器温度 32℃条件下，输注生理盐水的测量值。受药液黏度、环境温度、静脉压等因素的影响会发生改变，输注误差为 ±10%。

（二）电子镇痛泵

电子镇痛泵采用蓄电池驱动便携式设计，工作原理与输液泵相似，步进电机驱动蠕动泵挤压专用输液器完成微量输注。电子镇痛泵具有 CCA、PCA、CCA 加 PCA、硬膜外、皮下或静脉等多种输注模式，输注速率可以设定，具备输注阻力报警功能。使用后更换新的输液器和储药袋用于其他患者。

第五节　心脏除颤和起搏设备

心脏除颤和起搏器是非药物治疗严重心律失常的重要设备。

一、心脏除颤器

心脏除颤器简称除颤器，是用高强脉冲电流经胸壁或直接作用于心脏，使心肌细胞瞬间同时除极化，以消除心律失常，恢复窦性心律的医疗设备。

（一）除颤器的分类

（1）除颤器按是否与 R 波同步分为两种。同步除颤器利用心电 QRS 波触发同步装置，使脉冲电刺激发生在 R 波降支或 QRS 波起始后 30ms 处，以避免诱发心室颤动，适用于存在明确 QRS 波的患者。非同步除颤器不用同步触发装置，可在任一时刻放电电击，适用于无明确 QRS 波的心律失常患者。

（2）按除颤电脉冲的波形不同有单相波除颤仪和双相波除颤仪两种，双相波除颤仪实施除颤的电能小，对心肌损伤较小、除颤成功率较高。

（3）按电极安放位置分为体外除颤和胸内除颤。体外除颤的电极安放位置有两种。①前后位：一块电极板放在背部肩胛下区，另一块放在胸骨左缘 3～4 肋间水平，适用于选择性电复律。②胸前位：一块电极板放在胸骨右缘 2～3 肋间（心底部），另一块放在左腋前线内第 5 肋间（心尖部），适用于紧急电击除颤。

（二）除颤器的基本结构

除颤器由心电监测和显示电路、除颤充电及控制电路、除颤放电控制电路及电源 4 部分组成。心电监测和显示电路的原理与心电监护仪原理相同，全自动除颤仪还具备心律失常分析软件。除颤充电及控制电路包括直流变换器、高压储能电容器、储能指示电路和充电控制电路；直流变换器将低压直流电变换成高压直流电，向储能电容器充电；储能指示电路用于监视电容器的储能值；储能电容的能量达到设定值后，充电控制电路自动停止充电。

除颤放电控制电路包括放电电路和放电控制电路两部分。放电电路分为机内和外部电极两套；机内释放电路用于除颤仪的自检，除颤电流通过内置模拟人体阻抗（50/2）释放。外部电极放电电路由高压真空继电器和除颤电极板组成，高压真空继电器的常开触点受放电控制电路控制，吸合后储能电容中的电能通过除颤电极板释放。放电控制电路分为同步和非同步两类。同步控制电路接受 QRS 波的 R 波信号触发高压继电器的吸合，用于同步电复律。非同步控制电路接受人工控制信号触发高压继电器的吸合，用于非同步电复律。

二、心脏起搏器

心脏起搏器是利用电脉冲，使窦房功能或房室传导障碍的心脏产生有节律收缩，维持心排血功能的救治设备。

（一）起搏器的分类

心脏起搏按治疗时限分长期起搏和临时起搏。前者使用埋藏式的永久性心脏起搏器，后者使用体外携带式的临时起搏器。

起搏器有感应式、经皮式和埋藏式 3 种。感应式起搏器的脉冲发生器在体外，通过载波发射给埋置于体内的感应接收线圈，再解调还原为起搏电脉冲。由于易受干扰，目前基本不采用。经皮式起搏器产生的电脉冲经皮肤或静脉电极传输至心脏，适合临时性起搏。埋藏式起搏器的整体全部埋置于患者皮下，电极经静脉固定在心内膜或心肌表面，适合于永久性起搏。

按照起搏电脉冲与患者自主心率关系分为固定型起搏器和按需型起搏器两种。固定型起搏器电脉冲频率和幅度固定，不受心脏自搏心率控制。按需型起搏器受心脏自搏心率控制，自搏心率超过起搏器设定频率时，起搏器停止发送脉冲。自搏心率低于起搏器设定频率时，起搏器发出脉冲防止心率低于安全水平。起搏器电脉冲与心电 P 波同步的称为 P 波同步起搏器，与 R 波同步的称为 R 波同步起搏器。非同步起搏器发出的电脉冲与心电无关。

(二) 起搏器的基本结构

起搏器由低频脉冲发生电路、感知放大器、按需功能控制器和电极导线(起搏导管)等功能单元组成。

1. 脉冲发生器

产生矩形电脉冲,频率 30 ~ 120 次 /min、脉冲宽度在 1.1 ~ 1.5ms 范围内可调,幅度按照起搏需要调节。

2. 感知放大器

通过电极接收并选择性放大来自心脏的 R 波或 P 波电信号,以辨别心脏自主搏动,管理按需功能控制器工作。

3. 按需功能控制器

感知 R 波(心室感知型)或 P 波(心房感知型)后抑制电脉冲发出,形成起搏器的不应期。当患者自身心率降低到一定程度,感知放大器在一定时间内检测不到 R 波或 P 波时,按需功能控制器就释放脉冲发生器发送起搏脉冲。

4. 起搏电极和导线

又称起搏导管,是起搏器与人体心脏互动联系的重要环节,一方面要将心电信号传送给起搏器的感知放大器,另一方面要将起搏脉冲传递到心脏。无创性临时起搏的起搏电极位于胸壁特定部位,此外还有食管起搏、经胸壁心脏穿刺起搏、气管电极起搏等。心脏起搏电极还分为单极型和双极型两种。单极型的负电极连接至心脏,正电极置于腹部或胸部皮下。双极型的两个电极均直接固定在心脏上。

第六节　气道管理设备

呼吸管理是生命支持的基本内容。在呼吸管理中保持患者呼吸道通畅的医疗操作统称为气道管理。与气道管理相关的医疗器械除了人工气道外,麻醉喉镜、吸引设备、管芯、牙垫、吸痰管等也是维持呼吸道通畅必不可少的医疗器械。

一、人工气道

人工气道是麻醉机或通气机呼吸气回路与患者解剖气道之间最后一级管道连接的统称。人工气道的前部与患者上呼吸道解剖形态相适应，以便密闭连接，称为患者端；后部与呼吸气路的复合输出端连接，称为气路端，要求统一通用，目前已形成完整的国际标准系列。按照人工气道患者端与患者呼吸道的解剖关系分为面罩和鼻罩、喉上型通气道、气管内导管和支气管内导管。

（一）面罩和鼻罩

面罩和鼻罩的气路端为直径 22mm，1∶40 内锥度国际标准接口，可与标准呼吸气路的复合患者端（直径 22mm，1∶40 外锥度接头）对接。患者端不侵入患者的上呼吸道，气道密封性能差；不能克服患者口咽腔、喉部和气管内的梗阻；不能避免反流、误吸危险。但无创伤、使用方便，适用于现场急救和无创通气管理。

1. 面罩

面罩是遮盖患者口鼻，经口、鼻腔通气的简单人工气道。面罩患者端的气垫与人体颌面部形状相适应，可罩住患者的口鼻部位。适用于快速建立人工通气。

2. 鼻罩

鼻罩是仅遮盖患者鼻部的简单人工气道。清醒患者易于接受，适用于慢性呼吸功能不全和睡眠治疗等无创通气支持领域。

（二）喉上型通气道

喉上型通气道是侵入患者上呼吸道，非气管内安置的人工气道。可以解除舌后坠造成的呼吸道梗阻，不能解除喉内和气管内的梗阻。目前此类人工气道有口咽通气道、鼻咽通气道、喉罩、喉管和双腔通气道。喉罩、喉管和双腔通气道的气路端均为直径 15mm，1∶40 外锥度国际标准接头，可与标准呼吸气路的复合患者端（直径 15mm，1∶40 外锥度接口）对接。

1. 口咽通气道

口咽通气道是经口腔放置的通气道，可解除舌后坠造成的呼吸道梗阻，但不能控制反流和误吸，不能实施人工通气。适用于咽喉反射不活跃、具有自主呼吸的麻醉或昏迷患者。

2. 鼻咽通气道

鼻咽通气道是经鼻腔安置的通气道。适用范围同口咽通气道，但刺激性小，容易固定。

3. 喉罩

喉罩是安置于喉咽腔的通气道，由环形气垫、通气管和导管接头组成。环形气垫充气后封闭罩住喉部，通气管患者端开口于环状气垫中间。可以较好地控制胃内容的反流和误吸，实施正压通气，适用于现场急救和困难气道的麻醉通气管理。引导气管插管的喉罩通气管短而粗，安置喉罩后，可经通气管完成盲探气管内插管。

4. 喉管

喉管是经口腔插到食管入口的通气道。有前后两个套囊，前套囊充气封闭食管上口，后套囊充气封闭口咽腔。单腔通气管开口于两个套囊之间，正常插入后位于喉咽腔，可控制胃内容的反流和误吸，实施正压通气。由于其可以盲探插入，适用于现场急救和困难气道的处理。

5. 双腔通气道

双腔通气道又称联合通气道，有内外同轴的两个通气管和前后两个套囊。内通气管开口于前套囊的前端，外通气管开口于两个套囊中间，前套囊充气后封闭食管入口，后套囊封闭口咽腔。使用时经口腔盲探插入，大多数情况下前端进入食管，双套囊充气后经外通气管通气。如果前端进入气管，则直接经内通气管通气。这种通气道能够较好地控制胃内容的反流和误吸，实施正压通气。适用于现场急救和困难气道的处理。

（三）气管内导管

通过一定解剖途径安置于患者气管内的人工气道统称为气管内导管。可分为气管导管、特殊气管导管和气管切开导管。

1. 气管导管

气管导管有经口和经鼻两种，目前多为口鼻通用型。由单腔导气管、防漏套囊、导管接头3部分组成。导气管是气管导管的主体，主要规格包括：

（1）长度：气管导管的长度与导管口径成比例，鼻腔气管导管较口腔气管导管长。

（2）弧度：口腔气管导管弧的半径为14cm，鼻腔气管导管为20cm。

（3）斜口：气管导管的斜口常规向左。口腔气管导管的斜口角度为45°，鼻腔气管导管斜面为30°。在斜口对侧的管壁上有侧口的气管导管称Murphy导管。可防止前端斜口紧贴气管壁引起气道梗阻。

（4）口径：气管导管口径的规格编号主要有两种：①以导管的内径（ID）编号，最小2.5mm，最大10mm，间隔0.5mm分号。②以导管的周长编号，即法制号（F）。F ≈ 导管外径（mm）×3.14 或 F= 导管内径（mm）×4。F号最小10号，最大40号，号间差为2。目前主要使用ID编号。

常用气管导管口径、长度的规格见表4-3。

防漏套囊是气管导管的患者端附件。充气后的套囊密闭导气管和患者总气管之间的空隙，防止正压通气时漏气，可以有效阻止上呼吸道分泌物或胃内容反流进入气管。由于可更换的乳胶高压低容量套囊会引起气管黏膜损伤，目前已被低压高容量套囊取代。低压高容量套囊由塑料薄膜或硅胶薄膜制成，注气后套囊呈圆柱状或梭形，与气管黏膜接触面大，压力小，防漏效果好。通常与一次性气管导管连体，不可更换。注气接头内有单向活瓣，注射器插入时活瓣打开，移去注射器自动关闭防止漏气。套囊放气时必须用注射器抽吸。

气管导管气路端的连接管称导管接头，导管接头的气路端为15mm国际标准锥度接头。导管端为不同直径的平滑锥形管，与相应气管导管的气路端适配。

2. 特殊气管导管

特殊气管导管是根据手术麻醉特殊需要而专门设计的气管导管。

异型气管导管的导气管呈S形或C形，主要用于头颈外科麻醉，防止折瘪，并可减少气管导管在手术空间的占位。加强气管导管管壁内具有钢丝或尼龙螺旋骨架，使用时可任意弯曲不折瘪，特别适用于头颈部手术的麻

表 4-3 气管导管的规格

内径（ID）（mm）	外径（OD）（mm）	长度（mm）	法制管周号 （F≈OD×3.14）
2.5	3.6	150	10
3.0	4.3	170	12
3.5	5.0	190	14
4.0	5.6	210	16
4.5	6.3	230	18
5.0	6.8	250	20
5.5	7.4	270	22
6.0	8.2	290	24
6.5	8.8	300	26
7.0	9.6	310	28
7.5	10.2	320	30
8.0	11.0	330	32
8.5	11.6	330	34
9.0	12.2	340	36
9.5	13.0	340	38
10.0	13.6	350	40

醉。导向气管导管内曲侧管壁内有隧道，内穿一根尼龙线，前端固定于导管曲面前端管壁，尾端拉环穿出隧道。使用时，向外拉线，导管头即可内曲上翘，适用于鼻腔盲探气管插管和口腔插管困难的情况。

3. 气管切开导管

气管切开导管是经气管切开造口安置的气管导管，用于通气管理的气管切开导管具有 15mm 国际标准锥度接头和防漏套囊。

（四）支气管内导管

患者端置于左或右主支气管，实施肺隔离和单肺通气的人工气道统称为支气管内导管。分为支气管导管、支气管堵塞导管和双腔支气管导管。

（1）支气管导管是安置于支气管内的单腔导管。特点为导气管细长，套囊短。右支气管导管前段套囊分两段，导气管有一开口于两个套囊中间的侧口，对应右肺上叶支气管开口。

（2）Univent 支气管堵塞导管的管壁内有一隧道，内置可伸缩的堵塞引流管。使用时先将导管插入气管，然后操作活动的堵塞管插入左或右支气管，套囊充气封闭支气管，并可通过引流腔吸除支气管内的分泌物。套囊放气后退回，即可恢复双肺通气。支气管堵塞导管可实现肺隔离，单肺通气阻力小于双腔管。

（3）双腔支气管导管（简称双腔管）的导气管由中隔分为左右两个独立的通气腔，可以实现肺隔离，分别管理左右肺通气。

Carlens 双腔管是患者端进入左总支气管的双腔气管导管。有前后两个套囊，前套囊靠近左通气管前端开口，封闭左主支气管。后套囊封闭总气管。后套囊下方有右通气管开口。右通气管开口下部有一个舌状隆嵴钩，用以骑跨于隆嵴上，有利于插管定位。隆嵴钩远端的左通气管向左偏斜，以利于进入左支气管。

White 双腔管是患者端进入右总支气管的双腔导管。结构与卡伦斯双腔管相似，但没有隆嵴钩；右导气管长，并向右弯曲，对应右支气管分叉角度；右导气管有一侧口位于前套囊的右上侧壁，对应右肺上叶支气管开口；左导气管开口于两个套囊之间，经总气管通气。

Robertshaw 双腔管是目前应用最广的支气管内导管，分左型和右型两种。右型双腔管的前套囊分为两个，两者之间为对应右肺上叶支气管的侧口。左型双腔管结构与卡伦斯双腔管相似，但无隆嵴钩。插管操作较卡伦斯双腔管方便。

二、气道管理辅助器械

麻醉喉镜和光导纤维支气管镜都是用来显露喉和声门，以便明视下引导气管内插管的辅助器械。

(一)麻醉喉镜

普通麻醉喉镜由镜柄和喉镜片两部件组成。镜柄是手持部件，内装两节二号电池，顶端为凹形连接器，与喉镜片的凸形连接器对接，凹形槽底部有照明电路正极的触点。凹凸连接器将喉镜片和镜柄组成一体，两者呈90°时接通照明电路，为使用状态。折叠镜片与镜柄则断开电路，为备用状态。

喉镜片是伸入口腔显露声门的部件，主要有3个结构。①压舌板：是压迫并推移舌体和口底软组织的结构，根据压舌板形态分直喉镜和弯喉镜两种。使用直喉镜要求头后仰体位，压舌板顶端直接挑起会厌。弯喉镜操作时不必过度后仰头部，可以在校正体位下用压舌板顶端挑压舌骨会厌韧带间接牵起会厌显露声门，临床使用较普遍。②直角或C型挡板：为压舌板左缘的挡板结构，是保持张口并防止舌体由左侧进入视野的结构。挡板高，开口大，视野开阔，但易损伤牙齿。低挡板喉镜片适用于张口受限的患者，挡板前端设有聚光灯泡。③凸型连接器可以与镜柄凹形连接器对接，有卡槽、碰珠和电源触点等结构。近年出现的一次性塑料喉镜片对预防喉镜引起的医院内交叉感染具有意义。

(二)特殊喉镜

为满足特殊患者需要，Alberts喉镜柄与镜片67°锐角连接，适用于颈部强直性过伸的特殊患者。Polio喉镜柄与镜片130°钝角连接，适应颌胸粘连造成颈部强直性过曲位的特殊情况。McCoy喉镜在弯喉镜片基础上设计了镜片前端加弯结构。使用时，合拢扳手，活动的前镜片可进一步上挑会厌，帮助操作者显露声门，适用于不易挑起会厌，气管插管困难的患者。

Truphatek光纤喉镜的灯泡位于喉镜片的后部，照明光源由光导纤维传导到镜片前端，可以避免口腔分泌物污染灯口。WelchAllyn光纤喉镜的灯泡位于镜柄凹形连接器的槽底。喉镜片无电路，减少了电路接触不良故障，有利于镜片的清洗消毒，但光导纤维的入射镜面容易划伤导致光路传导不良。Truview可视光纤喉镜采用光导纤维照明，附有目镜筒，可视范围变宽，有利于在困难插管操作中观察声门。

光导管芯也是引导气管插管的辅助器械，由手柄、可塑型管芯两部分组成。管芯前端装有聚光灯泡。借助聚光灯泡在患者颈部体表的投射亮点指引，将气管导管前端送入声门，适用于盲探气管插管。Bonfils 气管插管镜可以通过目镜直视观察声门位置，相当于可视光导管芯。

（三）光导纤维支气管镜

麻醉用气管插管纤维内镜由镜头和光缆组成。镜头分目镜部和操作部。操作部设有弯角部操纵柄，吸引口。光缆只有吸引通道，分为软管部、弯角部，工作长度 600mm，外径有 3.1mm、4.1mm 和 5.2mm 3 种规格。光缆中有 3 路光导纤维束，两路引导光源到光缆前端照明视野，一路传导物镜所见到目镜，目镜所见为实物的 2.2 倍。弯角部受操纵柄控制，可上下偏转120°，调整观察角度引导光缆方向。光缆前端有两个照明口、一个吸引口和一个物镜头。使用时先将气管导管套在光缆后部。明视下将光缆前端送入声门，即可引导气管导管插入气管内。特别适用于鼻腔插管和无法显露声门插管困难的病例。在判断和校正支气管插管位置，明视下支气管内吸痰，诊断处理麻醉中呼吸道梗阻等方面也具有技术优势。麻醉专用的气管插管纤维内镜采用锂电池供电，这种便携电源累计使用时间只有 1h 左右，需要经常更换电池。

第五章　全身麻醉的实施

　　全身麻醉系指利用各种全身麻醉药的作用使人体中枢神经系统受到不规则的下行性抑制，导致意识消失的麻醉状态。这种中枢神经系统的抑制必须是可逆的，而且是容易控制的。

　　按全身麻醉药进入人体内的不同途径，可以分为吸入麻醉和非吸入麻醉，后者以静脉注射为主，称之为静脉麻醉，也有用肌内注射或直肠灌注达到全身麻醉状态或基础麻醉状态。临床麻醉中，较多情况是吸入麻醉与静脉麻醉联合应用，可称之为静吸复合麻醉。在进行全麻的过程中，通常又分为麻醉诱导和麻醉维持期。前者目的是使患儿从清醒状态进入意识消失，达到外科手术期深度，此过程机体的内环境改变较大。后者为持续保持所需要的麻醉深度，应尽量满足手术的要求。

第一节　小儿全身麻醉诱导

　　患儿从病房或自家住宿来到手术室的陌生环境中，人员不熟，不免会产生紧张甚至恐惧的情绪，这种情绪可使患儿精神受到创伤，出现抑郁、焦虑和行为改变等。小儿麻醉医师可营造手术室温馨的环境，比如在诱导室内悬挂一些小动物的卡通图片和小玩具等，使患儿感到温暖、亲切，如条件允许，甚至还可让家长陪伴在场或由家长抱着孩子共同完成麻醉诱导。

　　麻醉的准备工作应在患儿进入手术室之前完成，检查麻醉机及通气管道是否通畅、麻醉药预先配制并标注药物浓度、准备齐全的气管导管和咽喉镜、查看监护仪运转是否正常并预调合适的报警上下限。一旦患儿进入手术室，应尽快实施麻醉诱导，缩短麻醉前在手术室的时间。

　　小儿全身麻醉诱导方法有多种，根据给药途径可分为口服、面罩吸入、静脉注射、直肠内给药、鼻腔及舌下给药、肌内注射等。

一、口服和口腔黏膜给药诱导

　　口服给药途径诱导是最无创、最人性化、对患儿影响最小的方法，通常将药物制成糖浆或味道可口的混悬液，便于小儿服用或舌下含服，绝大多数患儿均能接受，依从性良好。最常选用的麻醉药是咪达唑仑、氯胺酮等，可单独或混合使用，一般在手术室门口给予。咪达唑仑 0.5mg/kg，20～45min 后，患儿进入朦胧状态，容易离开父母进入手术室，不会或极小影响苏醒。也可用氯胺酮 4～10mg/kg，或吗啡 0.2～0.5mg/kg，或芬太尼 5～10μg/kg。常将咪达唑仑和氯胺酮混合使用，剂量为咪达唑仑 0.5mg/kg、氯胺酮 3～6mg/kg，使用氯胺酮时必须合用阿托品 0.02mg/kg 以防止口腔分泌物的增多。芬太尼棒棒糖（Oralet）是美国 FDA 允许在小儿作为术前用药的第一个阿片类药物，可经口腔黏膜持续吸收，血药浓度缓慢升高和衰减，避免了芬太尼胸壁强直等不良反应，也可用于术后镇痛。口服给药的缺点是诱导的时间比较长，一般需在麻醉前 30min 口服。

二、面罩下吸入诱导

　　吸入麻醉诱导具有起效快、无痛苦及易被接受等优点。小儿对于吸入麻醉药的吸收、分布较成人快。通过面罩吸入是小儿最常用的吸入麻醉诱导技术。但也有麻醉医师不喜欢用面罩而喜欢用软管往患儿的鼻子里和嘴里吹入麻醉药。麻醉诱导时常用七氟烷和氧气。吸入诱导的实施经面罩吸入，最好选用透明的无效腔最小的面罩，便于诱导过程对患儿口唇颜色的观察。小儿面罩有多种型号，其上面的圆形开口连接通气系统，下面气垫罩在面部形成密闭系统。各种挥发性麻醉药及氧气可通过面罩—通气系统吸入肺内。

（一）经典吸入诱导法或称为"递增法"

　　麻醉前选择好大小合适的面罩、贮气囊和螺纹管。将含 70%N_2O（N_2O）与氧的混合气体通过面罩吹入患儿的口鼻部。1～2min 后，患儿出现眼球震颤，呼吸慢而规则，随后加入挥发性麻醉药（氟烷或七氟烷），每 2～3 次呼吸后增加挥发性麻醉药 0.5% 的吸入浓度，达到挥发罐最大浓度（7% 七氟烷）后维持，确认达到足够的麻醉深度后，减少挥发罐中七氟烷的浓度至 3% ~ 3.5%，并将新鲜气流量调至 0.5 ~ 1.0L/min，N_2O 浓度调至 50% 维持。也可以采用异氟烷代替氟烷及七氟烷，在 N_2O 诱导 1 ~ 2min 后，每 5 ~ 6 次呼吸增加 0.25% 的异氟烷。这种逐步增加浓度的方法常不会引起咳嗽及喉痉挛，诱导过程平稳安全。但由于缓慢增加吸入麻醉药浓度将延长诱导时间（未能迅速度过兴奋期），易导致患儿出现兴奋和躁动以及发生呼吸道阻塞及呕吐等，因此，此方法仅适用于能合作的年长儿。

（二）深吸气高浓度吸入诱导或称为负荷法

对于婴幼儿或焦虑紧张的患儿以及希望快速诱导的患儿，麻醉医师可以考虑选择深吸气高浓度吸入诱导法，此方法是目前小儿吸入麻醉诱导最常用的方法。具体做法：在面罩接触到患儿面部前，密封面罩或堵住螺纹管的接面罩端，打开溢气活瓣（APL 活瓣），用含 60% ~ 70% N_2O 和 6% ~ 8% 七氟烷的大流量新鲜气流（5 ~ 8L/min）预充呼吸回路 1 ~ 2min，使整个呼吸回路充满高浓度的麻醉药。患儿入室后，即将面罩扣于患儿面部，并嘱患儿深呼吸，一般呼吸 5 ~ 10 次或 1min 内即可使患儿睫毛反射消失、安静入睡。如吸入诱导过程中，患儿出现躁动，给予适当制动，患儿很快也就进入麻醉状态。麻醉医师应注意管理患儿的呼吸道，并及时降低吸入麻醉药物的浓度。后面的做法与"递增法"相同。过去常用氟烷作为小儿麻醉诱导首选的吸入麻醉药，现在已基本被七氟烷所取代，由于异氟烷、地氟烷等对呼吸道有较强的刺激性，易引起患儿屏气或喉痉挛，故一般不被采用。

面罩通气时应重视对呼吸的监测，如呼吸音、呼吸运动、呼气末 CO_2（$PETCO_2$）波形和呼吸囊的运动等。在吸入高浓度麻醉药和高新鲜气流下，患儿很快进入麻醉状态，但常常同时也很快出现呼吸和循环的抑制，因此，必须严密监测患儿的各种生命指标，包括 ECG、血压和 SpO_2 的监测。达到预期的麻醉深度后，即应降低新鲜气流量至 0.5 ~ 1.0L/min 和吸入麻醉药浓度，防止发生麻醉过深而至心动过缓、低血压或呼吸抑制。麻醉诱导过程中患儿的生命体征一旦发生异常，应立即降低吸入麻醉药的浓度或完全关闭吸入麻醉药挥发罐，用高流量 100%O_2 冲洗呼吸回路，适当洗出体内及呼吸回路中的麻醉药，但应避免矫枉过正，即麻醉过浅。若出现氧饱和度下降，除呼吸抑制的因素外，还应考虑 N_2O 浓度是否过高，应关闭 N_2O，用 100%O_2 通气直至氧饱和度恢复正常。诱导中常常会由于患儿进入麻醉后出现舌后坠或轻度喉痉挛等呼吸道梗阻的表现，一般只需轻托下颌或置入口咽通气道即可缓解。若患儿症状加重，出现严重的屏气、呛咳或喉痉挛。

三、静脉诱导

静脉诱导起效速度快，效果确切，没有吸入麻醉诱导时的不愉快感，但必须在有静脉通路的条件下进行。因此，静脉诱导是小儿麻醉诱导的主要方法，尤其适用于已经开放静脉的患儿。

氯胺酮、咪达唑仑和丙泊酚是最常选用的静脉诱导药物，例如氯胺酮与咪达唑仑联合应用于麻醉诱导。咪达唑仑对呼吸循环抑制作用小，并具有较强的顺行性遗忘作用。两药联合应用麻醉起效快，维持时间 30~60min，可用于短小手术的基础麻醉，并为全麻气管插管或神经阻滞提供条件。将氯胺酮 100mg 与 0.5% 咪达唑仑 10mg 制成 4mL 混合剂，按 0.1mL/kg 静脉给药，30s 后起效，持续 1~2h。利多卡因可以增强氯胺酮的麻醉效果延长作用时间，减少氯胺酮用量，降低不良反应的发生率。应用氯胺酮（100mg）、利多卡因（100mg）和东莨菪碱（0.3mg）混合剂（8mL），以 0.1~0.2mL/kg 静脉给药，30s 起效，持续 10min 左右，效果较单用氯胺酮更为平稳。静脉麻醉诱导前应充分供氧，以避免发生低氧血症。一旦静脉开放，给予静脉麻醉药物，使患儿平稳入睡。如果患儿存在心动过缓或是血压较低，需静脉给予阿托品 0.01~0.02mg/kg。当患儿达到一定的麻醉深度后，如果预测没有困难气道的可能，并且面罩供氧能够保证足够的通气，给予肌松药，待肌松完善后进行气管插管。

选择静脉诱导时，要根据手术时间的长短、手术创伤的程度以及是否气管插管等因素选用药物及剂量，且应同时考虑镇静、镇痛和肌松的问题。如一个体表且短小的手术，一般不需要气管插管，仅用面罩或喉罩即可维持气道通畅，一般有足够的镇静和镇痛而不需要肌松。反之，需要气管插管的全身麻醉静脉诱导时，往往需要借助肌松药顺利完成气管内插管，并可提供手术时的肌肉松弛、便于控制通气。肌松药可减少强效吸入麻醉药或静脉麻醉药的用量，因此也降低了麻醉诱导期间低血压、心动过缓和心搏骤停的发生率。如静脉麻醉与吸入麻醉联合应用时，即患儿开始时在吸入麻醉下入睡，开放静脉后给予静脉麻醉药以完成麻醉诱导。此时，静脉麻醉药的剂量应减小或静脉给药后减小吸入麻醉药的浓度。

四、直肠给药诱导

直肠给药对患儿刺激较小，多数患儿可在母亲怀抱中完成。药物吸收较慢，发生呼吸抑制机会少，是个安全无创的方法。可用于直肠诱导给药的药物较多，如咪达唑仑 0.2~0.3mg/kg、氯胺酮 3~10mg/kg、硫喷妥钠 25~30mg/kg 或甲己炔巴比妥 25~30mg/kg。而临床上水合氯醛的应用更为广泛，以 10% 水合氯醛按 0.5mL/kg 的剂量注入肛门，患儿约 5min 后入睡，维持 1h 左右。此法常用于患儿的一些无创操作检查，如 CT 检查、静脉穿刺等。直肠内粪便常可影响药液的吸收，从而延长药物的起效时间并影响其药效。

五、经鼻腔给药诱导

经鼻腔给药的效果不确切，Walbergh 研究表明，经鼻滴注咪达唑仑的生物利用度只有静脉给药的 51%，但起效速度比直肠途径快 45%。鼻内滴注咪达唑仑能引起轻微的、短暂的鼻黏膜刺激，如果 0.5% 药液（5mg/mL）的用量 > 1mL 还有可能产生窒息和呛咳。患儿不合作、不易接受，挣扎时可能造成部分药液流失。因此，经鼻腔给药的效果不确切，目前不推荐使用。常用的药物及剂量为氯胺酮 3~5mg/kg 或咪达唑仑 0.2~0.3mg/kg。

六、肌内注射诱导

肌内注射诱导常用于极端不合作的小儿，不愿意口服药液也无法实施吸入麻醉或开放静脉进行静脉麻醉诱导。氯胺酮仍然是目前最为常用的肌内注射诱导的药物，常用剂量为 5~8mg/kg，2~3min 后起效，持续时间 30~50min，但其嗜睡状态可能持续更长，因此，在一些短小手术和门诊手术，为了能使患儿及时清醒，不推荐使用这一剂量，而代之以 1~2mg/kg 肌内注射，3~5min 后患儿安静有些朦胧并相对合作、能脱离父母时即可进入手术室行吸入麻醉诱导的方法，以避免应用大剂量氯胺酮而产生的不良反应以及术后恢复时间延长，从而减少术后并发症。

氯胺酮为非特异性的 NMDA 受体阻断剂，具有意识消失快，镇痛作用强，对呼吸系统影响小，不抑制咽喉反射的特点。在儿科短小手术麻醉中应用较为广泛。但其相应的不良反应如心血管系统兴奋作用、苏醒期精神症状、气道分泌物增多等仍是临床应用中的顾虑。氯胺酮常与咪达唑仑（0.05mg/kg）和阿托品（0.02mg/kg）联合肌注，可减少分泌物增多、谵妄、烦躁、噩梦、术后呕吐等不良反应。氯胺酮与利多卡因和东莨菪碱联合应用，也有此作用，氯胺酮 100mg、利多卡因 100mg、东莨菪碱 0.3mg 组成的混合制剂，按0.5mL/kg 肌内注射，持续时间为 30~60min。另外，2.5% 硫喷妥钠 0.8mL/kg（20mg/kg）臀部肌内注射，约 5min 后入睡，可维持深睡 1h、嗜睡 2h。根据手术要求，可于前次注射后 20min 再给半量重复注射。但硫喷妥钠系碱性药物，而且注射容量大，对局部组织有强烈刺激，易出现呼吸抑制、喉痉挛，目前已较少应用。

第二节　全身麻醉期间的管理

一、气道保护

麻醉诱导后，确保并维持儿童气道通畅、减少发生误吸的风险是至关重要的。1 岁以上患儿在仰卧位下行头颈部以外的选择性手术，能安全地行自主呼吸或通过面罩辅助通气。维持适当的麻醉水平，及时吸除胃内容物，避免胃胀气，减少发生反流和吸入性肺炎的风险。短小手术时将患儿的头部置于嗅花位，这样可以保持上呼吸道的通畅。插入口咽通气道和使用适中的持续呼吸道正压通气（CPAP）可以改善上呼吸道的通畅并减少吸气时作功。

喉罩（LMA）的问世为小儿的气道管理增添了一种重要的方法。喉罩的型号有 1 号、1.5 号、2 号、2.5 号、3 号及 4 号，喉罩能用于 6 个月以上的多数儿童患者中。它的操作是模仿吞咽动作，沿着舌体插入咽部完成，也可以喉罩背面插入，然后旋转 180° 完成操作。给罩囊充气后，麻醉医师要检查喉罩的位置，使置入的喉罩与咽部的结构相符以保证呼吸道通畅，妥善固定防止意外移位是至关重要的。

对于婴儿，尤其是 < 6 个月的婴儿，因为不明原因的上呼吸道梗阻较常见，因此气管插管是其适应证。另外，应用面罩过度的人工通气会使胃部胀气，使下肺受压，同时增加胃内容物反流和误吸的危险。7 ~ 12 个月的婴儿最好还是采用气管插管。

插管后应妥善固定气管插管。对于术前和术中需要变动体位或头位的患儿，可使用安息香酊制剂加固。所有患儿的波状螺纹管与气管插管的接口处要接紧，以防正压通气时螺纹管的来回摆动，这是造成喉损伤的主要原因。麻醉满意后需把胃排空。6 岁以上的儿童可经口插入 12F 的吸引管，更为年长的儿童和少年则可经口或经鼻插入 12 ~ 18F 带侧孔的胃管。

如果气管插管后听诊发现气管支气管腔内有分泌物，应选择粗细适宜的吸痰管对气管插管腔内进行清理。在清理前，为防止发生缺氧，患儿应先吸入含有高浓度氧的混合气体，注意此时不要使用 N_2O。有时会将正压通气时气管周围漏气听到的干啰音误当作是分泌物增加造成的。用食指和拇指在胸骨上窝处轻轻地施压（近似于 Sellick 手法但要注意动作轻柔），能减少漏气和噪声，这样也可以明确气道内是否有分泌物存在。要尽量缩短气管内吸痰的时间，特别是婴儿，因为在吸痰过程中，婴儿的 $PaCO_2$ 会以 9 ~ 11mmHg/min 的速率增加。与气管插管相比，吸痰管的口径要适当缩小，这样在两者之间会有足够的腔隙以避免高负压吸引时造成意外的肺塌陷。

二、眼保护

全身麻醉消除了眼睑和角膜的保护性反射，减少了眼泪的产生、并使眼睑部分张开。为防止发生眼球干燥和损伤，应将上下眼睑完全闭合并用低变应原的清洁胶带完全封闭。若眼睑闭合不全则胶带的黏性可造成角膜磨损。Orkin 和 Cooperman（1983）建议在粘眼之前在眼球表面点滴人工眼泪。油制眼膏可以起到保护角膜免受磨损的作用。虽然 Cucchiarra 和 Black 的研究没有表明两者存在有明显的差别，但与水溶性的人工眼泪相比前者的刺激性较大。眼膏还可引起视物模糊，所以不推荐在门诊患儿中使用。侧卧位手术时，由于手术时间长，眼保护显得格外重要。一般可采用 C 型明胶类头圈，将眼部对准 C 型缺口部位。术中还应随时观察，防止体位变化造成眼球受压。在俯卧位时，头架不得挤压眼球，可用胶带将头与头架固定，防止错位。

三、静脉置管

择期手术的患儿可在吸入麻醉诱导后建立静脉通路。留置导管的内径必须能满足输液的需要，可参考患儿的疾病状况和手术操作进行选择。除非麻醉前已存在严重的失血失液，否则儿童选用 20G、婴幼儿选用 22～24G 套管针可以满足常规择期手术的需要。因为婴儿较小就选择小号的套管针，这种观点是错误的。如果没有可穿刺的部位或遇穿刺困难，可考虑选择中心静脉或切开置管。

根据手术要求决定穿刺部位，如腹部巨大肿瘤手术，静脉穿刺最好选择上肢外周静脉、颈内静脉或锁骨下静脉，以备术中阻断下腔静脉时，液体、血制品及药物能及时进入体内。同样，纵隔肿瘤患儿的静脉穿刺部位建议选择下肢，这样即使因手术需要阻断上腔静脉，也不会影响液体输入。

四、体位

婴儿和儿童由于皮下脂肪的相对缺乏、肌肉组织的欠发育及神经血管构建在很表浅的位置，体位摆放不正确时极易受伤。用海绵、橡胶、棉花和毛巾做的垫子可以使手术床坚硬的表面变软，阻止发生压伤，特别是长时间手术时。患儿不要躺在硬性物体上，身下不要留有任何管线，尤其要注意肱骨和股骨等神经表浅部位的保护，避免增加意外受伤的风险。婴儿及儿童摆放特殊体位如俯卧位、侧卧位和截石位时应特别小心，不合适的垫卷会挤压或牵拉患儿纤细的肌体结构，增加损伤的风险。婴儿通常腹部较大，在俯卧位时要把肩部和骨盆充分垫高，不要影响患儿呼吸。婴儿肌肉组织欠发育，而肌腱和韧带允许较大的弯曲，使肢体处于不正常的位置。头圈或半圆形的头垫要与患儿的头型相匹配，以防止头部或耳部受压。长时间手术过程中要间断性转动患儿的头位以确保其头部的软组织不受伤。

第三节　小儿全身麻醉的维持

一、理想的全身麻醉

必须在不严重干扰机体生理功能的前提下，具备满足手术的全麻四要素：即镇痛完善、意识消失、肌肉松弛及神经反射迟钝。

（1）痛觉阻断（镇痛完善）：全身麻醉的首要目的是阻断感觉神经，保证患儿在手术中无痛。这可能与阻断大脑皮质、下丘脑、皮质下丘脑核、脑感觉神经及眼外肌运动神经核有关。

（2）意识阻断（意识消失）：意识消失是全身麻醉另一个重要目标，使患儿完全入睡或失去意识，免除手术中的不良刺激及痛苦。此过程包括先使患儿平静、无焦虑地失去紧张心理；继而镇静、困倦，失去惊恐感；然后嗜睡或浅睡，容易被唤醒；再进入深睡，但仍能被强刺激唤醒；记忆缺失；最后进入完全麻醉状态，可耐受各种刺激。此过程由浅至深，若进一步加深抑制延髓，则有生命危险。

（3）运动神经阻滞（肌肉松弛）：抑制大脑的运动区及传出冲动，并能进一步影响皮质下及椎体外束中枢所控制的肌张力及功能。阻滞运动神经后引起肌肉松弛，包括松弛呼吸肌，但肋间肌多无影响，膈肌麻痹最晚出现，抑制减浅时后者也最早恢复张力。

（4）神经反射的阻断（反射迟钝）：对全身麻醉还要求抑制一些不良神经反射，如反射性呼吸道黏膜分泌、喉痉挛及支气管痉挛，又如牵拉内脏时引起反射性血压下降、血管张力减低及心律失常等。

二、吸入麻醉维持

（一）麻醉药选择

1. 氧化亚氮（N_2O）

N_2O 的最大优点是血气分配系数低，起效快，消除迅速，对心血管及呼吸系统无明显抑制作用。N_2O 麻醉性能弱，吸入 70%N_2O 尚无法达到 1 MAC，只相当于 0.6MAC，因而常与其他麻醉药配合应用。N_2O 可减少挥发性麻醉药的用量，使麻醉诱导及恢复更快，避免长时间吸入纯氧对人体的危害。

弥散性缺氧是 N_2O 的主要不良反应。因为 N_2O 在血液中的溶解度比 N_2 大 30 余倍，因此在肠梗阻及易发生气栓栓塞的患儿应避免应用 N_2O。相当多的 N_2O 会在麻醉过程中扩散入闭合腔内。对可扩张的气体腔来说，50% 肺泡浓度的 N_2O 在气体腔达到平衡后，可使其容积增加 1 倍，75% 的 N_2O 则使气体腔增加 4 倍。对不可扩张的气体腔（中耳、鼻窦、脑室），N_2O 的进入可使其压力增加 20～50mmHg。

2. 七氟烷

七氟烷无刺激性气味，七氟烷吸入时肺泡内浓度增高的速率快于其他挥发性麻醉药，用七氟烷作麻醉诱导易于迅速完成，也很少见异氟烷及地氟烷诱导时常发生的咳嗽、喉痉挛及屏气等现象。七氟烷在成人的 MAC 为 2.9%，随年龄增大 MAC 降低，到 80 岁时降至 1.2%，新生儿 MAC 为 3.3%，1～6 个月为 3.2%，6 个月～1 岁为 2.5%，1～9 岁时为 2.03%。小儿吸入 60% 的 N_2O 时仅减少挥发性麻醉药 25%MAC。七氟烷麻醉后苏醒较快，但在苏醒过程中躁动、谵妄的发生率高于氟烷、恩氟烷及异氟烷麻醉。七氟烷麻醉后清醒的过程迅速且完全，恢复期恶心呕吐发生率也低于其他挥发性麻醉药。七氟烷同样会抑制呼吸及循环，但与异氟烷相比，七氟烷对心血管系统的作用更温和，血压下降的程度轻于异氟烷及氟烷麻醉。

3. 异氟烷

在成人，异氟烷可引起血管扩张，但不会造成心肌抑制或心动过缓，但对于 6 个月以下的婴儿，异氟烷可产生血管扩张、心肌抑制及心动过缓，异氟烷可使幼儿血压降低但心率可无变化。对于需控制性降压的手术，如先天性心脏病动脉导管未闭行结扎术时，用异氟烷降压效果更好。

4. 地氟烷

地氟烷的血／气分配系数为 0.42，是溶解度最小的挥发性麻醉药。地氟烷有很强烈的气味，对呼吸道具有较大的刺激性，如作为吸入诱导用药，地氟烷麻醉后清醒要比其他挥发性麻醉药迅速。

5.恩氟烷

恩氟烷麻醉可使脑电图中出现癫痫波，并在麻醉恢复期间出现谵妄、躁动和抽搐。恩氟烷价格便宜，用恩氟烷作吸入诱导发生喉痉挛的机会较少，但恩氟烷麻醉的恢复不如其他吸入麻醉药快。

吸入麻醉药的作用强度取决于药物在血中的分压，而不是浓度。能否尽快达到所需血药分压，是吸入药物可控性的关键要素。因而在药物选择上应首选对心血管作用小或肝肾影响轻微的药物。氟烷及七氟烷的共同特点是血/气分配系数小，意味着吸入麻醉药在血中溶解的浓度低，可很快提高/降低在血中的分压。

吸入麻醉时，心肌对儿茶酚胺敏感度增加，容易发生心律失常，所以对外源性肾上腺素的用量有一定要求，但小儿对儿茶酚胺的耐受性比成人强。值得注意的是，1岁以下的小儿麻醉时虽然需要较高的最低肺泡浓度（MAC），但小儿心肌功能比成人容易受吸入麻醉药抑制。尽管麻醉抑制中枢神经系统时需要较高的浓度，但心血管系统不能耐受高浓度吸入麻醉药。

所有挥发性麻醉药都会抑制缺氧性肺血管收缩，造成肺内右向左分流增加，这对婴幼儿，尤其是支气管肺发育不全的早产儿会产生较明显的影响，当麻醉加深时，循环系统尚未出现变化，患儿就有可能发生血氧饱和度降低，这类患儿若采用以阿片类药物为主的静脉麻醉就可较好地维持其血氧饱和度。在目前使用的吸入性麻醉药中异氟烷对缺氧性肺血管收缩的抑制作用最小。

（二）影响吸入麻醉维持的因素

1.麻醉通气回路

麻醉通气回路直接与麻醉诱导和苏醒速度的快慢有关。在输送等浓度的麻醉气体时，与使用无重复吸入回路系统如 Mapleson D（Bain）或 Mapleson F（Jackson-Rees）回路相比较，使用重复吸入回路系统时的肺泡内麻醉药物浓度升高的更快些。若使用无重复吸入回路时，则其麻醉诱导速度较快，也更容易控制麻醉深度。同样，比较使用容量为 3500mL 有重复吸入的回路和容量为 1200mL 无重复吸入的回路，当调节相等浓度的麻醉气体进入回路后，各气体浓度达到平衡时所需时间前者要较后者长。另外，使用有重复吸入回路时，应仔细检查可影响患儿肺通气各部分装置的功能情况，如麻醉管道、CO_2吸收器及湿化器等。

在新生儿麻醉中，由于新生儿肺容量较小，吸入性麻醉药物很快就达到平衡，无重复吸入的回路中排出药物的速度也较快，故在进行婴儿和新生儿麻醉选择回路时应选择无重复吸入的回路。当使用的新鲜气体流量足够大时，紧闭回路也具有了类似无重复吸入回路的特点。

2. 新鲜气流量

若回路内充满新鲜气体，则吸入气中的麻醉药浓度大致与挥发罐的输出浓度相同。使用无重复吸入回路（如 Mapleson E 系统、高流量方式）时，可以认为吸入浓度是挥发罐的输出浓度。若使用重复吸入回路，则重复吸入的气体会使吸入浓度低于麻醉机的输出浓度。此时患儿吸入气实际上包含两种来源：来自麻醉机的新鲜气体及患儿前次呼出的部分气体。由于对麻醉药的摄取，摄取量及重吸入气的多少将影响吸入麻醉气体的浓度，摄取及重吸入气多会降低新鲜气体的浓度，尤其是对溶解度大的药物。增加新鲜气流量可以减少重吸入对吸入气浓度的影响。

回路的容积越小或新鲜气流量越大，调节挥发器大小时，回路内气体浓度达到挥发器输出浓度的速度就越快。因此在吸入麻醉开始或者维持中需改变麻醉气体的吸入浓度时，要采用高流量方式。

3. 吸入气的麻醉药浓度

吸入麻醉药的运转及摄取是一个顺分压差的气体弥散过程，扩散两端（挥发器—呼吸回路—肺泡—血液—脑组织）的分压差是其运转及摄取的基本动力。麻醉诱导时总是开启挥发罐上较大的输出浓度刻度，以尽快提高扩散两端的麻醉药浓度差，加快药物扩散，以便达到有效的血药分压值。

根据肺泡气最低有效浓度（MAC）来衡量吸入麻醉药的强度是麻醉维持期确定挥发器开启大小（药物浓度）的理论依据。但在临床应用时，要结合患儿对药物的心血管反应，及时调整吸入浓度。

肺泡气浓度（FA）达到回路内气体浓度（F1）的速度同时也遵循时间常数的变化规律。通气量越大，肺泡气浓度达到回路内浓度（即 FA/F1 比值接近 1）的速度越快。增加吸入气浓度（高浓度）可以加速 FA/F1 比值的上升，即吸入浓度越高，肺泡气浓度升高越快，这就是所谓浓度效应。不同年龄小儿肺容量有较大差异，一般加大通气量可使肺泡气浓度达到回路气成分的时间缩短。但要注意长时间的高通气易使血 CO_2 降低，脑血流减少。

4. 麻醉药的摄取

由于吸入气进入肺后，会不断被血液吸收，麻醉开始时，吸收量大，使肺泡气的麻醉药分压降低，一段麻醉时间后，血内麻醉药分压增高，接近肺泡气的麻醉药分压，则吸收量减小。在这个过程中，心输出量大的患儿，肺泡气分压上升较慢；心输出量小的患儿（如心功能不全、休克），肺泡气分压上升快。此外，所给麻醉药的血 / 气分配系数对血吸收量也有很大影响。血 / 气分配系数大的药物，血液吸收量多，肺泡气分压上升慢。

（三）吸入麻醉维持的实施

目前应用的全身麻醉以静吸复合方式为多，如患儿进入手术室后能很快建立静脉通路，在静脉麻醉诱导下，患儿没有接受面罩的紧张感，也没有接触吸入麻醉气体时的恐惧感，很快就能意识消失，在意识消失后即开启吸入麻醉药挥发罐。开启挥发罐时应遵循浓度从低到高逐渐增加的原则。如果突然吸入高浓度的麻醉气体，对患儿的呼吸道刺激性较大，容易诱发呛咳、气管痉挛等并发症。选用血 / 气系数小的异氟烷、七氟烷、氟烷等，清醒会更快些。地氟烷在目前临床应用的吸入麻醉药中血气系数最小，但有很强的气味，对呼吸道刺激很大，如作为清醒诱导用药，容易诱发咳嗽和喉痉挛，但作为麻醉维持用药还是非常理想的。

若应用吸入麻醉诱导，在达到适当的麻醉深度后，应降低吸入药的浓度，同时减少新鲜气流量，以免麻醉药被洗出呼吸回路而使麻醉变浅。同时也应注意避免气管插管后仍然吸入高浓度的麻醉药，可能导致严重的心肌抑制、心律失常、心动过缓或其他严重的并发症。

手术中麻醉深度应根据不同的刺激程度进行调节，对刺激的反应是判断患儿麻醉深度的重要指标。现代麻醉中，由于氟类挥发性麻醉药、各类型阿片药及肌松药的出现及应用，麻醉深度的判断较为困难，但 Guedel 判断标准仍有一定价值，观察麻醉深度最好的依据是自主神经及躯体对手术刺激的反应。麻醉适宜的深度是维持患儿的血压、心率波动在基础值的 10% 以内并保持窦性心率，对最强刺激偶有波动。如果采用自主呼吸或辅助呼吸，呼吸模式应规律。

吸入麻醉深度经调节 MAC 值来实现，现代麻醉机附带有呼吸和吸入麻醉药监测，包括吸入浓度和呼出浓度，通过这两个浓度的监测不断调节麻醉深度。而很多麻醉机没有麻醉药物浓度监测功能，只有挥发罐的刻度，通过打开挥发罐至某一刻度下呼吸 15min，或许可达到肺泡气与呼吸管道麻醉气的平衡，以此粗略地调控麻醉深度。

吸入麻醉维持一般可采用 65%N_2O 和 35% 氧，内含 0.8 ~ 1.2MAC 挥发性麻醉药，并根据手术要求，患儿的情况，手术刺激的强度调节麻醉深度。胸科手术或单肺通气手术一般应采用 100% 氧及 1.0 ~ 1.5MAC 的麻醉药。

吸入麻醉药本身会产生一定的肌松作用，同时强化肌松药的效果，肌松强化程度取决于使用的吸入麻醉药及肌松药。恩氟烷对维库溴铵的肌松强化作用大于异氟烷，单用挥发性麻醉药比联合应用 N_2O、静脉麻醉药的强化作用大，因此吸入麻醉时，应酌情减少肌松药的用量。

三、全凭静脉麻醉维持

静脉麻醉时药物直接进入血液，血药浓度迅速上升，静脉麻醉给药后起效时间大约为 1 个臂—脑循环，但每个患儿之间是有差异的，可能对呼吸或循环产生抑制，因此，药物的配合及给药剂量应预先有所估计。可以通过观察患儿对术前用药的反应来了解。有些患儿术前用药后安静入睡、呼吸减浅，表明其可能对麻醉药物较敏感，在麻醉诱导与维持过程中，麻醉药物剂量可适当减少。

目前所知，所有麻醉药的中央室分布容积（V_1）均大于血管内容积，药物起效快，表明脑是初始容积的一部分。药物到达肝肾后便开始消除过程，各种药物在肝脏消除率的差别很大，若肝血流降低会使药物消除速率减慢。静脉麻醉药物通过相对小的中央室再分布到较大的总表观分布容积后被稀释使其麻醉作用终止。除氯胺酮外，静脉麻醉药均在一定程度上降低脑血流及减少脑氧耗，使颅内压下降。所有的静脉麻醉药均具有呼吸、循环抑制作用。因此，除短小手术外，都应在气管插管或喉罩辅助下控制呼吸，当全麻采用自主呼吸时，即便有确切的维持气道通畅（如气管插管、LMA）的措施，仍应密切关注药物对呼吸、循环的抑制问题，更不提倡施行不进行气管插管或未置入 LMA 的全身麻醉。

（一）药物的选择

1. 静脉麻醉药

丙泊酚是一种短效的静脉麻醉药，脂溶性高、半衰期短。丙泊酚不仅可用于麻醉的诱导，还可在连续输注时用于麻醉维持。丙泊酚全麻及在手术室内外基础麻醉中的应用逐渐在增加。磁共振成像（MRI）、内镜、气管镜及无痛操作时，均可使用丙泊酚。

Hannallah 等指出，儿童丙泊酚的用量高于成人。当联合吸入 60% 的 N_2O 时，儿科患儿要达到 $250 \sim 300\mu g/$（kg·min）的剂量才能阻止手术刺激引起的体动，复合应用肌松药后，$150 \sim 200\mu g/$（kg·min）的剂量就可维持循环指数的稳定。可能由于小儿分布容积增加 50% 及清除半衰期缩短使其需要较高的剂量。有报道表明，与氟烷麻醉相比，静注丙泊酚的小儿其麻醉恢复期较短且术后恶心呕吐（PONV）的发生率较低。若未合用 N_2O 会使小儿恶心呕吐的发生率进一步下降。婴儿及儿童的短小手术采用丙泊酚麻醉诱导会使其苏醒时间缩短。2 个月 ~ 3 岁患儿联合应用丙泊酚 $200\mu g/$（kg·min）复合镇痛药时，在血流动力学、麻醉恢复及止吐方面具有与七氟烷相似的作用。

与成人相似，静注丙泊酚后可出现低血压及心动过缓，若与阿片类药物同时应用会使这些反应更为明显，联合使用抗胆碱能药如阿托品会使此类反应减轻。可以选择吸入麻醉诱导；使用小剂量的硫喷妥钠或按 2 ~ 3mg/kg 丙泊酚中添加 0.1mg/kg 利多卡因以消除或减轻注射痛。丙泊酚具有恢复迅速、不引起躁动和定向力障碍、PONV 发生率较低的优点，麻醉维持可分次给药 1 ~ 3mg/kg，连续输注剂量为 6 ~ 12mg/（kg·h）。

2. 阿片类药物

芬太尼是一种亲脂性阿片类药物，作用时间相对短，为 1 ~ 2h。芬太尼的血浆半衰期与吗啡相似，其效能为吗啡的 100 倍。建议新生儿及婴儿全麻时药物剂量范围是 20 ~ 50μg/kg，但在药代动力学研究中发现具有显著的个体差异性。新生儿的药物清除半衰期降低而分布容积增加，这与年长婴儿及儿童的情况相似。＞ 3 个月的婴儿，呼吸抑制的风险没有增加，但对于新生儿需要术后呼吸支持，有证据表明芬太尼血浆水平会有反跳。在婴儿及儿童，芬太尼作为主要的麻醉药和用于吸入麻醉时的辅助镇痛似乎是安全的。在新生儿的药代动力学研究表明，芬太尼的分布容积清除速率和半衰期存在着很大的易变性。因此，芬太尼在新生儿和早产儿中的效果较难预测，有必要考虑术后给予呼吸支持。

大剂量芬太尼麻醉时存在两个常见的不良反应：心动过缓和胸壁强直。心动过缓对于成人是有益的，上述剂量的芬太尼很少引起血流动力学变化，即使是心功能较差的患儿。但对于婴儿来说不希望发生心动过缓，因为心脏可能无法增加心输出量而使前负荷增加。不妨同时使用抗迷走作用药物以及可引起心动过速的肌松药来拮抗心动过缓。在胸壁强直时使用肌松药可以降低面罩加压通气时的困难。缓慢推注芬太尼或给予适当的非去极化肌松药预处理有助于减少胸壁强直的发生。

芬太尼是短时麻醉和镇痛的理想用药。呼吸抑制与静脉诱导剂量具有相关性，$3\mu g/kg$ 以下缓慢注药一般不会发生呼吸抑制。$> 3\mu g/kg$ 给药时要注意可能呼吸抑制，必要时给予气管插管。

舒芬太尼是强效的阿片类镇痛药，属于特异的 μ-受体激动剂，对 μ 受体的亲和力比芬太尼强 7～10 倍，镇痛效能约为吗啡的 100 倍。舒芬太尼的镇痛效果比芬太尼强几倍，且具有良好的血流动力学稳定性，可同时保证足够的心肌供氧，静脉给药数分钟后药效达到峰值。舒芬太尼静脉诱导剂量为 $0.1～2\mu g/kg$，可以维持麻醉时间 2～3h，心脏手术时的总用量可达 2～$10\mu g/kg$。舒芬太尼的清除半衰期约为芬太尼的一半。新生儿的药代动力学背景与芬太尼的相似。舒芬太尼引起的心动过缓并不常见。

阿芬太尼的作用强度为吗啡的 25～100 倍，其分布容积小，清除半衰期约为芬太尼的 1/3。Davis 等发现同芬太尼一样，新生儿使用阿芬太尼后清除时间延长，分布容积增加且药物半衰期延长。阿芬太尼在患儿之间存在着较大的个体差异。阿芬太尼的 PONV 发生率较高。

瑞芬太尼是超短效的阿片类药物，清除半衰期只有芬太尼的 1/6。静脉给药后，15min 可达血浆有效浓度，持续时间 5～10min，清除半衰期为 6min，生物半衰期为 3～10min。长期输注或反复注射用药后其代谢速度不变，不会发生体内蓄积。成人推荐用药量为 $1\mu g/kg$，持续输注剂量为

0.5 ~ 1µg/（kg·min）。Davis 等报道瑞芬太尼用于小儿腺样体扁桃体切除术麻醉的有效输注剂量为 0.25µg/（kg·min）。瑞芬太尼用药后苏醒迅速，术后需要辅助镇痛。行牙科手术的患儿应用瑞芬太尼麻醉后 PONV 的发生率较低。早产儿和足月儿行幽门环肌切开术时，瑞芬太尼能提供安全有效的麻醉。至今还没有发生术后呼吸暂停的报道。瑞芬太尼具有药代动力学和血流动力学的可预见性，所以特别适用于婴儿和儿童手术中的镇痛，但是在苏醒及恢复期通常需要辅助其他镇痛药物。瑞芬太尼靶控输注在成人患者已经广泛应用，但在小儿的应用由于药代模型的原因，目前尚未有定论。

3. 镇静催眠类药物

苯二氮䓬类药物通常作为术前和麻醉诱导用药，可使患儿产生遗忘以及防止患儿在苏醒期出现躁动。地西泮在新生儿体内的清除时间较长，地西泮在新生啮齿动物体内的血—脑脊液屏障通透性较强。咪达唑仑的血浆半衰期较短，所以较适合用于术中使用。Davis 等发现术前应用咪达唑仑滴鼻不会延长超短时手术的恢复，比如双侧鼓膜切开术。

4. 肌松药

琥珀胆碱是一种起效快、作用时间短的去极化肌松药，与其他肌松药相比有明显的优势，但也存在着严重的不足。琥珀胆碱是唯一能在 1min 之内产生插管条件的肌松药，也是唯一可以肌内注射用的肌松药。琥珀胆碱的建议剂量为婴儿静注 3mg/kg、儿童静注 2mg/kg 就能满足气管插管时的肌松需要。在使用琥珀胆碱之前给予阿托品（0.02mg/kg）可防止其引起的心动过缓。琥珀胆碱 4mg/kg 肌内注射 30s 后起效可缓解喉痉挛，3 ~ 4min 后可产生满足插管的肌松效果。琥珀胆碱严重的并发症包括罹患神经肌肉疾病和烧伤的患儿可引起高钾血症、心动过缓、肌肉僵直、咬肌痉挛、术后肌溶解以及敏感的患儿诱发恶性高热。由于这些严重的并发症，在儿童中琥珀胆碱的使用仅限于急症情况。

米库氯铵是一种短效的非去极化肌松剂，其结构类似于二甲基筒箭毒并有较快的起效时间。米库氯铵被血浆胆碱酯酶水解的速度较琥珀胆碱慢，肌松作用可被腾喜龙和新斯的明完全拮抗。该药可引起组胺释放且药物的效果在患儿之间存在差异性，特别是小儿患儿。Brandom 等报道小儿给予米库氯铵 0.3mg/kg 后，90s 后达到气管插管条件。该药在婴儿应用时有较快的

清除率。

维库溴铵是中效非去极化肌松药，其结构类似于泮库溴铵，给药后不会产生迷走神经反应和血流动力学改变。儿童维库溴铵的ED95较婴儿和成人高。按照等效剂量计算，维库溴铵对婴儿的药效持续时间（73min）较儿童（35min）及成人（53min）明显延长，因为维库溴铵对于婴儿的药效时间与泮库溴铵的作用相似，所以对于这个年龄段的患儿维库溴铵不能被当作中效肌松剂使用。维库溴铵的用量随年龄而变化，1岁以下的婴儿对维库溴铵的敏感性较大，儿童更为明显，维库溴铵不会影响心血管系统，常用剂量为0.8~1mg/kg。

罗库溴铵是中效的非去极化肌松药，其结构类似于维库溴铵，但强度只有维库溴铵的1/10。该药比其他肌松药起效更快。剂量达到0.6mg/kg时，1~5岁儿童达到最大阻滞效果的时间为（1.3±0.2）min，而恢复时间（T25）为（26.7±1.9）min。有报道指出罗库溴铵给药后会增加患儿的心率。Meretoja等发现在婴儿罗库溴铵的ED95被认为小于成人及儿童，但其恢复时间在各个年龄段的人群中大致相当。静脉注射罗库溴铵可引起疼痛及心动过速。婴儿的常用剂量为0.5~1mg/kg，儿童1mg/kg，作用时间与给药剂量具有明显的相关性，给药0.5mg/kg后可持续阻滞30min，剂量达到1mg/kg后阻滞时间明显延长。

顺式阿曲库铵是中效的非去极化肌松药，是阿曲库铵10个光学及几何异构体中的一种，作用强度是阿曲库铵的4倍，但起效较慢。Taivainen等发现当剂量为0.15mg/kg时，在婴儿及儿童中达到最大阻滞效果的时间分别为（2±0.8）min和（3±1.2）min。顺式阿曲库铵的恢复时间（T25）在婴儿（43.3±6.2）min要长于年长儿（36.0±5.4）min。顺式阿曲库铵在体温和生理pH条件下水解（霍夫曼降解），但是只有23%的药物以这种方式分解。这种异构体使用没有组胺释放作用，有报道表明使用该药后的血流动力学稳定。

泮库溴铵是长效甾类非去极化肌松剂，会通过阻滞神经节水平的迷走神经活性和释放去甲肾上腺素引起心动过速。心动过速对于儿科患儿可能具有优势，因为吸入麻醉药或阿片类药物通常会降低患儿的心率和血压。泮库溴铵主要在肝肾代谢，肝肾功能不全时，其作用时间将延长。

170

（二）全凭静脉麻醉维持的实施

巴比妥类药物具有催眠作用，但缺乏镇痛及记忆缺失的作用；阿片类药物是很好的镇痛药，但催眠和记忆缺失的效果较差；苯二氮䓬类药物有很好的记忆缺失作用，但催眠及镇痛效果较差；氯胺酮镇痛和催眠都有效，但苏醒时伴有幻觉；依托咪酯有催眠作用，但没有镇痛及记忆缺失作用。将各类药物的优势互补，即使没有理想的静脉麻醉药，联合用药后也能达到近乎理想的麻醉状态。

全凭静脉麻醉是指完全应用静脉麻醉药及静脉辅助用药产生麻醉效果以满足手术的需要。给药方式分为分次给药或持续输注方式，并需要镇静药和镇痛药的合理搭配。若镇痛药的血药浓度已经足够，追加过多的镇静药可能会使镇痛药过量。手术中伤害性刺激的程度不断变化，要随时调整镇痛药浓度，若镇痛药浓度一直保持在较高水平，可能会延缓患儿术毕恢复，也可能影响患儿术中血流动力学的变化。镇静药给药也是如此。麻醉医师可根据手术刺激的强度、个人经验设计不同的麻醉方案，以期达到理想的麻醉要求。在小儿腺样体和扁桃体切除术中给予丙泊酚 3mg/kg、瑞芬太尼 1μg/kg 和维库溴铵 0.1mg/kg 诱导后气管插管，术中连续输注丙泊酚 6～8mg/（kg·h）和瑞芬太尼 0.25～0.50μg/（kg·min），并根据情况随时调节。手术约花费半小时，术毕停药 3～5min 后可以拔管。

目前在静脉麻醉中使用靶控输注（TCI）给药方式，TCI 利用微量注射泵自动输注系统，根据一定量人群样本的药代动力学参数，通过数学模型计算得出的某种静脉麻醉药的靶浓度（血浆或效应室浓度）为目标浓度，在手术过程中随时间的变化不断自动调整给药速度，以满足手术所需的药物靶浓度。应用时需要提供患儿的年龄和体重，由于无法精确地反映所有患儿的情况，因此输入系统理论上所达到的浓度会和实际浓度之间存在着差别。靶控输注较之连续输注能更平稳而迅速地达到所需要的浓度。这一系统在成年人应用较广，但小儿由于药代学与成人存在较大的差异，不能沿用成人的 TCI 模型，必须采用符合小儿药代学特性的 TCI 模型。目前已经在小儿麻醉中应用的 TCI 模型较少，且国外的一些小儿模型并不适合用于国内小儿，我国的小儿 TCI 模型正在研制之中。

四、静吸复合麻醉维持

静脉和吸入麻醉各有优缺点，麻醉诱导起效快且平稳，但必须先开放静脉通路，而这对小儿常常是有困难的。静脉麻醉药进入体内容易但消除不容易，因而麻醉深度的调节不够灵活。吸入麻醉起效虽慢些，但不需要静脉通路，消除也较容易，相对容易控制。但在麻醉药经呼吸道和肺泡溶解扩散入血的过程中，患儿可因麻醉过深发生呼吸抑制而延缓吸入，再者患儿常不易接受吸入诱导，且麻醉气体容易诱发气道高反应，清醒时烦躁发生率比静脉麻醉高。由此可见，两种麻醉方式各有千秋，现代麻醉中应用最多的还是两者结合的静吸复合麻醉。在麻醉诱导时，如患儿又不愿意静脉置管或建立静脉通路存在困难时，可先行吸入诱导，待患儿入睡后开放静脉，加上静脉麻醉药后完成诱导气管插管，术中静吸复合维持麻醉更为可取。

第四节　术中监测

一、术中监测标准

为了降低麻醉相关并发症，1986 年 Harvard 大学教学医院提出了术中监测的最低标准，后来被美国麻醉医师协会（ASA）接受并修改。这些标准虽不是最理想的，但却是客观的，并可以被一般的麻醉医师掌握。ASA 最初规定了一系列监测项目，包括观察胸廓的运动、呼吸囊活动或用心前听诊器监听呼吸音和使用 CO_2 监测。最近指南的观点是："对使用的 $PETCO_2$ 监测应该连续进行，除非由于患儿病情、手术或仪器本身使监测无效。"

ASA 标准特别规定氧合、通气、循环和体温要进行"连续性的"评估，特别强调了临床评估要与监测技术相结合。虽然还没有任何一项特殊的手段或仪器被规定使用，ASA 标准极力推荐使用定量方法，如 SpO_2、CO_2 监测，不推荐光靠望诊和听诊来评价心肺功能。自 20 世纪 80 年代起，在美国所有的患儿使用 SpO_2、$PETCO_2$ 监测已经成为麻醉监测工作的一部分。规定 SpO_2、CO_2 监测必须列入常规。这些标准应该被执业麻醉医师遵守以期将麻醉相关的不良事件降到最低。

二、临床观察

评价决定患儿病情的各种因素，麻醉医师要靠连续的临床观察及从各种监测项目中获得的医疗信息。在儿科麻醉中，必须时刻关注外科手术的进程。即使选用现代的无创监测技术如 SpO_2、远红外 CO_2 监测，连续地评估搜集的信息及根据麻醉医师的临床经验进行分析也是必不可少的。也许在没有 SpO_2 监测时，连续的临床评估要比监测仪中获得的医疗信息更具有价值。麻醉医师要使用胸前听诊器，了解辅助或控制通气的频率和幅度、判断是否发生气道梗阻、呼吸顺应性是否良好以及两侧胸廓起伏是否一致，同时要观察患者的肤色及血色。哮吼提示胸外气道变窄，多数发生在会厌。呼气性哮吼意味着浅麻醉下声带关闭，而吸气性哮吼是由于深麻醉或喉痉挛状态下，吸气引起松弛的软组织后坠造成的。

对患儿间断施行人工通气也是必要的，因为麻醉医师用手操作皮囊就是一种很好的监测手段，可以察觉来自麻醉回路的漏气、各种原因引起的气道梗阻、膈肌的活动变化引起的呼吸时的阻力及气道动态顺应性的变化。

正常的心血管功能表现有合适的心脏张力及收缩频率节律、脉搏容积波形、血管张力、毛细血管再充盈和红润的肤色。失血量的合理估计应参考术野中可见的出血、敷料上的失血、脉搏频率容积及肤色、含血纱布的数量及重量和吸引瓶中的失血量。连续的心前区或食管听诊器监听心音的变化，可出现在袖带无创测量血压出现变化之前。

补充后的 ASA 标准（1999）指出："每一个接受麻醉的患儿当体温可能或怀疑有明显的临床变化时，应该配备体温监测。"体温监测标准在儿科特别是婴儿中更为严格，因为婴儿在麻醉中更容易出现体温波动。通过触觉感知就能大致了解体温变化，这也有助于及时发现测温探头的问题，避免对错误的温度行干预治疗。婴儿的肌张力（未用肌松药时）易通过人工挤压麻醉气囊感知呼吸的顺应性或通过被动拉伸患儿屈曲的胳膊或手指进行评估。

在儿科麻醉中很难进行麻醉深度评估，脑电双频指数（BIS）监测仪监测麻醉药对脑电图的影响可用于成人和儿童，BIS 监测仪可有效地评估镇静和麻醉水平。此外，中枢神经系统的反应如瞳孔反射、眼睑反射以及自主神经的活动都可以通过临床观察获得信息并被认识。再者，合理的临床观察获得了大量电子监测设备不能获得的其他信息。

三、监测设备

围术期对患儿的麻醉监测分为生理及安全（防止意外）两个方面。安全监测首要内容是监测麻醉给药系统，这与生理监测的内容有部分重叠。麻醉监测又可以分为无创和有创两个方面。无创监测需应用于所有的儿科手术中，有创监测适用于特殊的场合或手术，要求在提供确实必需的信息而又不使患儿处于过分危险的情况下使用。

1. 听诊器

将心前听诊器作为术中监测设备早在 20 世纪 40 年代后期就被 Smith 首先倡导。到 70 年代心前（或食管）听诊器已经作为最主要的监测设备应用在儿科麻醉中，涉及全身麻醉的所有操作。不管现代的监控设备有多么先进，听诊器的监控设备仍不能被忽视。

听诊器头应被安置在心音和呼吸音可以被清晰闻及并加以区分的部位。通常选择左侧胸骨旁乳头连线（第四肋间）、心脏及主气道旁。另外，在左侧胸骨旁第三或第二肋间或右侧第二肋间胸骨旁（传导肺动脉瓣杂音）也可放置。这些替代部位听诊心音及呼吸音在所有年龄特别是肥胖或健壮的青少年效果均满意。在患儿进入手术室后，应用听诊器对两侧呼吸进行听诊，尤其在全麻气管插管时更为重要，气管插管后听两侧呼吸音是否对称并与麻醉前加以比较。一旦变动体位，就应用听诊器判断气管插管的位置。还可用听诊器听诊心音变化，为观察血流动力学的变化提供信息。

当患儿处于俯卧位或由于手术损伤时，可使用食管听诊器替代心前听诊器，效果明显。食管听诊器可分为 12 号、18 号和 24 号，24 号适用于多数的婴儿和儿童。

2. 脉搏血氧饱和度

脉搏血氧饱和度（SpO_2）早在 20 世纪 80 年代中期就已经成为监测动脉血红蛋白饱和程度的连续而无创的有效方法。作为必要的临床麻醉监测设备而被广泛接受，通常将其探头固定在指尖或足趾上。这种装置测定的是动脉的而不是毛细血管的血红蛋白饱和程度，它不是靠加热或动脉化而是以搏动为基础测定的。脉搏血氧饱和度能够对具有不同血细胞比容的各年龄组患儿 SaO_2 做出准确反应，包括在 60%~100%SaO_2 解离曲线范围之内有胎儿血红蛋白的早产婴儿。

SpO_2 是儿科麻醉术中监测进步的重要里程碑。Cote 等发现自从监测 SpO_2 后，小儿全身麻醉中严重低氧血症的发生率显著降低。在症状和体征出现之前 SpO_2 就可发现低氧血症。因此，低氧血症发生率在 2 岁以下的婴幼儿和 ASA Ⅲ~Ⅳ级的患儿中明显增加并不奇怪。在 SpO_2 和 CO_2 监测联合使用的儿童随机单盲研究中，Cote 等指出所有严重的低氧血症患儿中，70% 是首先通过 SpO_2 监测发现的，22% 靠麻醉医师发现（临床体征），仅 8% 通过 CO_2 监测发现。与临床体征和 CO_2 监测相比，SpO_2 对小儿麻醉后低氧血症的发现要敏感得多。

SpO_2 监测的局限性已经被注意，在 90%~100% 的氧解离曲线范围内测量的准确性较高。Schmitt 等观察到对于发绀型先天性心脏病患儿其准确性受影响。通过 Masimo 的信号摄取技术，SpO_2 在设计上有了新进展，可将人为运动造成的影响减到最小，比原有的系统更具优势，特别适用于低灌注低体温的新生儿及活动的患儿。

3. 脑电双频指数（BIS）

通过双频谱分析，比较配对的脑电波活动，用传统的测定幅度和频率的方法来定量分析脑电波同步化水平。BIS 监测仪的原理是把脑电信号通过复杂的运算法则压缩成从 0~100 的读数。通过比较在不同状态所测得的读数如清醒、镇静和麻醉情况，就可获得到正常的镇静水平图形。在婴儿及儿童中的研究表明使用这种仪器是有效的，特别是儿童使用 BIS 监测仪能够获得更加准确的全麻深度信息。但有文献指出，在 1 岁以下婴儿中，BIS 并不能准确地反映患儿的清醒—镇静—麻醉的变化状态。

第五节　苏醒及拔除气管导管

一、苏醒

当麻醉医师停止应用麻醉药就意味着麻醉恢复的开始。在现代的临床麻醉实践中，全身麻醉通常联合应用吸入或静脉麻醉药与肌松药。多种麻醉药的联合应用较单一用药会使苏醒复杂化。为使患儿迅速苏醒及拔管，麻醉医师必须做出准确合理的预测，了解手术过程与结果。这就要求麻醉医师在手术结束前，合理地逐步减少吸入或静脉麻醉药与肌松药用量。手术即将结束时，手术刺激强度减小，对麻醉的需求减少，此时如何降低麻醉药的浓度和速度取决于前期麻醉的深度、剩余手术步骤以及手术操作的速度，麻醉医师在手术后期用药要仔细斟酌。

正常的麻醉恢复开始于手术室内，待患儿恢复自主呼吸和保护性反射功能，即可考虑拔除气管插管，而不必等待意识能力和定向力的完全恢复。

溶解性较低的挥发性麻醉药如七氟烷和地氟烷，苏醒速度较快，正如前面提到的使用时要仔细规划并注意时机，所有麻醉用药及操作事先需要计划。很多麻醉药物在婴儿体内的消除半衰期较长，这些药物要求及早停止给药。N_2O、七氟烷和地氟烷均可用于维持，这些麻醉气体溶解性低、气味小且易于被患儿接受，N_2O 是一种理想的过渡药物，可使患儿平稳地从全麻状态中充分地清醒。使用 N_2O 后在麻醉恢复期间应注意弥散性缺氧问题。诱导时大量摄取 N_2O 产生了第二气体效应，可提高其他气体在肺泡中的浓度；而恢复时大量的 N_2O 扩散回肺泡可使肺泡氧浓度降低，并且也使肺泡 CO_2 浓度稀释，抑制呼吸中枢，产生所谓弥散性缺氧。当吸入 70%N_2O 后立即改吸入空气（79% 的氮气）5~10min 时容易发生弥散性缺氧。

要获得平稳的麻醉苏醒，必须提前预测患儿对手术疼痛引起的反应、麻醉药引起的定向力障碍或突然清醒的问题。阿片类药物或区域麻醉的镇痛作用、阿片类药物和催眠药有助于减少苏醒期的躁动。如果患儿的状况及外科手术不允许在术中让患儿使用上述药物，在苏醒期之前就要考虑静脉给予一定量的镇痛药。

当麻醉药减量时，麻醉医师就要注意观察患儿自主呼吸的频率及类型，快速呼吸一般出现在麻醉苏醒期或患儿镇痛不足时。肋间肌可能与膈肌同步收缩（即吸气时，上胸部扩张与膈肌下沉相矛盾），主要因为肋间肌对吸入麻醉药较敏感。胸腹的矛盾运动（胸腹不同步）表明麻醉药和镇静药引起的呼吸肌麻痹可能造成部分或完全的上呼吸道梗阻，特别是婴儿。在苏醒期间连续地听诊患儿的心前区仍是非常重要的。

二、神经肌肉接头功能的恢复

神经肌肉接头功能的逆转可以通过静脉给予阿托品（0.02mg/kg）和新斯的明（0.06mg/kg）获得，大剂量阿托品（0.03mg/kg）被推荐用以防止心动过缓和分泌物过多。4 个成串刺激（TOF）恢复速率＞0.70 时，可认为神经肌肉接头功能已基本恢复。有学者推测神经肌肉接头功能的完全恢复，特别是门诊手术患儿，要求 TOF 比值至少在 0.90 以上。在新斯的明逆转之前，TOF 监测至少要有 2 个强直刺激（依酚氯铵逆转之前，TOF 监测至少要有 3 个强直刺激），这样才能确保获得完善的逆转效果。

婴幼儿对语言指令反应差，因此，适用于成人的神经肌肉接头功能临床恢复标准必须经过调整后才能用于婴幼儿。在拔除气管插管前患儿须做到：①维持足够的通气量，不出现反常呼吸。②产生足够的吸气负压以防气道闭合，其压力超过 30cmH₂O。③能持续产生强直收缩。④大腿抬高能保持 10s 能维持髋关节的屈曲。⑤抬头和（或）有力咳嗽。患儿清醒后可进行下列动作：①会挤眉弄眼和（或）扮鬼脸。②自主睁眼。③完成有目的的动作，如试图拔除气管插管等。

在恢复足够的神经肌接头功能及具备拔管的条件时，麻醉医师必须做出最后的判断。拔管的时机应该是以仔细的临床观察为基础，而不是单纯依靠神经刺激器或其他监测。

三、拔除气管导管

（一）胃内吸引

手术结束后的短期内，患儿仍未从全身麻醉状态中完全恢复，将润滑后（或浸入水中）的吸引管温柔地插入胃内以吸除残存的胃内容物和气体，这样可减少在麻醉苏醒期由于呕吐误吸的风险。饱胃或胃食管反流风险较高的患儿进行胃内吸引尤为重要。这种操作同样适用于在麻醉过程中行面罩通气的患儿，可排除正压通气时意外进入胃内的气体。当胃内容物被排空后，腹内压降低，使得肺在人工膨肺时得到进一步扩张，减轻了基底部的肺不张，将患儿的功能残气量增加到正常水平。吸引时要避免造成患儿黏膜损伤及出血，这种组织损伤通常是由于用力操作、干燥导管或连接吸引器拔管造成的。

（二）拔管时的监测

一旦所有的麻醉药都停止使用，肌松药药效已经被逆转，患儿的生命体征平稳，就可将神经刺激器、体温监测探头及血压袖带撤下。如果患儿术中使用食管听诊器，此时应转换成心前区听诊器。心电图、血压监测应持续到拔除气管导管，建立规律的自主呼吸，确定稳定的窦性心律。苏醒期儿童更易出现脱氧现象，因此，应通过 SpO_2 连续监测动脉氧合和心率变化。

（三）拔管时机

拔除气管插管的操作必须特别小心以免引起相关的并发症，如喉痉挛或误吸胃内容物。这两种并发症均能快速导致严重的低氧血症和心功能抑制。安全的拔管时机是患儿完全清醒或者处于适宜的麻醉状态。在深麻醉下拔管可避免对喉反射的激惹，但可能会导致分泌物误吸、胃内容物反流或喉、舌软组织松弛阻塞上呼吸道。清醒拔管有利于气道异物的咳出及保持呼吸道的通畅，但患儿在等待拔管过程中可能不耐受导管，出现屏气、呛咳，造成拔管后喉头水肿。有时对麻醉深度判断不准确，在这两种麻醉状态之间的浅麻醉状态下拔管，这时喉头反射十分活跃，容易诱发喉痉挛。

较大的婴儿及儿童在一定麻醉深度下拔除气管插管时，要求使用足够的吸入或静脉麻醉药，以免发生呛咳及喉痉挛。这种技术（深拔管）可用于一般情况较好，没有气道管理困难，手术部位不在口腔及咽喉部的患儿。但在考虑使用这种方法之前，麻醉医师应明确患儿的呼吸道能否通过面罩较好地维持通气。对于有气道高反应的患儿要预防性给予支气管扩张剂治疗（如按剂量吸入沙丁胺醇）。拔管后，咽组织塌陷或舌后坠阻塞咽后壁造成上呼吸道梗阻时应该放入口咽通气道。当使用七氟烷或地氟烷时，可以安全地进行深麻醉下拔管，拔管后患儿会很快清醒。气道问题在地氟烷麻醉时可能遇到的多一些，建议在拔管时要提高吸入药浓度。深麻醉下拔管后头侧向一方或侧卧吸氧，严密监测呼吸，减少刺激，并备有紧急抢救的人员和设备。

可疑饱胃患儿、肥胖患儿、气管管理困难的患儿、罹患阻塞性睡眠呼吸暂停综合征及口咽气道受压患儿需要清醒拔管，在拔管前注意保护性咽喉反射要完全恢复。在拔管前 2~3min 静脉给予利多卡因（1.0~1.5mg/kg）有助于减少患儿拔管造成的喉反应。但是静脉给予利多卡因会产生镇静效果，从而延长麻醉恢复时间，尤其是婴儿。有气道高反应性病史的患儿给予支气管扩张剂沙丁胺醇先期喷雾治疗后，可在清醒后安全拔管。患儿使用喷雾剂型的支气管扩张剂加入麻醉回路与气管插管的连接处，然后挤压麻醉气囊造成患儿缓慢而较深的吸气并维持数秒。这种操作反复几次可作为扩张支气管的预处理。

在清醒拔管前，幼儿特别是小婴儿可能对喉部刺激产生屏气、支气管痉挛及胸壁强直等反应，从而引起发绀和低氧血症。氧饱和度迅速降至70%或更低时必须及时给予100%纯氧行人工通气。所以要严格掌握清醒拔管条件，减少拔管的相关风险。

（四）拔管技术

拔除气管插管必须小心谨慎。当患儿处于清醒状态时，任何刺激均可以引起患儿下颌关节僵硬，上下牙列咬合，这会使气管插管受阻以致气道的通畅性受到威胁。这些患儿需要给氧治疗，有时甚至需要再次气管插管来提供持续的呼气末正压。在患儿清醒前，放入口咽通气道或牙垫可明显减少这种情况的出现。软材料做的牙垫如纱布卷或扎布卷可以减少牙龈、软腭及嘴唇等软组织损伤的发生率。如果有指征，口咽部就要进行吸引。气管插管要用消毒的吸痰管吸净分泌物，吸痰管的内径不要超过气管插管的 1/2，以避免引起肺泡的负压塌陷。

以往在拔管之前给患儿"预吸氧"已成为气管拔管的标准步骤，患儿"预吸氧"的过程是增加 100% 的氧气流量后让患儿吸入数分钟，洗出肺泡中残余的麻醉气体。近来研究表明，拔管之前"预吸氧"作为过时的麻醉操作必须加以改进，患儿呼吸要给予空气 O_2 混合气体，而不是纯氧，这样可减少小气道的闭合及肺不张的发生率。

全身麻醉时，通常可由于呼吸肌麻痹而导致患儿的功能残气量降低，特别是婴儿和儿童。而当这部分的肺泡气被吸收入肺血管时，即可造成小气道闭合及肺不张。为了降低全麻引起的肺不张，无论成人或儿童均有必要进行肺容积再膨胀的操作，可应用 30% ~ 70% 氧气与空气的混合气体，维持气道压力达 $40cmH_2O$ 数秒，同时给予 $5cmH_2O$ 的 PEEP。上述动作要反复几次以使肺膨胀及消除肺不张。在拔管之前，当患儿吸气时同步挤压麻醉气囊使双肺膨胀，维持吸气末正压在 15 ~ $20cmH_2O$ 使肺容积处于高水平，吸气末肺正处于膨胀状态时，此时可轻轻地拔除插管。最后的操作有 3 个功能：①可使肺在富含氧的混合气体中膨胀，增加的氧储备可以应对拔管后出现屏气及喉痉挛时的需求。②正压（或气道壁伸展）降低喉痉挛的发生率及严重程度。③患儿拔管后的第一反应是一次有力的呼气或咳嗽，这样可以排除在气管插管和声门周围的任何分泌物，因而减少了分泌物引起的喉痉挛。

拔管后的最初时刻是至关重要的。快速的喉部吸引可以驱除气管插管从气管上段带来的分泌物，然后应用麻醉面罩以建立呼吸回路和 CPAP。双手托起下颌以维持气道的通畅，并通过面罩给予空气—氧气混合气体。如果发生喉痉挛，可以通过麻醉气囊和面罩挤压氧气使其通过声门。CPAP 压力不要超过 $20cmH_2O$，要密切观察患儿的呼吸类型，在喉部相对松弛的短暂瞬间，用气囊给予一次用力的挤压。对于大多数患儿，这种操作可提供足够的氧气通过声门以防止严重的缺氧以及心肌抑制直至喉痉挛缓解。

喉痉挛通常是由于反流或潴留分泌物的过度刺激引起的喉反射而造成。在这种情况下，即使是在痉挛期，也必须快速清除咽喉部的分泌物，以防进一步对喉上神经的刺激。在整个过程中，氧饱和度、心率、心律都要应用脉搏血氧饱和度仪和心电图连续监测。

在喉痉挛最严重的时候，静注阿托品（0.02mg/kg）和琥珀胆碱（2～3mg/kg）能立刻缓解症状，如果没有建立静脉通路，琥珀胆碱（4～5mg/kg）肌内注射也可以快速生效。

一旦肺泡通气重新建立，应检查患儿胃胀情况、气道分泌物、有无异物误吸及气胸。即使先前已行胃内吸引，患儿持续的干呕或呕吐也足以再次引起喉痉挛和误吸。吸引器必须备用在侧。如果出现呕吐，将患儿的头转向一侧以便分泌物流到面颊加以清除或把患儿转到侧卧位都是有效的。

（五）转送至麻醉后监护室

当通气满意后，患儿就可以转送至麻醉后监护室（PACU）。侧卧位、给予面罩吸氧、清理舌体和分泌物保持气道通畅及防止误吸。当转送患儿时，要拉起护栏，确保系紧约束带以防发生意外。如果在转送过程中患儿出现躁动，要加以简单的限制以防发生严重的损伤。患儿需用暖毯覆盖以减少热量的丢失。转送过程中，清醒及活动的患儿要观察其胸廓的运动、气体交换、口唇甲床和皮肤的颜色，而对于嗜睡状态的患儿要用听诊器监测心率和呼吸音。

近半个世纪以前，Smith 以他的临床实践为基础，提倡转送患儿时应用头侧位。2002 年 Isono 等应用易弯曲喉镜，清楚地证实了 Smith 的论断，即头侧位能较好地维持上呼吸道通畅。通过托起下颌及伸展颈部，麻醉医师能感受气体交换指征即热的呼气流，以进一步确定气道通畅性。

有心肺疾患的患儿可使用便携式脉搏血氧饱和度仪在途中监护。新式的脉搏血氧饱和度仪（Masimo 套装）可更为方便地用于转运患儿，将探头与主机分离后放在转运车上，可连续地对患儿进行监护。更为全面的监测包括连续性 SpO_2、心电图及有创血压监测。无论患儿有无气管插管都必须将可复式复苏器或 Mapleson D 麻醉回路连接到氧气瓶上，采用一定流量的氧气来维持足够的通气及氧合。适宜型号的气管插管、喉镜及复苏用药必须准备在侧。

麻醉恢复期是小儿麻醉的高危期，小儿比成人更容易发生呼吸道问题，国外文献报道，因呼吸问题导致围术期心搏骤停将近 50% 发生在麻醉恢复期。患儿到达 PACU 后，麻醉医师需要确认患儿呼吸道通畅，通气量足够，并测量血压、心率、呼吸频率等生命体征，向 PACU 护士交班，如有特殊护理，麻醉医师应下医嘱，当患儿各方面情况稳定，麻醉医师才可离开PACU。在整个苏醒过程中，对患儿呼吸频率和幅度、气道通畅情况、ECG、心率、血压和 SpO_2 的监测应自始至终，直到患儿完全清醒，送出复苏室。不得早早撤除患儿的血压袖带、ECG 电极或干脆除 SpO_2 外，ECG、血压等均不监测，这样的监测是不够的，也是不安全的。

第六章　部位麻醉

早在 20 世纪初，麻醉医师就开始对婴幼儿蛛网膜下腔阻滞（脊麻）进行研究，发展至今已横跨一个世纪。随着神经刺激器与超声定位技术的应用，小儿神经阻滞的成功率大大提高，当代部位麻醉（RA）技术逐步成熟。

小儿部位麻醉具有许多优点。全身麻醉复合部位麻醉，可以降低吸入性麻醉药的浓度，减少甚至不用阿片类药物，患儿苏醒迅速，且恶心呕吐少。与单纯全身麻醉相比全身麻醉复合部位麻醉可以抑制因手术产生的神经内分泌反应。部位麻醉可以减少术后并发症的发生，减少住院时间。部位麻醉还可作为治疗手段，用于治疗脑膜炎球菌血症、川崎病、红斑性肢痛病以及镰状红细胞贫血所涉及的血管性疾病。腰交感阻滞和星状神经节阻滞用于治疗婴幼儿继发于动、静脉透析的肢体缺血。硬膜外血液补丁（EBP）的方法也同样适用于小儿椎管内穿刺后头痛的治疗。

由于不同年龄小儿的解剖结构、神经距皮肤深度等都有较大差别，因而，实施小儿部位麻醉难度大，对技术要求更高。此外，小儿部位麻醉的局麻药中毒风险相对较成人大，如果缺乏适当的穿刺器具，更增加小儿部位麻醉的风险。为了安全实施小儿部位麻醉，小儿麻醉医师必须熟悉局麻药及辅助药物在小儿应用的药代学和药效学特点、熟悉不同年龄小儿的解剖以及各种不同部位麻醉的指征和并发症。

第一节　小儿部位麻醉的安全问题

一、全身麻醉下实施部位麻醉

小儿与成人部位麻醉最大的区别在于：小儿部位麻醉大多须在全身麻醉

下实施，但在全身麻醉下实施部位麻醉，对于成人来说可能是禁忌证。国内外许多小儿麻醉医师都赞成小儿部位麻醉在全身麻醉下完成，包括胸段硬膜外阻滞。应该意识到在没有完善的基础麻醉下"强行"实施部位麻醉是不恰当的，而且会增加神经损伤的风险。

全身麻醉或深度镇静下的小儿，局麻药误入血管时较难发现。由于这个原因，在注入局麻药全量前，必须先给予试验剂量，同时常规在局麻药中加入肾上腺素，以便能及时发现局麻药进入血管。另外，全身麻醉下小儿即使在有强烈神经刺激感时也无法警示操作者，在穿刺与给药时，有损伤神经的风险。

二、与年龄相关的神经毒性

局麻药在小儿的应用及其对发展成熟中的神经系统的毒副作用一直是一个争论的热点。动物资料显示，所有的局麻药都有潜在的神经毒性，而且神经毒性与其麻醉效能平行。影响神经毒性的因素包括局麻药的浓度及神经与局麻药的接触时间。尤其对于神经系统尚未发育成熟的新生儿更重要，常规浓度的局麻药可能对新生儿造成直接的神经损伤，因此高浓度局麻药禁用于新生儿。

三、感染的风险

为了减少感染的风险，无论在进行何种部位麻醉前皮肤准备都非常重要，为避免发生脑膜炎或硬膜外脓肿，椎管内阻滞的皮肤消毒尤为重要。含碘消毒液是最常用的消毒剂，但容易损伤婴儿娇嫩的皮肤；为避免将碘带入椎管内，必须待含碘消毒液干燥后再进行穿刺。同时，为避免碘对皮肤的灼伤，在穿刺完成后应用乙醇脱碘。氯己定用于婴幼儿硬膜外的皮肤消毒，术后菌落计数少于用碘液消毒者，因此对于年幼小儿更推荐用氯己定进行消毒。事实上，因部位麻醉而发生的感染案例非常少。McNeely 等对 1620 例行硬膜外镇痛的患儿于内置的导管进行菌落计数，置于骶管的导管尖发现菌落者为 20%，而硬膜外导管为 4%，在发现导管有细菌的患者中仅 1 例发生硬膜外感染，无全身感染征象。

四、筋膜室综合征的顾虑

由于担心发生筋膜室综合征（OCS），有些医院不主张行部位麻醉进行镇痛。部位麻醉可能掩盖肢体对压力的敏感性，延误筋膜室综合征的诊断。但实际上，低浓度局麻药不会掩盖筋膜室综合征的症状，因为在适当的镇痛前提下，反而能对手术肢体作出良好评估。在高风险的小儿如血管外科或骨科的患儿应评估术后筋膜室压力，此时适当的镇痛是有帮助的。

五、小儿局麻药的药理学及药代学特点

局麻药的药代动力学特点与年龄相关。与成人相比，新生儿肝脏代谢及转化药物的酶活性有限，特别是清除能力相对较弱，至少在出生 3 个月以上，这些酶的活性才逐渐接近成人水平。年长儿局麻药的药代学与成人也有不同，在接受酰胺类局麻药进行肋间神经阻滞时，其达血浆峰值浓度的速度快于成人，但在骶管阻滞时，达峰值浓度的速度则与成人相似（利多卡因与布比卡因均为 30min）。因此，临床局麻药的选择，不但取决于药物阻滞作用的起效时间和持续时间，还应考虑局麻药在婴幼儿使用的毒性问题。

临床常用的局麻药主要有两大类：酯类和酰胺类。常用于小儿（特别是婴幼儿）的酰胺类局麻药包括利多卡因、布比卡因、左旋布比卡因和罗哌卡因，但依替卡因、甲哌卡因及吡咯卡因则较少用于小儿。

酰胺类局麻药在体内首先被血浆蛋白结合，主要是 α1- 酸糖蛋白（对局麻药有较高亲和力）和白蛋白（量大而亲和力较小）。布比卡因、左旋布比卡因和罗哌卡因超过 90% 被血浆蛋白结合，只有游离未与蛋白结合的局麻药具生理活性，也作用于心血管系统及中枢神经系统。< 6 个月的婴儿血浆蛋白总量较低，因此游离的局麻药较多，所以这个年龄组的婴儿更易发生毒性反应。随着婴儿的逐渐成熟，血浆蛋白含量增加，血浆游离局麻药的量减少。当年龄满 1 岁时，其血浆蛋白结合量与成人接近。在手术应激下 α1- 酸性糖蛋白水平的上升，甚至可以在局麻药血浆总浓度接近中毒水平时发生。酰胺类局麻药主要在肝脏由酶降解，其代谢通过肝的细胞色素 P450 系统，细胞色素 P450 系统成熟约在 1 周岁。因此，在婴幼儿阶段药物的分布代谢能力比较低下，细胞色素 P450 系统尚未成熟，酰胺类局麻药的清除率较低。

酯类局麻药主要通过血浆酯酶水解，属肝外性代谢，因而其代谢能力与年龄较少相关。与血浆蛋白在新生儿与婴儿期较低一样，血浆酯酶的含量也较低，但酯类局麻药代谢较酰胺类局麻药快，所以小儿用药安全性高于酰胺类局麻药。

六、局麻药及其中毒风险

由于小儿心输出量相对较大，对局麻药的全身吸收较多，故小儿局麻药中毒的风险较高。小儿局麻药全身吸收增加，导致通过血—脑脊液屏障的局麻药也增加，直接增加对中枢神经系统的毒性。同时，也直接增加了心脏毒性。当利多卡因血浆水平为 $2 \sim 4\mu g/mL$ 时，有抗惊厥作用。当达到 $10\mu g/mL$ 时，可导致惊厥的发生。例如，当血浆利多卡因浓度为 $5\mu g/mL$ 时，成人可见神经毒性症状，而当利多卡因浓度为 $2.5\mu g/mL$ 时，新生儿即可发生明显的神经毒性症状，其血浆浓度明显低于成人。

在非麻醉状态下，神经毒性症状如头痛、嗜睡、眩晕、口唇发麻等，患者都可描述。但是对于婴儿或麻醉下的患儿，以上症状包括寒战、震颤或急性发作的抽搐都不能及时发现。在全身麻醉下，发现局麻药中毒必须依靠间接征象，如肌肉僵直、排除其他原因的低氧血症、无法解释的心率加快、心律失常或循环衰竭。全身麻醉可以掩盖神经症状但不能掩盖心脏毒性反应，因此心脏毒性反应可能显得更明显。

心脏毒性的机制是局麻药阻断了心肌内向快钠通道的开放。例如，布比卡因的毒性反应包括：高度传导阻滞、QRS 波增宽、尖端扭转型室性心动过速、因折返而造成的室速或因心肌收缩力衰竭而造成的循环衰竭。小儿布比卡因血浆浓度达 $2\mu g/mL$ 时，就可能出现心脏及神经系统毒性反应。尽管认为，小儿 $2\mu g/mL$，成人 $4\mu g/mL$ 为布比卡因中毒浓度，但人类非结合布比卡因血浆中毒浓度尚未知。

1. 布比卡因

布比卡因是消旋混合物，由分子量相等的左旋布比卡因和右旋布比卡因组成。消旋布比卡因是小儿最常用的长效酰胺类局麻药。药代动力学研究表明，2.5mg/kg 的消旋布比卡因用于婴儿或儿童骶管阻滞是有明显区别的，婴儿分布容积＞儿童（3.9L/kg，2.7L/kg），消除半衰期长（7.7min，4.6min），清除率较低，分别为 7.1mL/（kg·min）和 10.0mL/（kg·min）。尽管布比卡因的不良反应较少见，但是一旦发生后果严重，无论是中枢神经系统兴奋或心脏毒性导致的循环衰竭。20 世纪 90 年代早期曾有持续输注布比卡因而造成毒性反应的病例报道。

传统观念认为小儿较成人对局麻药中毒反应的抵抗力更强。有研究认为，当小儿血浆布比卡因浓度为 1~7μg/mL 时未观察到中毒症状的发生，并且使用地西泮对其有保护作用。而且有人发现 2d 龄的乳猪相对于年长乳猪对局麻药中毒反应的抵抗力较强。但将其结果用于新生儿却难以解释，新生儿血浆蛋白浓度低，布比卡因清除率低。因此对于小儿应用布比卡因：①用药剂量不应超过最大允许剂量。②为减少抽搐的发生，给药时应减慢注药的速度。③对于 < 6 个月的婴儿应将最大允许剂量至少减少 30%。

2. 左旋布比卡因

左旋布比卡因与右旋布比卡因是同分异构体。左旋布比卡因比消旋布比卡因对心脏及中枢的毒性程度较低。对健康成人志愿者静脉注射左旋布比卡因，显示其心脏毒性低于消旋布比卡因。尽管在小儿没有相似的静脉注射试验，但是无论用于动物或人类，所有资料都提示左旋布比卡因与布比卡因等效而毒性小于布比卡因。小儿左旋布比卡因的药代学资料尚未完整。

3. 罗哌卡因

罗哌卡因起效时间与布比卡因相似，持续时间较布比卡因略长或相等。但罗哌卡因药效是否等同于布比卡因尚有争论，而且对于儿童的研究与成人的结果也不完全一致。尽管尚未完全确定，但浓度为 0.2% 的罗哌卡因和 0.25% 的罗哌卡因其镇痛作用无差别。这可能由于在低剂量时罗哌卡因有内在的缩血管活性。罗哌卡因的中枢神经系统毒性及心脏毒性比布比卡因少。

七、减少局麻药中毒风险的措施

可采用多种措施来减少局麻药中毒的风险。首先用药剂量不超过建议的局麻药最大允许剂量。单剂注射时，利多卡因推荐剂量为 5mg/kg，但由于肾上腺素可减少局麻药的全身吸收，所以在局麻药中加入 5μg/kg 的肾上腺素后，利多卡因剂量可以提高为 7mg/kg。然而，左旋布比卡因、罗哌卡因有内在的缩血管活性，肾上腺素不影响其最大允许剂量。布比卡因、左旋布比卡因及罗哌卡因最大允许剂量均为 3mg/kg；> 6 月龄硬膜外注射每小时不应超过 0.4 ~ 0.5mg/kg，新生儿不应超过 0.2 ~ 0.25mg/kg。根据布比卡因清除率，血浆浓度应保持低于 2.5μg/mL，以低于所推荐的成人 4μg/mL 和小儿 2μg/mL 的中毒剂量为宜。如在持续输注布比卡因前给予 2 ~ 2.5mg/kg 的负荷剂量，有抽搐史、低镁血症或低钠血症的小儿应减少 25% 的剂量。

除剂量因素外，影响局麻药毒性的其他因素，如低温、低氧血症、高碳酸血症、酸中毒或高钾血症，可通过不同的机制加重局麻药的毒性反应。此外，快速注射也是增加局麻药毒性的因素之一。快速注射可使药物的血浆峰值迅速出现，因钠通道不能快速适应而发生毒性反应。

联合用药时，两种药物的毒性可以是相加的。当一种局麻药达到最大允许剂量时，就不应该再联用另一种局麻药。在联合应用两种局麻药时，须详细计算最大允许剂量，且应该减少单个药物的相对百分比。

局麻药应根据临床需求来选择。一般来说，婴儿或低龄儿童用较低浓度的局麻药，如 0.2% 的罗哌卡因，0.25% 的布比卡因或左旋布比卡因；而较高浓度如 0.5% 的布比卡因或左旋布比卡因用于年长儿。高浓度局麻药可延长作用时间，增强运动阻滞。对于低龄幼儿可能对发育中的神经系统造成直接的损伤。但年长儿与低龄幼儿的年龄界线尚不明了。

给予试验剂量是减少局麻药中毒风险的方法之一。在注入全量局麻药之前，必须肯定针尖不可误入血管。实施小儿部位麻醉时，回抽无血并不能肯定针尖不在血管内。对婴儿来说，误入血管的风险最大。尽管临床上常根据微量肾上腺素进入全身循环而引起的心率加快来判断穿刺针是否误入血管，但对于全身麻醉下的患儿不能完全依赖这种现象。尽管以试验剂量来判断是否误入血管是一个非常好的方法，但是安全给予试验剂量后，剩余的药物仍应缓慢注射，而且整个给药过程必须在生命体征的全面监测下，尤其是心电监测。

由于小儿的心输出量相对较大，局部血流相对较快；小儿对局麻药全身吸收的危害相对较成人大。在局麻药中应加入肾上腺素以减少局麻药的全身吸收，降低局麻药毒性反应的发生。

八、小儿部位麻醉安全性回顾

根据对以前资料的回顾，小儿部位麻醉的并发症较少。Giaufre 等对

24 409 例部位麻醉进行的回顾性研究中（椎管内麻醉＞ 60%、周围神经阻滞 38%）；25 例并发症（0.9‰）均发生在椎管内阻滞。最多见的为穿破硬膜（*n*=8），局麻药误入血管（*n*=6）、技术因素（*n*=3）和局麻药过量而致心律失常（*n*=2）。1 例椎管内用吗啡后发生呼吸暂停；另有 1 例骶管阻滞后发生皮肤感觉缺失，无死亡病例。该研究的结论是：在有完善监测与急救设备的手术室内，小儿部位麻醉的不良反应发生率低，且严重程度较轻。

Flandin–Blety 及 Barrier 回顾了 10 年 24 005 例部位麻醉病例，108 例发生并发症（0.45%），但无后遗症。其中 5 例发生了严重的神经损伤，包括 3 例四肢麻痹、1 例截瘫和 1 例脑损伤。5 例患儿术前健康，年龄均＜ 3 个月。导致神经损伤的真正病理原因不明，但其中 4 例是以空气阻力消失来确定进入硬膜外腔。建议不用空气阻力消失来作为进入硬膜外腔的标志；减低辅助药肾上腺素的浓度，使用低浓度的肾上腺素，如 2.5μg/mL，尽量减少缺血性损伤的可能；对于 18 个月以下的小儿，部位麻醉应慎重考虑，因为＜ 18 个月的小儿神经纤维上的髓鞘尚未完全形成。

第二节 椎管内麻醉

椎管内麻醉的指征同成人，包括胸、腹、双下肢的手术麻醉。蛛网膜下腔阻滞（脊麻）与硬膜外阻滞均常用于小儿，硬膜外阻滞包括骶管阻滞、腰部及胸部硬膜外阻滞。椎管内麻醉的禁忌证为：正接受抗凝治疗、术前存在凝血问题或患儿及家属拒绝椎管内麻醉。

一、蛛网膜下腔阻滞

蛛网膜下腔阻滞是最早在小儿部位麻醉中实施的技术。自从 20 世纪初至今，脊麻业已应用于婴幼儿，并成为减少早产儿术后呼吸暂停的重要方式。术前经常有呼吸暂停的婴儿或血细胞比容＜ 30% 的婴儿尤其容易发生术后呼吸暂停。＜ 40 周胎龄的早产儿在蛛网膜下腔麻醉下进行疝修补术可以大大减少术后呼吸机的使用。入手术室前 2h 患儿可进清饮料，故脊麻越来越多地用于早产儿疝修补术。

（一）解剖特点

实施脊麻时必须注意，婴幼儿及儿童的解剖特点不同于成人、新生儿硬膜腔终止于S3，脊髓终止于L3。为避免损伤脊髓，新生儿穿刺应选择L4～L5间隙。1周岁后，脊髓位置已与成人相同，硬膜外腔止于S1，脊髓终止于L1。

（二）穿刺技术

进行穿刺时应由助手在一侧抱持患儿体位，保持背部屈曲，但头不可屈曲，应始终保持气道通畅。有时麻醉医师采用坐位穿制，使脑脊液静水压增加，流速加快，提高成功率。无论何种体位对于清醒患儿，助手必须抱紧，以提高成功率，减少并发症。

常规消毒铺巾，对于幼儿可使用塑料透明铺巾，使解剖标志清晰可见。新生儿和婴幼儿可用25G穿刺针，由L4～L5间隙穿刺，进针时缓慢，可感觉黄韧带阻力，突破硬膜时有突破感。抽出针芯，仔细检查有无脑脊液流出。婴幼儿在侧卧位时，若操作者感觉穿刺针已达蛛网膜下腔而无脑脊液流出时，可试换成坐位，有助于脑脊液的流出。细针穿刺可减少术后头痛的发生率，但是操作者较难体会穿破黄韧带的突破感，同时脑脊液流出也缓慢。

当穿刺针进入蛛网膜下腔，清而畅的脑脊液流出，上注射器，轻轻回抽畅后，缓慢注入准备好的局麻药。注入药物后，拔出穿刺针，将患儿置平卧位。保持患儿平卧，患儿下肢不再因为任何原因而有抬高动作，包括贴电刀电极片，可根据患儿头高或头低位来调节阻滞平面。

（三）推荐剂量

新生儿脑脊液量为4mL/kg，成人为2mL/kg；静水压为30～40mL，低于成人。新生儿脑脊液50%在脊蛛网膜下腔，而成人则为总量的1/4。对于新生儿，当局麻药注入蛛网膜下腔后很快被脑脊液稀释，因此根据体重给药，新生儿需要相对较多的药物，且其作用时间短于成人。

布比卡因和丁卡因是最常用于小儿蛛网膜下腔的药物，常配制为重比重液。以布比卡因作为脊麻的首选用药。0.75% 的布比卡因加入 10% 或 25% 葡萄糖溶液稀释成 0.5% 的布比卡因，使之成为重比重液，按椎管长度（C7 至骶裂孔）给药（0.15mg/cm）或按体重给药（0.5mg/kg），可以提供手术麻醉时间约 90min。

（四）并发症

婴幼儿脊麻的并发症较少见。尽管普遍认为穿刺后头痛在婴幼儿较为罕见，但事实上发生率比想象得高。10 ~ 18 岁儿童中穿刺后头痛的发生率为 10% ~ 50%。典型的穿刺后头痛一般在 48h 内发生，头痛集中于前额或枕部。穿刺后头痛是由于持续的脑脊液漏，脑脊液量减少，颅内压降低而造成。平卧位可减少因重力而造成的脑脊液漏，可以减轻穿刺后头痛的症状。为减少穿刺后头痛的风险，穿刺针的选择很重要。选择较细的穿刺针，穿刺时针的斜面平行于硬膜纤维以及选用铅笔头形穿刺针都可减少穿刺后头痛的发生。一旦诊断穿刺后头痛，应嘱患儿平卧休息，并给予足够的补液。镇痛药和咖啡因也可减轻头痛，其机制可能系咖啡因使脑血管收缩而减少脑血流量。

应用常规方法治疗穿刺后头痛无效，48h 后可考虑硬膜外自体血液补丁法。从外周静脉抽取自体血，无菌条件下注入硬膜外腔。在硬膜穿破后 48 ~ 72h，自体血液补丁最有效；如在穿破当时给予则是无效的，因为流出的脑脊液会影响血液的凝固。若给予清醒患儿自体血液补丁，当患儿诉不适或背部有压力感时，应立即停止注射。若患儿处于麻醉状态自体血应少于 0.3mL/kg。

小儿脊麻药量相对较大，低龄幼儿脊柱生理弯曲尚未形成，都可能造成脊麻平面过广，甚至发生全脊麻，表现为呼吸抑制、心率减慢，是严重并发症。此外，高平面阻滞，在成人交感阻滞较常见，但小儿或婴儿罕见。许多学者对此有过研究，他们发现脊麻平面达 T3，< 5 岁的患儿极少发生血流动力学变化，但 8 岁以上的儿童的血流动力学改变越来越明显，并且逐渐趋近于成人的改变。其原因主要为低龄小儿的自主神经系统发育尚未成熟。另外，低龄小儿较青少年或成人下肢血容量相对少，脊麻后的容量改变也较少。高平面的阻滞可阻断心加速纤维，减少对右房紧张受体的刺激。但也有

研究发现早产儿无液体负荷的情况下也能耐受高平面阻滞，无明显的全身血流动力学改变。

二、骶管阻滞

骶管阻滞是小儿部位麻醉应用最多的技术，操作简单，而且有关小儿骶管阻滞不安全记录极少。因为骶管阻滞在初学者容易上手，年轻的麻醉住院医师在经过几例学习后，操作成功率就相当高。骶管阻滞广泛地应用于住院或门诊手术患儿。可留置导管作连续骶管阻滞或单次注射。适应证包括：下肢、会阴、腰部、下腹部以及低胸位节段。小儿常见手术如，腹股沟疝修补、包皮环切，其皮肤节段低于T10，都可应用骶管阻滞。术后疼痛评分优于全身麻醉或全凭静脉麻醉，而且术后对镇痛药物的需求比较少。单剂注射骶管阻滞也常用于早产儿，防止因全身麻醉或应用麻醉镇痛药而造成的呼吸暂停。

小儿骶管阻滞的相对禁忌证为：骶骨体表解剖标志异常及骶尾部含毛囊肿。无论何种异常，其实都意味着硬脊膜囊及脊髓位置可能异于正常。绝对禁忌证为：脊髓脊膜膨出和脑膜炎。脑水肿、颅内肿瘤降低了颅内的顺应性，对于骶管或硬膜外间隙阻滞来讲，应认为是相对禁忌证。对于进行性变性神经病，尽管不属于绝对禁忌证，但有可能会引发医患矛盾，应该避免。

（一）解剖特点

骶裂孔是未融合的第五骶椎椎体弓，骶管阻滞就是通过骶裂孔进入骶部的硬膜外间隙。骶裂孔旁的体表标志是骶骨角、髂后上棘和尾骨。扪及骶骨角，骶裂孔即位于两骶骨角之间的中线上。若骶骨角不能扪及，则可扪摸双髂后上棘，并连接双髂后上棘，向骶部作等边三角形，其顶点即骶裂孔。

骶管腔在骶尾韧带下，当患儿年龄达7岁时，骶管腔角度逐渐增大，因此穿刺针进入骶管腔的难度加大，另外随年龄增大，骶前脂肪垫也增加穿刺困难，所以青少年或成人作骶管穿刺的困难度较儿童大。新生儿皮肤至骶管腔的距离小，但硬膜囊可达S3，因此新生儿误入蛛网膜下腔的风险大大增加。

（二）操作技术

单次骶管阻滞，选用短斜面带针芯的穿刺针。也可采用无针芯的 22G
钝穿刺针或静脉套管针来实施骶管阻滞。但有人报道，由于穿刺针将表皮细
胞带入神经周围形成表皮囊肿。Crawford 针类似硬膜外 Touhy 穿刺针，针尖
钝有针芯，但针尖斜面不像硬膜外穿刺针有角度，导管能直接由针内穿出。

患儿侧卧位，拱背，双腿屈曲，下方腿屈曲程度少于上方腿，即 Simm
体位。在臀纹边缘，扪摸骶骨角，在左右骶骨角之间能扪及骶裂孔。在戴手
套和消毒铺巾后，用非主利手再次扪摸骶裂孔，穿刺针与皮肤呈 45°角由中
线向头端刺入，当针尖过骶尾韧带，可感觉到突破感，此时针进入骶部硬膜
外间隙。若用单剂麻醉，此时即可直接注入准备好的局麻药，注射过程中
应反复回抽，特别是在患儿有活动，哪怕是很小的活动之后，更应注意回
抽，防止因针尖的位置变动而引起误入血管或误入蛛网膜下腔。当作连续骶
管阻滞时，可以使用静脉留置针，穿刺时当感觉有突破感后，针尖应再进
2～3mm，然后固定针芯，将套管留置于硬膜外间隙。当回抽无血，无脑脊
液后即可注入局麻药，注射应无阻力感。在注药时可将一手指置于骶裂孔头
侧的皮肤，以感觉是否将药液注入了皮下。过去一直以空气阻力消失试验作
为进入硬膜外腔的标志，但目前认为空气阻力消失试验可能造成空气栓塞。

（三）剂量

单剂骶管阻滞能提供完善的手术麻醉，并可作为术后镇痛。一般加入肾
上腺素 1∶20 万，1mL/kg 的局麻药可达胸节段 4～6h，作用维持时间主要取
决于选择何种麻醉药。对于成人来说不会应用 1mL/kg 的局麻药，但是小儿
骶管间隙相对较大的解剖特点决定了这样的容量是必需的。小儿骶管间隙结
构较为松散，较低浓度的局麻药也能比较容易地扩散至脊神经。传统认为，
局麻药总量的增加能提供更充分的麻醉以及延长作用时间，但目前发现当局
麻药总量超过 0.7mL/kg 时，不再影响阻滞效果。

文献推荐，骶管阻滞的布比卡因浓度为 0.125%～0.25%，临床常选用
0.175% 的浓度，能提供完善的镇痛且恢复较快，不良反应较少。左旋布
比卡因用于骶管阻滞，作用同消旋布比卡因相仿。也可选用 1% 利多卡因

同 0.5% 布比卡因混合，用于早产儿骶管阻滞镇痛（1mL/kg），阻滞时间可达 60min，但呼吸抑制的发生率较高。

罗哌卡因已广泛地用于小儿骶管阻滞，其镇痛效果、起效时间、持续时间都与布比卡因相似，但较少产生运动阻滞。推荐用法为 0.2% 罗哌卡因，1mL/kg。

（四）骶管阻滞的辅助药物

临床通常选用长效局麻药行单剂骶管阻滞，但术后镇痛的时间相对较短。因此，为延长单剂骶管阻滞的作用时间常需添加辅助药物。

（1）肾上腺素：本章前文已讨论了肾上腺素用于区域麻醉的情况。推荐单剂骶管阻滞时在局麻药中加入 5μg/mL 或 1∶20 万的肾上腺素。理论上，肾上腺素造成血管收缩，椎动脉血流减少而可能导致脊髓缺血。因此，应尽可能应用较低浓度的肾上腺素，如 2.5μg/mL 或 1∶40 万。肾上腺素作为局麻药误入血管的标志，能减少局麻药的全身吸收，可延长局麻药的作用时间。

（2）氯胺酮：不含防腐剂的氯胺酮可用于骶管阻滞来延长布比卡因的作用时间。但是，对于氯胺酮用于硬膜外间隙，目前尚无足够的临床毒性研究，尤其是 s- 氯胺酮有潜在的神经毒性。

（3）可乐定：是 α2- 肾上腺素受体激动剂。在布比卡因中加入 1 ~ 2μg/mL 的可乐定作为骶管阻滞的辅助用药，能延长布比卡因的作用时间 4 ~ 6h。可乐定也可作为罗哌卡因的辅助用药。可乐定的作用机制目前尚不明，但已知可乐定有中枢及外周的作用位点。可乐定在高浓度下可导致镇静，已有应用于新生儿发生呼吸暂停的报道。

（4）曲马多：是作用于中枢阿片受体的镇痛药，有人比较单用布比卡因和布比卡因、曲马多联合应用于骶管阻滞。当加入布比卡因的曲马多剂量为 1mg/kg 时，部分患儿发生镇静，但无临床显著意义。2mg/kg 曲马多的术后镇痛作用与吗啡 30μg/kg 相仿。

（5）新斯的明：新斯的明用于小儿硬膜外间隙阻滞是一个相对较新的概念。机制可能是直接作用于脊髓，抑制脊髓背角乙酰胆碱的降解或通过外周的抗感受伤害作用。

　　(6) 阿片类药物：阿片类药物常单独与局麻药联用于骶管阻滞。阿片类药物分为亲水性与亲脂性两大类。总体来说，亲水性阿片类药物如吗啡较易扩散；而亲脂性阿片类药物，如芬太尼倾向于在其注射区域聚集。因此亲水性的阿片类药物较易发生镇静及呼吸抑制等并发症。

　　阿片类药物可增强阻滞效果并延长阻滞时间，但用于椎管内麻醉应权衡利弊。阿片类药物最大的缺点是可能造成患儿呼吸抑制，1 岁以下的患儿骶管阻滞应用阿片类药物后，呼吸抑制的发生率明显高于 1 岁以上儿童。阿片类药物用于椎管内麻醉，门诊手术患者应为禁忌。另外，< 1 周岁的婴儿、静脉应用吗啡辅助的患儿术后应严密观察。一般较少应用阿片类药物作术后骶管镇痛，因为其他辅助药物如前文提到的可乐定、氯胺酮等，能同样取得很好的效果，并发症却远远少于阿片类药物。亲脂类阿片药物不像亲水类阿片药物那么容易引起呼吸抑制。亲脂类阿片药物术后镇痛时间短于吗啡，因此，芬太尼作为单剂骶管阻滞局麻药的辅助用药意义不大。

(五) 并发症

　　骶管阻滞的并发症包括：穿刺过程中发生的并发症、注射局麻药时的并发症以及所用药物而致的不良反应。骶管穿刺时，针尖可能误入蛛网膜下腔，误入血管，甚至误入脊髓。使用短斜面的穿刺针能减少误入血管的发生率，试验剂量的应用可为误入血管或误入脊髓提供信息。而误入蛛网膜下腔时，不一定回抽出脑脊液。针尖半穿破硬膜，是最多导致术后并发症的情况。若可疑误入蛛网膜下腔应拔出穿刺针重新穿刺，这种情况下，重新达骶管腔时，注药应非常缓慢，因为局麻药可能经先前穿破留下的小孔进入蛛网膜下腔。

　　小儿与成人不同，椎管内麻醉及区域神经阻滞后的低血压并不严重。在< 5 岁的儿童中，术前无容量负荷的情况下，也未必有低血压的发生。机制为小儿交感系统尚未完全发育成熟；小儿下肢血管扩张对于其全身，无明显的静脉系统容量的增加，故对血容量影响较小。有人研究了小儿骶管阻滞后血流动力学改变。婴儿在骶管阻滞时，用 Doppler 监测血流动力学，心输出量无明显变化，但发现肺血管流速改变。这可能继发于肺动脉阻力增加。这种变化可能来自于局麻药作用下反射性血管阻力增加，因此建议小儿肺高压

应慎用骶管阻滞。单剂骶管阻滞后尿潴留并不经常发生。

（六）连续骶管阻滞

骶管内可置管作连续骶管阻滞。在手术结束后或在麻醉恢复室可以再追加局麻药进行术后镇痛。在第一剂不超过最大允许剂量的局麻药后90～120min，可追加第2剂。连续骶管阻滞可替代蛛网膜下腔麻醉用于易发生术后呼吸暂停的早产儿行腹股沟痛修补术。骶管一般在全身麻醉或静脉镇静下实施。

以连续骶管阻滞作术后镇痛的患儿中，约1/5的患儿半途终止。其中2/3的患儿是由于不能忍受的不良反应，包括恶心呕吐、尿潴留、瘙痒以及下肢运动阻滞等。尤其是小儿难以忍受的下肢运动阻滞，成为连续骶管阻滞的最大缺陷。这些不良反应尽管危害不大，但却增加了医务人员的工作量、增加患儿药物用量，也增加了患儿及其家长的紧张程度。连续骶管阻滞尚存在危害较大的并发症，如硬膜外血肿、椎管内感染或脓肿以及呼吸抑制等，但发生率并不高。另外一系列经济问题，包括硬膜外包、骶管置管的操作、留置导尿以及术后增加的费用：药物、护理、麻醉科查房以及疼痛查房。由于上述原因，除非患儿的确需要连续骶管阻滞镇痛，否则一般不予留置骶管导管。

（1）操作技术：解剖、穿刺途径以及穿刺方法前文已详述。在置入骶管导管前，先用生理盐水冲一下骶管腔，然后置入导管，使导管尖达到所需腰段或胸段水平。由于硬膜外间隙脂肪组织松散，所以导管前进是较容易的。若感觉到阻力，可能由于导管在硬膜外间隙弯曲或折返。年长儿童硬膜外间隙的脂肪组织较为紧密，可以用导管芯一起插入，增加成功率。除了应用导芯，还可用注射氯化钠注射液法来冲开硬膜外间隙。另外可使患儿屈曲髋进一步拉升脊柱或以C臂电透机来定位。总之，骶管导管能否顺利置入胸段硬膜外腔并不能肯定。

（2）剂量：骶部、腰段与中低位胸段连续麻醉的药量不同。连续骶管阻滞需要较大容量的局麻药，使之充满疏松的硬膜外间隙，并使局麻药向头端扩散至所需的皮肤节段。由"骶管"来驱动硬膜外间隙阻滞，局麻药最大允许剂量应严格控制。布比卡因、左旋布比卡因以及罗哌卡因是常用局麻药，并可添加辅助药物来增强镇痛效果，如不含防腐剂的亲水阿片类药物：吗啡或二氢吗啡。

对于年长儿连续骶管阻滞还可作自控镇痛。自控镇痛从 20 世纪 80 年代后期就已广泛应用于经静脉阿片类药物镇痛，以后逐渐用于其他神经阻滞的局麻药连续输注。自控镇痛要求患儿或其监护者能识别疼痛，并按按钮，患儿可接受一剂预设剂量的局麻药。一般按患儿的体重来设置患者自控量，并设定锁定时间及剂量极限，有时给予背景输注量。用自控镇痛的方式，超过 90% 的患儿能达到满意的镇痛效果，并且无明显的不良反应。当患儿年满 5 岁，在详尽解释后，能理解并操作自控泵，取得良好效果。

（3）并发症：一般来说，连续骶管阻滞的并发症继发于所用的麻醉药物。前文已述局麻药的毒性反应。应强调的是，当婴儿应用布比卡因剂量超过 0.2mg/（kg·h）或 > 6 个月小儿剂量超过 0.4mg/（kg·h）时，会导致神经毒性及循环衰竭。另外，尿潴留、肌肉乏力、瘙痒、恶心、呕吐也经常发生。降低局麻药的浓度或减少阿片类药物的用量，均可减少这类并发症的发生，同时也削弱了疼痛的治疗效果。

留置的骶管导管容易被粪便污染，并引起感染。有多人研究发现，与硬膜外导管相比，骶管导管更容易培养出细菌菌落，包括表皮葡萄球菌，甚至革兰阴性菌。骶管导管头端是否能培养出菌落，同导管留置时间、皮肤炎症或敷料污染无关。并且也无患儿因此而发生硬膜外感染。为了延长镇痛的时间，可将导管埋于皮下，这样可以减少导管滑出，也可以防止被细菌污染或发生感染。

三、硬膜外间隙阻滞

硬膜外阻滞常用于中、上腹、胸部手术的麻醉以及不适应连续骶管阻滞的患儿。手术风险较大的患儿，如行 Nissen 胃折叠术的患儿，围术期以硬膜外镇痛较吗啡静脉镇痛有优势，术后并发症、住院天数都能明显减少。另外，硬膜外镇痛能减少由于手术刺激引起的应激反应，患儿皮质醇水平与血浆肾上腺素水平都较低。

腰部硬膜外阻滞相当普及，但是选择胸部硬膜外阻滞应相当谨慎。操作者必须对硬膜外穿刺技术非常熟练。用于术后有严重疼痛的上腹及胸部手术，或患儿合并严重肺部疾病，应严格掌握其适应证。

前文已述连续骶管阻滞在骶裂孔处穿刺，然后将导管向头端插向胸段硬膜外节段，通过 X 线定位后发挥所在节段的硬膜外间隙阻滞作用，可以避免直接在胸部做硬膜外穿刺。但是连续骶管阻滞导管定位困难，常不能顺利达到所需节段。在脊柱侧弯脊柱融合手术时，脊柱创面关闭前也可由手术医师直接放置硬膜外导管，术后可安全有效地提供镇痛。

（一）解剖特点

小儿硬膜外分骶段、腰段、胸段及颈段。腰部硬膜外一般取 L3 ~ L4 间隙穿刺，年长儿 L3 ~ L4 间隙在髂嵴连线中点。髂嵴连线对于年长儿较为固定，但新生儿髂嵴连线 L4 ~ S1 间隙，< 1 岁的患儿在 L4 ~ L5 间隙。由于从新生儿至儿童，脊髓、硬膜囊不断生长、变化，因此在新生儿及小婴儿穿刺间隙应低于髂嵴连线，可以大大减低穿刺针误入蛛网膜下腔的风险。随年龄的不同，硬膜外腔的压力也同成人有所差异。婴儿的硬膜外腔相对狭小，因此注射时应减慢速度而防止药液的反流。

胸段硬膜外的解剖与腰段基本相似，但胸段棘突较长，间隙较狭窄，穿刺针向头端倾斜的角度更大。胸段韧带较松弛，因此穿刺时，进针时的韧带感觉不如腰段穿刺时明显。更为重要的是，因硬膜外间隙相对狭小，稍有不慎就会误伤脊髓，故容不得操作者在穿刺时有半点失误。出生时，在 L2 ~ L3 水平皮肤至硬膜外腔的深度为 10mm，随年龄增长，深度呈线性增加。从皮肤至硬膜外腔的深度，自 6 个月龄至 10 岁儿童大约为 1mm/kg。

（二）穿刺技术

患儿侧卧，髋膝屈曲，髂嵴连线，此线在新生儿约过 S1 椎体，婴儿约过 L5，低龄儿童约过 L4 ~ L5，年长儿及青少年横过 L4 椎体。皮肤消毒、铺巾后，穿刺针在两髂嵴连线上，上、下棘突之间以直入法进针。行腰段硬膜外穿刺，针行方向一般与皮肤垂直，有时需要略向头端倾斜。进针速度必须十分缓慢，右利手者，左手应紧持即将要进入皮肤的针体，右手缓慢推进，这种持针法能防止进针速度过快，或任何因意外而发生的针位置改变。穿刺针依次经过皮肤、皮下组织、棘上韧带、棘间韧带、黄韧带，然后进入硬膜外腔。为防止空气栓塞的发生，进入硬膜外腔的标志应为韧带阻力消失，推注氯化钠注射液无阻力感，而不是直接以空气阻力消失作为试验方法。

对于婴儿来说，针尖突破黄韧带进入硬膜外腔的感觉比成人精细得多。进入硬膜外腔后，应用针筒回抽，无脑脊液无血。在注入全量局麻药之前，必须先给予添肾上腺素的局麻药试验剂量。与成人相比，小儿硬膜外腔压力较高。基于婴儿硬膜外腔压力与局麻药注射容量与速度的关系，一般应以 0.5mL/min，缓慢注射。

行胸段硬膜外穿刺，患儿侧卧位，消毒铺巾后，穿刺针于选定的间隙以直入法穿刺。当感觉针进入韧带后，接氯化钠注射液针筒，并将穿刺针向头端倾斜，可达 45°～60°，轻推针筒，同时缓慢进针，当穿刺针出现落空感，提示针尖进入硬膜外腔。随后由硬膜外针置入导管，导管置入时顺畅无阻力，也是进入硬膜外腔的标志。

（三）穿刺器械

硬膜外穿刺针有 16G、18G、20G 及 22G，常用为 16G 或 18G，10cm 或 6cm 的 Touhy 硬膜外穿刺针，能顺利通过 20G 的硬膜外导管。应根据患儿年龄选用适当的穿刺针，较细的硬膜外穿刺针可用于单次硬膜外穿刺。

（四）剂量

留置硬膜外导管的目的一般是为了术后镇痛。胸段硬膜外腔组织比骶部较为致密，因此局麻药用量少于骶管阻滞，常用药物为布比卡因、左旋布比卡因，以及罗哌卡因。

（五）硬膜外辅助药物

可乐定可增强骶管阻滞的效果，同样可作为硬膜外间隙阻滞的辅助药物。一般注射剂量为 0.08～0.12μg/（kg·h），可以加强镇痛效果，但不增加镇静或其他并发症。阿片类药物应用同骶管阻滞。肾上腺素常用于单剂注射硬膜外的辅助药物，可以减少局麻药的全身吸收并可延长局麻药的作用时间。而作连续注射时，必须考虑肾上腺素可使脊髓血管收缩，理论上有造成脊髓损伤的可能。

（六）并发症

骶管留置导管后发生感染相当少见，尽管有硬膜外脓肿的个案报道，但事实上，硬膜外置管后感染罕见。据 McNeeley 报道，在对 6 年中 1620 例术后留置硬膜外导管作镇痛的患儿观察统计，仅 1 例发生硬膜外感染。而该患儿因恶性肿瘤终末期处于免疫抑制状态，椎管内被肿瘤侵犯，留置硬膜外导管作镇痛，其硬膜外导管作细菌培养呈阳性，并最终发展成为硬膜外脓肿。

第三节　外周神经阻滞

外周神经阻滞的成功必须有详尽的小儿外周神经解剖知识，以及适合小儿的穿刺工具。神经刺激器常用于小儿外周神经阻滞，大大提高了神经阻滞的准确性。神经刺激器的绝缘针针尖导电，电流只经过其针尖。上肢用 2.5～5cm 的穿刺针；而下肢神经阻滞需要较长的针，尤其是青少年行坐骨神经阻滞。神经刺激器的设置频率为 2Hz，电流从 0.1～1.5mA，正极置于距离阻滞神经至少 10cm 以上或另一侧肢体，负极接穿刺针。

为精确定位，神经刺激器一般以 1～1.5mA 开始刺激，穿刺针逐渐向神经或神经丛推进，直至引出相应肌肉的收缩。然后降低电流，当电流至 0.3～0.5mA 时，肌肉收缩大大减小但仍然存在，说明针尖已非常接近神经或神经丛。若在低电流下肌肉抽搐消失，可以稍微调节穿刺针，使得肌肉抽搐持续存在。若不能成功，可将电流重新设成 1mA，重新穿刺。当电流为 0.3～0.5mA 时，相应肌肉能抽搐，可注入局麻药，若穿刺针位置适当，则肌肉抽搐立即停止。当刺激电流为 0.2mA 时，肌肉呈强直收缩则考虑针尖进入神经内部。在麻醉下的小儿，神经内注药可能发现不了，而低电流下肌肉强直收缩是一大标志，必须引起重视。

迄今为止，超声技术用于神经定位已经有十余年历史，随着超声技术的进展，可以在几乎直视的情况下看清穿刺针的径路，及局麻药注射后药液的扩散和分布情况。超声引导区域神经阻滞应用于临床不仅需要高质量的仪器设备，而且操作者也要经过严格的训练。麻醉医生除了必须熟知相关的解剖知识外，还要有超声操作技术，并能准确辨认神经组织和周围结构。超声引导下的神经阻滞成功率同操作者的技巧密切相关。

外周神经阻滞使用局麻药剂量系根据阻滞方式的不同而各异。无论实施何种外周神经阻滞，加入肾上腺素均能提高阻滞安全性。正如先前所讨论，加入肾上腺素除了能及早发现误入血管，还能减少局麻药全身吸收。有研究发现，加肾上腺素时，局麻药的血浆峰值浓度低，而且峰值出现时间比较慢。

外周神经阻滞是否成功，麻醉下的患儿可以通过神经刺激器电流调大，而不能引出相应肌肉的活动来确定；若以超声作为引导则可直视药液的分布情况；还可通过经验感受被阻滞肢体肌肉张力与对侧肢体肌肉张力的细微差别来判断阻滞的效果；被阻滞肢体的血管扩张，温度升高也是阻滞成功的征象，但是不出现也不能说明阻滞一定失败。通常，各类局麻药在注射后20min 内均能起效。

一、上肢神经阻滞

上肢神经阻滞适应证为肩、臂及手的手术。一般锁骨以上的臂丛神经阻滞可行肩与上肢的手术，锁骨以下的臂丛神经阻滞可行前臂及手的手术。

（一）解剖

臂丛由 C5～T1 组成，自脊神经根发出后，在颈部于前、中斜角肌之后形成上、中、下三干，由纤维鞘包绕伴锁骨下动脉穿前中斜角肌间隙，向前、下、外下行，在锁骨后第一肋中外缘，每个神经干分为前后两股。进入腋窝后根据其与动脉的关系，延续为后束→桡神经，外侧束→正中神经，内侧束→尺神经。在喙突水平，锁骨上下形成自然分隔，这是阻碍局麻药弥散的因素。腋水平以下进入手臂，支配运动与感觉。桡神经支配肩部以下上肢背部皮肤感觉包括拇指、食指、中指及第 4 指的背部皮肤。肌皮神经支配二头肌及前臂外侧的皮肤感觉.正中神经支配前臂的大部，拇指的内侧、食指、中指的手心侧以及第 4 指的内侧。尺神经支配手的小部分，包括第 4 指的尺侧及第 5 指。

(二) 腋路臂丛神经阻滞

腋路臂丛神经阻滞是小儿常用途径，优点为实施简单，并发症相对较少。缺点为患儿必须外展手臂才能实施，而且肌皮神经阻滞不充分，因为肌皮神经在形成尺神经、正中神经、桡神经之前分支并离开血管鞘。由于肌皮神经支配前臂外侧，若手术涉及此区域则应对肌皮神经进行分开阻滞。腋路臂丛有多种阻滞方式，单点阻滞、多点阻滞以及两针三分法阻滞。

(1) 操作技术：单点腋路神经阻滞首先扪及腋动脉，穿刺针近动脉，在动脉上方近腋窝顶，与皮肤呈 30°~45°角向着锁骨中点的方向行进。进入血管鞘时可有突破感。接神经刺激器，当引出手部活动后，注入局麻药。当局麻药注入血管鞘后，即可见腋窝呈梭形肿胀，在婴儿及低龄幼儿尤为明显。这种梭形肿胀是由于局麻药在血管鞘内扩散而引起，消失也快。但必须与皮下注射相鉴别，皮下注射的肿胀不呈梭形，消失也较慢。

当注入局麻药移除穿刺针后，应将手臂内收，使肱骨头不再顶住腋窝，再加上在注射点加压有助于局麻药的扩散。单点注射局麻药于一点注射。多点注射依靠神经刺激器定位，分别阻滞各神经，穿刺点可在两点以上。上海交通大学医学院附属上海儿童医学中心采用两针三分法，在动脉搏动最高点两侧，与动脉呈 20°夹角，各刺一针，进针直至出现突破鞘膜落空感，松开持针手，针随动脉搏动而摆动，接注射器回抽无血后，各注入 1/3 局麻药，调整角度，两针交叉深入，各注入余量的 1/2。两针三分法不必依靠神经刺激器，操作简单易行，并发症少。但是无论何种阻滞方式都可能阻滞不到肌皮神经，因为肌皮神经在其他 3 大终末神经形成之前已经离开血管鞘。所以一般均需对肌皮神经进行分开阻滞。阻滞时，将穿刺针直接刺入喙肱肌，可以神经刺激器定位，寻找肱二头肌收缩。在非全身麻醉状态下，患儿需用止血带，还要阻滞肋间臂丛神经，可直接在臂内侧上部进行环行皮下注射。

超声引导腋路臂丛神经阻滞时，应使用高频探头（≥12MHz）。显示正中神经位于腋动脉旁伴行向下直至肘部水平。尺神经位于动脉内侧，较正中神经表浅。桡神经位于腋动脉的后面，有时因动脉声影不易被显示。当探头向背侧移动，可见桡神经在肱骨水平从动脉后面绕出下行于桡神经沟。从腋路臂丛的横断面可见三根神经，分别用 5~8mL 局麻药阻滞每个神经。肌皮神经从外侧束分出，因而无法于腋鞘内注药阻滞该神经。可在超声引导下将针稍向头侧穿刺，注入约 3mL 局麻药阻滞肌皮神经。

（2）并发症：血肿和神经压迫少见。为防止血肿的发生，应禁忌在儿科患者采用经血管穿刺法。穿刺过程中若不慎误穿动脉应至少压迫 5min 以上，避免血肿形成以及由此而发生的肢体缺血。在首次注射后，腋窝水平神经的解剖结构可能相对有所改变；多点注射时应注意掌握药物总量，不可超过局麻药中毒剂量。

（三）锁骨下径路

外侧垂直锁骨下臂丛神经阻滞（LVIBP）用于小儿是因为这种径路不必使手臂外展，与腋路法相比，上臂的阻滞效果好，不必额外进行肌皮神经阻滞。

（1）操作技术：患儿平卧，上臂贴近躯干，前臂外展 90°，扪及喙突，用 24G 绝缘穿刺针接神经刺激器，在喙突外侧约 0.5cm 处，垂直于皮肤进针，边进针边回抽。当相应肌肉抽搐，回抽无血无空气，注入局麻药。此法亦可在超声引导下进行。

（2）并发症：少见，但仍有误入胸腔或误入血管的风险。

（四）肌间沟臂丛神经阻滞

肌间沟阻滞能阻滞肌皮神经，但对尺神经的阻滞并不可靠，因为尺神经在神经丛的较低位置发出。肌间沟阻滞并不太常用于小儿，并发症与不良反应少。

（1）操作技术：患儿平卧，头偏向对侧，在胸锁乳突肌后缘的下方，环状软骨水平扪及肌间沟，穿刺针与皮肤呈 90°，略向脚端倾斜，当引出相应肌肉抽搐后，注入局麻药。若膈肌受刺激，可引出膈肌收缩，表示针尖太靠前。

此法也可在超声引导下进行。探头一般先于喉部，显示颈动脉和颈内静脉，然后向外侧滑动，在胸锁乳突肌外侧缘，可显示位于前中斜角肌之间的臂丛神经横断面，呈圆形低回声区。

（2）并发症：包括气胸，硬膜外或蛛网膜下腔注射。若误入椎动脉局麻药会直接进入中枢神经系统，造成中枢神经系统的毒性反应。膈肌阻滞，可造成单次膈肌麻痹，尤其对于婴儿或一些有呼吸系统问题的患儿，可能成为一个难以耐受的并发症。交感阻滞引起的霍纳综合征并不少见。

（五）肌间沟旁阻滞

臂丛肌间沟旁阻滞误入椎动脉，误入椎管内或发生气胸的可能性较肌间沟阻滞少。肌间沟旁阻滞的径路与肌间沟阻滞的径路相仿，但穿刺针穿刺的部位及方向有所改变，因而避开了颈部的重要结构。肌间沟旁阻滞实施简单，第一、二次穿刺成功率可达97%。操作时患儿平卧，肩下垫薄枕，手臂贴近躯干，头转向对侧。连接 C6 横突及锁骨中点，穿刺点位于连线上 2/3 与下 1/3 交界处，即甲状软骨水平近颈外静脉。进针深浅随年龄不同而不同。此径路可用神经刺激器辅助或以超声引导。

（六）上肢神经阻滞的局麻药剂量

上肢神经阻滞可单用一种局麻药，或联用两种药物。为了延长阻滞时间，常用布比卡因、左旋布比卡因或罗哌卡因。因为臂丛神经周围无丰富毛细血管，不像椎管内阻滞或胸膜腔阻滞，局麻药全身吸收少。但是仍必须以局麻药最大允许剂量为指导。一般罗哌卡因的浓度为 0.2%～0.5%，布比卡因为 0.25%～0.5%。< 5 岁的幼童一般用较低浓度，总容量 < 0.5mL/kg。局麻药内必须加肾上腺素 5μg/mL 以及时发现误入血管，减少局麻药的全身吸收。这样的剂量标准，镇痛时间一般在 4～12h。

二、下肢神经阻滞

下肢神经阻滞主要对腰、骶神经丛进行阻滞，由于镇痛效果确切，阻滞不进入椎管内，常可取代骶管阻滞用于小儿下肢手术。

腰神经丛位于椎旁腰大肌间隙。由 L1～L4 前支及 T12 脊神经的一部分组成，当腰丛出椎旁间隙后，分为三支神经：股神经、股外侧皮神经及闭孔神经。髂血管走向筋膜前，但三支神经仍在筋膜后行走。股神经为混合神经，其纤维包括支配股四头肌的运动纤维，及支配大腿前、中部的感觉纤维。隐神经为股神经的分支，支配膝以下小腿中下部及足，伴隐静脉。股外侧皮神经为感觉神经，支配大腿外侧皮肤感觉。闭孔神经支配大腿内收运动以及包含支配大腿中部内侧及膝的感觉纤维。

骶神经丛来自于 L4 ~ L5 前支和 S1 ~ S3，然后延续为坐骨神经、大腿背侧皮神经。坐骨神经为混合神经，支配大腿背侧及小腿大部的运动与感觉。坐骨神经在大腿背侧下行，延续为胫神经及腓总神经。

(一) 股外侧皮神经阻滞

较少单独进行股外侧皮神经阻滞，但在恶性高热患儿不能进行全身麻醉时可作单纯的股外侧皮神经阻滞或股神经复合股外侧皮神经阻滞，进行肌肉活检。在大多数情况下，髂筋膜间隙阻滞将其连同股神经、闭孔神经一起阻滞，而不必单行股外侧皮神经阻滞。

(1) 解剖：股外侧皮神经发自于 L2，L3 神经根，在髂筋膜深层，朝髂前上棘方向下行，然后在大腿上部阔筋膜下下行。股外侧皮神经支配大腿外侧的皮肤感觉。其终末分支还支配髌骨。

(2) 操作技术：由于股外侧皮神经是纯感觉神经，故无须神经刺激器。腹股沟下径路，在髂前上棘内侧，腹股沟韧带下 0.5 ~ 1cm，22G 钝穿刺针垂直进入皮肤，当有突破感时，提示穿刺针进入阔筋膜，作扇状阻滞。

(3) 并发症：除了罕见的直接损伤神经，股外侧皮神经阻滞没有特别的并发症。

(二) 股神经阻滞

适应证为膝以上的手术，特别是股骨骨折。实施简单，可以用或不用神经刺激器定位。但对于清醒的股骨骨折患儿，神经刺激器不能使用，否则会造成患儿明显疼痛。

(1) 解剖：股神经发自 L1 ~ L3，在腹股沟韧带下，股三角内下降至大腿。神经在股动脉的外侧，其上覆盖阔筋膜与髂筋膜。

(2) 操作技术：患儿平卧，穿刺腿足尖转向外侧，在腹股沟韧带下扪及股动脉，穿刺针在腹股沟韧带下 1cm，动脉外侧 0.5 ~ 1cm。向头端倾斜刺入皮肤。当针尖突破阔筋膜，有突破感。当使用神经刺激器时，可见股四头肌收缩，髌骨上下活动。若髌骨内侧活动强于外侧，则调整穿刺针略向外，反之亦然。由于非常靠近股动、静脉，若从导管中回抽出血液，可能已经误入血管。确定针位置后注入局麻药。

"三合一"神经阻滞是股神经阻滞的改良，即同时将股神经、股外侧皮神经和闭孔神经三种阻滞一次完成。由于股神经、闭孔神经和股外侧皮神经比较靠近，阻滞股神经后通过压迫能阻滞股侧皮神经及闭孔神经。体表标志及穿刺点均同于单次股神经阻滞。但是，必须增加局麻药容量，注入局麻药后，向头端施加压力，使局麻药通过股鞘向头端扩散向腰丛。"三合一"阻滞时，股神经可被完全阻滞，但是小儿股外侧皮神经及闭孔神经的阻滞完善率仅20%。因为股外侧皮神经及闭孔神经的阻滞成功，不仅取决于局麻药在股鞘内的扩散，还应包括髂筋膜阻滞时局麻药在髂筋膜间隙内扩散。有研究显示，采用超声引导进行"三合一"神经阻滞，将探头置于腹股沟韧带远端股神经位置，靠近股动脉外侧和髂耻弓的下面，引导麻醉医生调整穿刺针位置，可以提高穿刺成功率。

（3）并发症：不多见，但有时可能误穿入股动脉。一旦误穿入股动脉，应压迫至少5min，以避免巨大的血肿形成。

（三）髂筋膜间隙阻滞

髂筋膜间隙阻滞能阻滞股神经、股外侧皮神经及闭孔神经。与"三合一"阻滞比较，小儿髂筋膜阻滞的成功率可达90%。此外，髂筋膜间隙阻滞还能完善地阻滞股神经的分支生殖股神经。

（1）解剖：腰丛的三支终末神经（股神经、股外侧皮神经、闭孔神经）沿腰大肌发出，在髂筋膜内侧面下行。髂筋膜间隙阻滞是将局麻药注入髂筋膜与髂肌之间，使三神经浴于局麻药液中而起作用。

（2）操作技术：患儿平卧，连接髂前上棘至耻骨联合，标记腹股沟韧带，并将其均分为3分。在外1/3与内2/3的交点，向远端作腹股沟韧带的垂线，穿刺点在垂线上，根据患儿年龄，距腹股沟韧带0.5~2cm。用短斜面穿刺针，垂直进入皮肤，不必依靠神经刺激器定位。在穿刺针后接针筒，穿刺针缓慢推进，能感觉到两次突破感，第一次突破感为阔筋膜，第二次突破感为髂筋膜。随后固定针筒，在髂筋膜下注入局麻药。

（3）并发症：当髂筋膜阻滞太靠内侧时，会造成股神经阻滞完善，而另两根神经阻滞不全。无其他特别并发症。

(四) 腰丛神经阻滞

与髂筋膜阻滞相仿，腰丛阻滞也能完善地阻滞腰丛的 3 大分支以及髂腹下神经、髂腹股沟神经和生殖股神经，这些神经支配会阴。

(1) 解剖：腰神经丛发出后在腰大肌间隙下行，周围包绕筋膜，此筋膜为髂筋膜的延续。

(2) 操作技术：髂嵴最高点画垂线。在髂后上棘，平行于 L4 ~ L5 棘突连线画线。两线交点为穿刺点。垂直于皮肤进针略向后寻找 L4 横突。然后穿刺针以 30° ~ 40° 角行向头侧或尾侧，直至引出股四头肌收缩（刺激股神经）。调整穿刺针的位置，下调电流至 0.3 ~ 0.5mA，仍能引出股四头肌收缩，回抽无血后，缓缓注入局麻药。若发现髌骨活动有偏向，则向另一侧稍微调整针的位置。若仅出现髋部活动，则为直接刺激了腰大肌。若股四头肌与腘绳肌都有收缩，穿刺针应再向头侧调整，因为阻滞的是腰丛神经而不是骶丛神经。

(3) 并发症：并不多见。倘若进针较深，进入后腹膜，可能导致比较严重的后果。当穿刺时，发现不断回抽见血，有可能造成后腹膜血肿。还有误穿重要脏器，如肾脏的可能。局麻药可能扩散到硬膜外腔或蛛网膜下腔，故在注药时应严密观察心率和血压。

(五) 坐骨神经阻滞

腿、足创伤后镇痛。选择性手术，坐骨神经阻滞可完成足部手术，当复合腰丛神经阻滞时，可提供所有下肢手术的麻醉。

(1) 解剖：坐骨神经由 L4 ~ S3 前支组成，是全身最粗大的神经，自坐骨大孔出骨盆后，在股骨大转子与坐骨结节之间行至大腿后面。阻滞坐骨神经时，也有可能阻滞到与之邻近的股后侧皮神经。股后侧皮神经支配腘窝以上的股后侧皮肤感觉肌腘绳肌。坐骨神经在腘窝分为胫神经与腓总神经，在腘窝上部两者走在同一鞘内，支配膝以下感觉与运动。

(2) 坐骨神经阻滞的径路：小儿坐骨神经阻滞有多种径路。有作者进行后路、前路及侧路坐骨神经阻滞的比较，估计实施的方便性、阻滞的效果以及并发症的发生率。3 种方式的阻滞成功率都超过 90%。而后路阻滞几乎无穿刺困难的报道。初学者第一次尝试，后路成功率也可达 90%，而前路和侧路成功率为 2/3。此外，前路穿刺误入血管的发生率较高。后路坐骨神经阻滞成功率高、阻滞完善、并发症少，是小儿坐骨神经阻滞最常用的方法。但是，由于一些患儿体位不能变动，故侧路坐骨神经阻滞也有一定的优势。坐骨神经阻滞可采用神经刺激器或超声定位，而超声定位可将神经内穿刺注药的风险降到最低。约有 11% 的人坐骨神经在梨状肌下孔水平就已分为胫神经和腓总神经，超声定位可分别阻滞这两根神经，减少阻滞失败率。

后路坐骨神经阻滞，患儿侧卧位，患侧朝上，并屈髋屈膝，一般取股骨大转子与尾骨顶端连线中点为穿刺点。穿刺深度按年龄不同而不同，在 16～60mm。以神经刺激器定位，穿刺针垂直于皮肤进针，方向朝坐骨粗隆的外侧面，向内、向上缓慢推进，直至引出肌肉抽搐，使足跖屈或背伸。将电流减至 0.5mA 还能引出足部运动，注入局麻药。

Raj 描述 Raj 阻滞方法，与传统后路阻滞相似，但远端肢体的效果较佳。取坐骨结节与股骨大转子连线中点为穿刺点，用神经刺激器引出相应肌肉抽搐，使足跖屈或背伸。Raj 阻滞时坐骨神经比较靠近皮肤，这使得在青少年或肥胖患儿阻滞成功率大大提高。

侧路坐骨神经阻滞时，患儿平卧位，患侧臀部下垫薄枕，标记股骨大转子。穿刺点位于大腿外侧，根据年龄不同于大转子下 1～2cm。穿刺针与神经刺激器连接，垂直于皮肤与股骨长轴缓慢进针，直至引出足趾活动。

（六）腘窝阻滞

腘窝阻滞适应证为下肢手术的麻醉与术后镇痛，尤其是膝以下部位，如足、踝以及先天性足畸形的手术。

（1）解剖：在腘窝的顶端坐骨神经分为腓总神经和胫后神经。腓总神经行向前绕腓骨小头，胫后神经在小腿后面下行。而大约 10% 的人群中，坐骨神经在股后较高位置，理论上影响腘窝阻滞的成功率。但由于这两神经同为一神经包膜所包裹，事实上其成功率并不低。坐骨神经在腘窝位置相对表浅，而且由于腘窝内坐骨神经不同任何骨性结构附着，神经内直接注药的风险较低。

（3）操作技术：最简易的方法为患儿平卧，抬起患肢、使之屈髋，即可行腘窝阻滞。或患儿侧卧，患肢朝上，标记腘窝三角：腘窝皮褶为底边，内侧为半腱肌、半膜肌肌腱，外侧为股二头肌肌腱，在腘窝三角中线的外侧，与皮肤呈45°角向头侧进针。离腘窝三角底的距离与体重相关。若体重＜10kg，则距离为1cm；10～20kg，为2cm，每增加10kg，进针点向头端靠近1cm。腘窝神经的深度在35kg体重以下患儿变化不大，35kg以上患儿则随体重增加而增加。腘窝阻滞以超声引导更为简便，当引出足部运动即可注药，但胫后神经的足跖屈比较可靠。减低电流至0.3～0.5mA仍有肌肉抽搐则注入局麻药。局麻药剂量为0.5～0.75mL/kg，0.2%罗哌卡因或0.25%布比卡因。

（七）踝阻滞

踝阻滞可为足部手术（如截趾）提供麻醉与镇痛。

（1）解剖：由5支神经（隐神经、腓深神经、腓浅神经、神经与腓肠神经）支配足部感觉。隐神经伴行隐静脉于足背内侧，较为表浅，支配内踝附近皮肤。腓深神经在胫骨附近蹬长伸肌与胫前动脉之间下行，于第1、2足趾之间浅出，支配第1、2趾之间皮肤感觉。腓浅神经于小腿远端2/3前面穿出股筋膜沿足外侧行走，支配足背内、外侧皮肤感觉。胫神经与腓肠神经支配足跖区皮肤感觉。胫神经在内踝处、胫后动脉的后面，腓肠神经位于外踝后面。必须分别对这5支神经进行阻滞，才能达到充分镇痛的效果。

（2）操作技术：用25G针对这5支神经逐一进行阻滞，患儿平卧位，在内踝前皮下隐静脉附近注射1～5mL局麻药阻滞隐神经。在蹬长伸肌外侧近足背动脉针向胫骨方向行进，并触及胫骨，略退出，回抽无血注入局麻药1～5mL，阻滞腓深神经。腓浅神经通过足背外侧皮下注射局麻药来实施。改变患儿足的位置，进行另两支神经的阻滞。胫神经在内踝与跟腱之间，胫动脉的后方；腓肠神经在外踝与跟腱之间阻滞，分别注入1～5mL的局麻药。

（3）剂量：为确保完善的阻滞，并且阻滞时间长于4h，应选择长效的局麻药、罗哌卡因、布比卡因或左旋布比卡因。阻滞各支神经局麻药容量根据年龄而定。青少年可达5mL，而总量不可超过局麻药最大允许剂量。阻滞时不应加入肾上腺素，以防止终末血管收缩。

（4）并发症：罕见，由于阻滞时靠近血管，应反复回抽避免误入血管。对于婴儿或低龄儿童，不提倡局麻药中加入肾上腺素，否则终末血管收缩，可能导致足部缺血的发生。

三、连续外周神经阻滞

对于那些有严重疼痛，且术后要求长时间镇痛或对静脉用药有顾虑的情况下，可以留置导管进行连续外周神经阻滞。连续神经阻滞导管留置可有多种方法。Seldinger 法，将导引丝探出穿刺针，然后留置 3Fr 或 4Fr 导管。或者用专门的连续外周神经阻滞套组进行穿刺，神经刺激器或超声定位后，留置导管。此外，还有套管针技术，20G 套管，内为 22G 绝缘针，当定位成功后，将 20G 套管针置入，拔出绝缘针，再置入 24G 导管。为增加导硬度，在置管时可不抽出导管内的管芯。

小儿上肢连续神经阻滞的资料较少，连续下肢神经阻滞常用于股骨骨折患儿的镇痛。连续神经阻滞导管可留置于腋路臂丛、肌间沟、腰丛、股神经、髂筋膜间隙、臀部坐骨神经及腘窝坐骨神经等处，连接镇痛泵进行持续镇痛。有人使用固定流速的弹性泵，用于门诊患儿的术后镇痛。

总剂量务必不可超过最大允许剂量。一般布比卡因或左旋布比卡因的浓度为 0.125% ~ 0.25%，罗哌卡因浓度为 0.1% ~ 0.2%，起始剂量为 0.1 ~ 0.2mg/（kg·h）。根据需要逐渐增加剂量，6 个月以下的婴儿最大剂量不超过 0.2 ~ 0.25mg/（kg·h），＞6 个月不超过 0.4 ~ 0.5mg/（kg·h）。连续阻滞可能会造成蓄积，达到极限剂量，故应严密观察。

四、髂腹下、髂腹股沟神经阻滞

髂腹下、髂腹股沟神经阻滞适应证主要为腹股沟区域的手术，包括腹股沟疝修补、包皮环切及尿道下裂等。全身麻醉复合髂腹下、髂腹股沟神经阻滞，患儿术后下床时间早，术后首剂止痛药的需求时间较晚，且术后 48h 镇痛药的需求量也较少。

（1）解剖：髂腹股沟及髂腹下神经出自于腰丛，穿出腹横肌后，髂腹下神经在腹横肌与腹内斜肌之间下行，髂腹股沟神经在腹内斜肌与腹外斜肌之间下行，两支神经均在近髂前上棘处浅出腹横肌，阻滞即可在此进行。精索也接受生殖股神经的生殖支支配，生殖股神经发自腰丛。

（2）操作技术：髂腹下、髂腹股沟神经均于髂前上棘处阻滞。皮肤消毒后，用 22G 或 25G 短斜面穿刺针于髂前上棘上 1cm、内 1cm 处进针，向后外侧方向触及髂骨的后上缘，随后边退针边注入局麻药。当针退至皮下，再向腹股沟韧带方向（但不进入腹股沟韧带），当感觉有突破感，穿破斜肌。针斜面指向脐孔方向，在同一平面内注入局麻药。一般髂腹下、髂腹股沟神经只作单次阻滞。

（3）剂量：0.25% 布比卡因、左旋布比卡因或 0.2% 的罗哌卡因 2～6mL，不超过 0.25mL/kg。

（4）并发症：罕见，偶可发生股四头肌运动阻滞，是行针过深，类似髂筋膜间隙阻滞或股神经受阻滞而致。

五、阴茎神经阻滞

阴茎神经阻滞技术包括耻骨下阻滞、阴茎背神经阻滞和皮下环状阻滞等方法，适应证为包皮手术（包茎、包皮过长、包皮嵌顿）的麻醉与术后镇痛。尿道下裂修补术的麻醉与术后镇痛。耻骨下阴茎神经阻滞是在神经进入阴茎根部前进行阻滞，与皮下环状阻滞相比，对阴茎血管及结构的改变较少，受手术医师的欢迎。有报道，尿道下裂修补在切皮前进行阴茎神经阻滞，手术结束后再次阻滞的镇痛效果优于单次阻滞。

（1）解剖：阴茎远端 2/3 为阴茎背神经支配，来自于阴部神经和盆腔神经丛，伴阴茎背动脉进入阴茎的是两条阴茎背神经，在耻骨联合处分开，支配阴茎感觉。

（2）操作技术

皮下环状阻滞：是阻滞阴茎背神经的一种简单方法，用不含肾上腺素局麻药在阴茎皮下，Buck 筋膜表面进行环状浸润。

阴茎背神经阻滞：于耻骨联合下，阴茎根部水平阴茎的两侧，直接注入局麻药。25G 穿刺针，穿过 Buck 筋膜后，在阴茎根部相当于时针 10—11 点以及 1—2 点位置注入局麻药。由于非常靠近阴茎背血管，因此在注入局麻药时应不断回抽，以防误入血管。

耻骨下阻滞：将阴茎轻轻向下拉，穿刺点于耻骨联合两侧，耻骨支下

0.5～1cm。针垂直于皮肤刺入，针缓缓向中向下倾斜，穿刺在耻骨下间隙遇明显弹性阻力而停止，相当于浅筋膜的深层。对侧也进行同样的穿刺。回抽无血，缓缓注入局麻药，并同时退针至皮下。

（3）剂量：作阴茎阻滞局麻药中绝对不可含肾上腺素，阴茎为终末血管供血，用肾上腺素易引起血管收缩，导致阴茎坏死。所有各种阴茎阻滞径路均可用0.25%布比卡因、左旋布比卡因或0.2%罗哌卡因，效果可持续4～6h。环状阻滞在阴茎根部形成局麻药环，总量不超过0.25mL/kg。阴茎背神经阻滞各点给局麻药0.1mL/kg。

（4）并发症：前文已经提到，为防止严重的血管收缩，肾上腺素禁忌用于阴茎阻滞。进行阴茎背神经阻滞时，可能误穿阴茎背血管而造成血肿，进而导致阴茎头部缺血。若阻滞方式恰当，环状阻滞可无并发症，但阴茎根部可能有水肿，造成阴茎血管结构发生改变，给手术增加困难。

六、肋间神经阻滞

肋间神经阻滞的适应证为胸部手术、上腹部手术、肋骨骨折以及胸引镇痛。肋间神经阻滞在急诊室、ICU及围术期遇上述情况常应用。

（1）解剖：肋间神经来自T1～T12胸神经的前支并有4个分支：第一分支为灰色交通支，走向交感神经节；第二分支为皮后支，支配椎旁肌；第三分支为侧皮支，出腋中心向前后发出皮下支；第四分支支配胸腹中线皮区，硬膜及蛛网膜在出椎间孔时与神经外膜相融合，如果采用椎旁入路则可能导致脊麻。

（2）操作技术：为了充分阻滞肋间神经，应靠近起始部在脊旁肌肉的外侧向腋后线方向进行阻滞。患儿侧卧位，手臂抬起置于手架上，暴露腋后线清晰。消毒铺巾后，用25G穿刺针，长度根据小儿的年龄，在肋骨下缘进针，向头端推进，针尖触及肋骨，针略向后退滑过肋骨，有穿过肌肉的阻力消失感。神经即在血管的下方，因此在注入局麻药时必须反复回抽。为了提高镇痛的成功率，应同时阻滞切口的上两个肋间及下两个肋间。

（3）剂量：每个间隙0.1～0.15mL/kg，不超过3mL，局麻药，注入前肯定回抽无血。0.25%布比卡因、左旋布比卡因或0.2%罗哌卡因均能提供8～12h的镇痛。

（4）并发症：包括气胸，误穿血管、意外的硬膜外、蛛网膜下腔扩散是由于注入局麻药沿覆盖脊神经的硬膜向硬膜外或蛛网膜下腔扩散。后入路比前入路多见。另外，由于神经比较靠近血管，局麻药误入血管或全身吸收的可能性比其他周围神经阻滞高，发生局麻药中毒的可能性大。

七、椎旁神经阻滞

特殊节段的椎旁神经阻滞能为患儿单侧身体手术提供镇痛，椎旁阻滞多用于小儿，最大优点为疼痛控制区域化，避免应用大剂量局麻药。连续椎旁阻滞常用于胸腔手术、肾脏手术以及胆囊手术的术后镇痛。

（1）解剖：椎旁间隙是脊柱旁一个楔形区域，包括肋间神经、之间交通支以及交感链。椎旁间隙前界为胸膜，后界为肋横韧带的前面，侧面为肋间筋膜的后面，其深度与体重相关，从棘突至椎旁间隙 =0.12× 体重（kg）+ 10.2（mm）。从皮肤至椎旁间隙 =0.48× 体重（kg）+18.7（mm）。

由于邻近间隙存在交通支，当在椎旁间隙注入局麻药后，局麻药能向上下扩散。另外，在尸体标本上 T12 节段由于腰大肌附着脊柱，成为局麻药向 T12 节段以下扩散的限制。因此小儿腹股沟手术的椎旁间隙阻滞推荐作两次阻滞，一次在 T2 以上，一次在 T12 以下。

（2）操作技术：消毒铺巾后患儿侧卧，阻滞侧朝上，先确定需阻滞间隙的棘突。旁开正中线的距离与两相邻棘突之间的距离相同，参考公式见上文。若行单剂阻滞用 25G 短斜面穿刺针，若留置导管则用 Touhy 硬膜外穿刺针。用氯化钠注射液阻力消失为标准。穿刺针接针筒垂直于皮肤进针，随后针滑过横突上缘，在针栓上轻施压力，当阻力消失，则表示针尖过肋横韧带，进入椎旁间隙。这种阻力消失感同硬膜外穿刺穿过黄韧带感觉相似，但感觉不如穿破黄韧带明显。当针尖位于椎旁间隙注入相应局麻药，并可留置导管作连续椎旁间隙阻滞。将导管置入椎旁间隙时需将 Touhy 硬膜针头转向头端慢慢置入。小儿导管留置不应超过 2～3cm。否则导管容易进入肋间隙而造成单一皮节的阻滞。

（3）剂量：单侧椎旁阻滞，给予 0.5mL/kg 局麻药，可提供 4 个节段的可靠镇痛。添加肾上腺素 5μg/mL 的 0.25% 布比卡因、左旋布比卡因或 0.2% 罗哌卡因都可用作单次注射的局麻药。若要进行多节段阻滞，则不应超过局麻药最大允许剂量。连续椎旁阻滞可用上述长效局麻药，小儿 0.25mL/(kg·h)，婴儿 0.2mL/(kg·h)。低浓度时，0.1%～0.125% 即可达满意镇痛效果。但大龄儿童或青少年应提高浓度至 0.2%～0.25%。局麻药中应添加肾上腺素，减少全身吸收。

（4）并发症：文献报道，在一组 367 例患者的椎旁阻滞研究中，成人失败率为 10.7%，小儿为 6.2%。其他并发症有低血压（4.6%）、误穿血管（3.8%）、误穿胸膜（1.1%）和气胸（0.5%）等。在所有并发症中，低血压只发生于成人；误穿血管的患者中无 1 例发生局麻药中毒；误穿胸膜的患者中 1 例发生气胸。椎旁阻滞失败率高于硬膜外阻滞，而低血压和穿破硬膜的发生率硬膜外阻滞较高。总体来说，椎旁阻滞还是相当安全的，但必须由熟练的麻醉医师操作。

八、头面部神经阻滞

（一）眶下神经阻滞

眶下神经包含 4 个分支，这些分支分别支配上唇、上唇黏膜、人中、鼻的外、下方，及下眼睑。眶下神经阻滞的指征为鼻腔手术如内镜下鼻窦手术、鼻中隔整形术，等等。

（1）解剖：眶下神经来源于三叉神经第二分支（上颌支），为纯感觉神经。眶下神经是上颌支的终末支经圆孔出颅进入冀突颚窝，然后出眶下孔最终分 4 个分支，分别为上唇支、内鼻支、外鼻支和下睑支。

（2）操作技术：口内途径阻滞眶下神经，用 27G 穿刺针沿上唇内侧向头端与第二磨牙平行的颊部朝眶下孔的方向进针。进行阻滞时首先扪摸眶下切迹，然后翻起上唇，使针筒与穿刺针进入，在进针时一手持续按在眶下切迹，以指示方向使穿刺针能正确前进，不误入眶内。

（3）剂量：总量为 0.5～1mL 的 0.25% 布比卡因，左旋布比卡因或 0.2% 罗哌卡因，加肾上腺素，必须边注药边回抽。

（4）并发症：最常见的并发症为眼睑处水肿。为避免眼睑水肿注药后应持续加压 5min。

(二) 耳大神经阻滞

耳大神经支配乳突与外耳，适应证为耳部整形，鼓膜乳突手术，围术期可减少阿片类药物的应用。

(1) 解剖：耳大神经来源于颈丛 C3 的浅表支，自甲状软骨水平沿胸锁乳突肌锁骨头肌腹的后缘上行。

(2) 操作技术：耳大神经阻滞点位于甲状软骨水平 (C6)，标记胸锁乳突肌锁骨头，局麻药沿锁骨头外缘作皮下注射 5 ~ 6mL 达耳下。

(3) 并发症：耳大神经阻滞的并发症罕见，但可以非常严重，包括误入血管，这是由于阻滞位置同颈内动、静脉相当邻近。另外，若行针过深可引起膈神经阻滞、颈丛阻滞及霍纳综合征。

(三) 眶上神经与滑车上神经阻滞

眶上神经与滑车上神经支配头皮前面，前额的皮肤感觉。适应证为切口在头皮前部的神经外科手术以及面部血管瘤的激光治疗。

(1) 解剖：眶上神经与滑车上神经是三叉神经眼支的终末支，支配冠状缝前的头皮及前额。在上眼睑处，眶上神经经眶上孔浅出，滑车上神经在滑车神经与眶上孔之间出眶。

(2) 操作技术：扪及眶上切迹，27G 针垂直皮肤沿眶上切迹进入，触及骨质，稍退针，回抽无血，即可注入局麻药。然后将针退至皮下，再稍向中线方向进针阻滞滑车上神经。

(3) 并发症：眶周水肿及眼周瘀斑，是阻滞后较常见的并发症。为防止水肿、瘀斑，注入局麻药后应在阻滞点压迫 5min。

第四节　局部静脉麻醉

局部静脉麻醉 (IVRA) 首次由德国外科医师 Bier 于 1908 年介绍，故又称 Bier 阻滞。将局麻药注入后用止血带阻断远端肢体，而产生的局部麻醉作用。这种方法只用于手术中的镇痛，因为一旦放松止血带局麻药即消散。局部静脉麻醉用于小儿前臂骨折复位术及短小肢端手术，效果是肯定的，也是安全的。局部静脉麻醉不应用于可能超过 90min 的手术。目前这种方法麻醉不采用了，但还可以用于疼痛治疗如雷诺综合征。

（1）操作技术：患肢开放一路静脉通道，近端备两根止血带。患者抬高患肢，用弹力绷带绑扎驱血，再将止血带充气。若患儿骨折，不应在清醒患儿身上用弹力绷带驱血，这会增加患儿的痛苦。上肢止血带充气压力为患儿基础收缩压再加 50mmHg，下肢止血带充气压力应超出基础收缩 100mmHg 以上。止血带充气后，局麻药经静脉缓缓注入患肢，一般在 5min 以内起效，肯定麻醉效果后，手术可以开始。当在手术中出现止血带痛时，远端止血带充气，然后近端止血带放气。由于远端仍有局麻药的阻滞作用，故止血带疼痛不再出现。绝大多数小儿需要辅助镇静。

在手术结束时，远端止血带先放松 15s 然后再充气，止血带应经过 3 次这样的过程，才可完全放气。这可避免由于一次放松止血带短时间内局麻药一下子进入循环，造成局麻药中毒。无论手术长短，在注射局麻药后应有一止血带维持充气 20min。

（2）剂量：利多卡因与吡咯卡因可用于局部静脉麻醉，但禁忌布比卡因（心脏毒性反应）。0.5% 的利多卡因，上肢量可为 0.6mL/kg，下肢为 1mL/kg。为改善镇痛，有人报道将 1μg/kg 芬太尼或 0.01mg/kg 泮库溴铵加入局麻药，常用于成人，但小儿尚无足够资料。

（3）并发症：若止血带失灵，利多卡因会导致神经毒性和抽搐。若患儿有导致抽搐的病史存在，应视局部静脉麻醉为禁忌证。患镰状红细胞症或血管脆性增加的疾病，局部静脉麻醉因要长时间用止血带，也应视为禁忌。

第五节　表面麻醉

表面麻醉包括多种方式：局麻药软膏涂抹、直接将局麻药喷至黏膜表面或局部皮下浸润。表面麻醉软膏自 1990 年生产以来常用于小儿，能为皮肤短小手术提供镇痛。例如，恩纳软膏（EMLA）为丙胺卡因与利多卡因混合物，可渗入皮肤 5mm。恩纳局麻药浓度为 5%，做成水包油剂。恩纳软膏常用作静脉穿刺前镇痛，痣的激光治疗，新生儿包皮环切等。同对照组相比，恩纳在婴儿包皮环切中能减少婴儿的身体反应，当然效果不如阴茎背神经及阴茎环状阻滞。

涂抹恩纳软膏应在手术开始前 1h，涂抹之后敷贴薄膜。在薄膜外加温，恩纳的起效时间可以减少至 20min，但最好是等足 1h。因为快速吸收可导致全身毒性反应，恩纳不能用于皮肤有创口、皮肤感染或直接用于黏膜表面。EMLA 用作短小手术的镇痛，最大优势为 30min 起效。

利多卡因可制成 2% 的胶冻，用于较大面积的黏膜。可直接用于鼻孔，涂抹在将要进入鼻孔的导管上，也可用小拭子涂于鼻咽部。利多卡因也可制成喷雾剂，但较难掌握剂量。小儿 4% 利多卡因喷雾直接用于黏膜，1min 后即可观察到血浆峰值浓度超过中毒水平。所以在选择利多卡因喷雾时，应谨慎，尤其是血管丰富部位。

局麻药浸润适应证为短小操作，包括皮肤小切口手术、经皮穿刺。任何一种局麻药都可作为局部浸润用药，而且只需低浓度即可。0.5% 利多卡因已能提供良好镇痛，若需延长时间可用 0.25% 布比卡因作浸润。局麻药中应加入肾上腺素，若行局部整形小手术，可将肾上腺素量加大至 10μg/mL 或 1：10 万，以保持切口干燥。

局部浸润阻滞仍需注意局麻药最大允许剂量。利多卡因不加肾上腺素为 5mg/kg，加肾上腺素为 7mg/kg。无论是否添加肾上腺素，布比卡因最大允许剂量为 3mg/kg，即 0.25% 布比卡因，不应超过 1mL/kg。清醒小儿做局部浸润时，注射局麻药应缓慢，这样可减少局麻药注入皮下时，将皮肤表层组织与深层组织分离时的疼痛。另外，可在局麻药中按 1：10 的比例加入碳酸氢钠，调节 pH 接近生理水平。经过缓冲的利多卡因比酸性利多卡因可大大减少注射痛。

第七章　麻醉期间控制性降压

所谓控制性降压是指采用相关药物与技术，有计划、有目的地将手术患者的平均动脉压降低，至于降至何种程度与持续多长时间，则应根据实际情况来决定。控制性降压的主要目的是为了减少手术部位的渗血、出血，提供和改善手术操作条件，减少异体血的输入。近年来关于输入异体血易感染相关疾病及血液自身保护的观念已被普遍接受，使得控制性降压技术的应用比过去备受重视。

临床上控制性降压通常将全身状况正常的手术患者收缩压降低至85～95mmHg，或者使其平均动脉血压减低至55～65mmHg左右。如此降压虽对循环系统有一定抑制，但在所限定的时间内一般不至于使机体重要器官（心、脑、肾、肝）出现缺血、缺氧性损害，终止降压后血压可迅速恢复至正常范围，而且不产生相关并发症。

第一节　适应证与禁忌证

外科手术实施控制性降压具有许多优点，如可使手术野清晰、缩短手术时间、减少患者失血、提高手术质量、降低费用（如输血费用等）、创口愈合快等。但若降压措施掌握不严、管理不善，则易引起相关并发症，甚至意外。因此，必须根据患者全身情况、病情及手术要求全面权衡，严格掌控适应证与禁忌证。

（一）适应证

（1）通常复杂且出血可能较多、并止血困难的手术，如头颈部、骨盆、脊柱侧弯手术、动脉导管未闭、各种动脉瘤、巨大肿瘤与全髋关节成形术等。

（2）嗜铬细胞瘤、脑血管畸形、颅内血管瘤、脑膜瘤手术与出血性颅内压增高行颅脑手术。

（3）显微外科手术要求术野清晰，如中耳炎手术、鼻窦镜手术及复杂眶内肿瘤手术。

（4）宗教信仰者或拒绝输血的患者。

（5）大量输血有困难或血源紧张，以及存在输血禁忌证患者。

（二）禁忌证

临床认为控制性降压一般无绝对禁忌证，故其禁忌证较以前大为放宽，但从全方位考虑，将以下患者列为相对禁忌证或禁忌证。此外，若麻醉医师对控制性降压技术不熟悉者，则应绝对禁忌。

（1）伴有重要脏器功能损害的患者，如严重心脏病、严重高血压冠心病、严重肝肾功能损害等。

（2）全身情况差的患者，如晚期肿瘤、严重贫血、严重糖尿病、低血容量、休克，以及严重呼吸功能不全患者。

（3）患有哮喘患者，控制性降压避免使用 β 受体阻滞药。

第二节　控制性降压技术的应用

临床上控制性降压技术大多以药物为主，并结合其他方法共同达到降压目的。

一、生理性调节

利用体位的改变、机械通气的血流动力学效应、心率和体循环血容量的变化等生理性方法，配合使用血管扩张药，以使控制性降压更为合理，而这些简单而有效的生理性调节方法，有助于减少单纯依靠降压药可能引起的负面影响。①将手术部位的位置高于心脏水平，使流入操作部位血管床的灌注压降低、血流量减少。②通过改变患者的呼吸通气情况以影响静脉回流，如机械控制通气时 $PaCO_2$ 的降低可引起循环血中儿茶酚胺浓度的减少。③降低温度，如应用冷生理盐水静脉输入可使微循环血管收缩，以减少创面渗血、出血。

二、药理性作用

许多麻醉药和血管活性药都能成功地用于控制性降低血压。

(一) 全身麻醉

无论是静脉复合全麻，或是静 - 吸复合全麻，均是多种药物相互组合应用，如静脉或吸入全麻药、麻醉性镇痛药与肌松药 3 类搭配，上述药物组合本身即对循环系统具有抑制作用，因而可降低血压。此外，吸入性全麻药异氟烷一般不引起心排出量下降，但能以剂量依赖性降压（降低全身血管阻力），通常临床上还可将异氟烷单独用于控制性降低血压。

(二) 硬膜外阻滞

硬膜外阻滞可使阻滞平面内的血管扩张，从而产生一定程度的血压下降。腹部以上平面的硬膜外阻滞，尤其平面较高者，可使交感神经阻滞，引起腹腔血管扩张，回心血量减少而使平均动脉压有所下降。应用硬膜外阻滞技术与血管扩张药结合，则可用于控制性降压，适宜于腹部以下及盆腔手术，以减少失血量。

(三) 血管扩张药

直接作用于血管扩张的药物，如硝普钠、硝酸甘油等。

（1）硝普钠为强效、速效血管扩张药，对阻力血管（小动脉）与容量血管（静脉）均有直接松弛作用，故能降低血压。静脉滴注 1~2min 则血压下降，停止滴入其降压作用消失。降压时需调整剂量与速度，使血压降至所需水平即可。该药很少产生耐药性，但降压时期间可伴有反射性心率增快。

硝普钠大剂量、长时间应用可使其代谢产生的氰化物蓄积，其浓度与硝普钠的用量呈正相关，氰化物与细胞色素氧化酶结合，则干扰细胞电子传递，引致组织缺氧，称氰化物中毒，严重者危及生命。如果出现恶心、呕吐、肌肉痉挛或抽搐，血压不易恢复正常等症状，应立即停药，给予纯氧吸入，并使用 50% 硫代硫酸钠溶液 25mL 或维生素 B_{12} 进行治疗。

（2）硝酸甘油能直接松弛各种平滑肌，尤以血管平滑肌为主，故扩张容量血管作用突出，静脉血管扩张后则使回心血量降低，心排血量减少、动脉压下降。该药虽不产生毒性产物，但降压效果个体差异较大，对部分患者效果不理想，控制降压效果较硝普钠差，通常稀释后静脉滴注或微量泵泵入。

（3）三磷腺苷（ATP）是人体内一种生理性代谢物质，主要为机体提供能量。腺苷是其代谢产物，ATP 的降压作用也是通过腺苷来实现。腺苷降压作用较 ATP 强，目前临床上多主张直接应用腺苷来替代 ATP。

（4）其他药物的应用如前列腺素 E1、尼卡地平、尼莫地平、艾司洛尔等，都可用于控制性降压，尤其搭配应用可起到互补作用。

三、控制性降压的管理

（1）需控制性降压患者，术前应了解其病情与血压状况，以决定术中降压的程度及低限，并在麻醉前使用抗焦虑及镇静药，以减少术前精神紧张引起的儿茶酚胺释放所致的血压增高。

（2）术中进行控制性降压前，首先做到麻醉平顺，血流动力学无剧烈波动，静脉输液通畅，患者的血容量正常，供氧充分，无二氧化碳蓄积。无论全身麻醉或椎管内阻滞，均可产生不同程度的降压作用，在此基础上可与血管扩张药联合应用，不但能减少降压药的用量，还可使降压作用更为平稳。另外，麻醉医师除应具备熟练的麻醉技术和正确处理病情的能力外，还应与手术医师充分配合，合理地进行控制性降压。

（3）患者重要脏器存在功能性损害者若需控制性降压，应把握降压的幅度，除缓慢、平稳、逐步降压外，不宜降至正常患者所应达到的降压水平，且降压时间也不宜过长，以免加重脏器功能的损害，造成不良后果。

（4）老年患者、高血压患者、血管硬化患者，控制性降压幅度不应超过原收缩压水平的 40%（通常降低 30% ~ 33%），在满足手术要求的前提下尽可能维持较高的血压水平。

（5）自体血液稀释也是减少出血的有效方法之一，由于术前禁饮禁食可使血液浓缩，血液稀释（手术前先输入一定量液体）可将血液黏度降低，术中明显减少血液有形成分的丢失（如红细胞、血小板等），若与控制性降压结合，临床已证实两者搭配应用比采取单一技术更能减少出血。

（6）若有必要可采取综合措施，即麻醉方法、控制性降压（扩张血管药）、自体血液稀释、降低温度与止血药相结合。

第三节　控制性降压安全考虑

实施控制性降低血压并非机体自身生理性调节，加之年龄、全身状况、病情，以及个体差异等问题，故控制性降压有一定限度，不能为满足手术条件而不顾患者的安全，应牢记患者安全必须放在首位。

一、控制性降压的原则

尽管全身状况及体温正常患者平均动脉压（MAP）的安全低限为50～55mmHg或基础血压的1/2以上，但个体差异或突发性不测难以防范，故不能以此作为降压程度的标准，因为当平均动脉压（MAP）低于机体器官自身调节血流灌注能力最低限度时，该器官血流灌注则会随血压的下降而减少。因此，一般降压的数值应以维持心、脑、肾等重要脏器以得到有效的灌注为原则。如平均动脉压低于60mmHg时，血管自主调节能力则丧失，所以，在临床应用中，降压限度仍以MAP保持在60～65mmHg较适宜，且降压期间必须实施全程、持续血流动力学监测，以便予以及时调控。尤其对伴有心、脑血管疾病者，降压安全范围更小，给此类患者实施控制性降压，应权衡应用该技术的利弊，并必须明确安全界限（其安全界限应提高），以保障患者安全。

二、控制性降压监测

临床上无论何种控制性降压方法都是非生理性的，必须具备相关监测措施，以保障患者安全。通常使用的监测手段包括：有创动脉压、心电图、脉搏血氧饱和度（SpO_2）、呼气末二氧化碳分压（$PETCO_2$）、尿量与血气分析，对出血较多的手术患者，还应监测中心静脉压、电解质、体温与血细胞比容等。

（1）有创动脉血压监测可持续性了解血流动力学的动态变化，随时指导血管扩张药的增减。

（2）心电图可提示降压期间心肌灌注与缺血情况。

（3）中心静脉压监测在用于控制性降压患者测定中心静脉氧张力方面极为重要，如果应用硝普钠长时间降压而出现氧张力升高，预示可能引起氰化物中毒。此外，颈内静脉氧张力还是反映脑循环的有效与简便指标，其正常值为35mmHg，若低于27mmHg，则提示脑灌注不良。

（4）尿量是简单而重要的控制性降压监测指标，对评估术中及术后患者血容量有重要帮助，降压期间不可长时间无尿，至少应保持尿量1mL/（kg·h）。

三、呼吸管理

在控制性降压期间，肺内分流量和无效腔量均有可能增加，因此，供氧必须充分，潮气量和分钟通气量以机体正常的 $PaCO_2$ 而定，$PaCO_2$ 过高或过低均可造成大脑缺血、缺氧。当 $PaCO_2$ 过高，脑血管可扩张，颅内压则增高，脑灌注则降低；若 $PaCO_2$ 过低，脑血管可收缩，脑血流量减少。另外，降压后毛细血管动–静脉直接通道分流，微循环内的血流量降低，容易引起组织细胞缺氧。对长时间、大剂量应用硝普钠降压期间，可能产生氰化物蓄积，有可能使组织对氧的摄取能力下降。因此，控制性降压期间应增加吸入氧浓度，提高动脉血氧分压，保障组织、器官充分氧供。

四、补充血容量

血容量丢失过多必须及时补充，若通过减少血容量而达到控制性降压是极其危险的，可能会导致器官血液灌流严重不足，甚至产生不可逆的器官功能损害。因此，控制性降压期间，首先需要在手术过程中保证患者足够的有效循环血量，以维持组织器官功能的正常。此外，还应尽量精确估计失血量，以便及时应用晶体与胶体溶液进行等量或稍过量补充，防止在控制性低血压期间出现低血容量。当出现血压急剧下降时，应及时查找原因，一般与单位时间内血管扩张药过量有关，还应充分考虑有效循环血量不足的可能性。

五、开始降压与停止降压问题

（1）在麻醉状态下，机体一般对降压药的反应比较敏感，故应注意防止降压速度过快，降压速度以逐步降压，使机体自身有一个缓冲、调节的适应过程，主要使脑、冠状动脉及肾血管有一定时间逐渐适应低血压。控制性降压出现的并发症有些与降压速度过快有关；有研究提示，在5min内将血压降至50mmHg，机体组织器官出现明显缺氧，如在15min内逐渐使血压降至同样水平，则机体组织、器官不表现出缺氧。因此，通常认为降压的速率应低于10mmHg/min。

（2）术中当出血部位操作与止血步骤结束，即可考虑停止降压，以便使血压逐步回升至原水平。如采用短时效的降压药停止后，且经降低患者的麻醉深度，补充血容量及调整体位后，患者血压很易回升并保持稳定。

（3）长时效的降压药与神经节阻滞药使用后，即使血压已恢复原有水平，但仍可能因体位改变、麻醉深度变化等而再度出现低血压。因此，停止使用降压药并非意味着控制性降压作用已完全消失，仍需加强对患者呼吸与循环功能的监测，保持良好的氧供及补足血容量，避免患者的体位突然变动，并严密注意尿量，直至生命体征稳定在较长一段时间为止。

此外，必须强调的是，在控制性降压期间若出现异常性低血压，或患者出现严重的心律失常而循环不稳定时，应及时恢复其血压，并停止降压，以免产生严重不良后果。

六、术后患者监护

手术结束，控制性降压患者恢复期间必须在麻醉恢复室继续观察呼吸与循环功能，以及SpO_2、尿量等，直到生命体征状况稳定为止。此外，麻醉恢复室医护人员还应注意呼吸通畅，保障氧供与镇痛，防止发生血压反弹而升高。长时间全麻手术患者、年老体弱者、椎管内阻滞患者，当神志清醒后不宜过快给予搬动或扶起，避免发生体位性低血压，以及心肌缺血和心律失常，甚至循环虚脱而呼吸、心搏骤停。所以，控制性降压患者即使术后恢复满意，也务必全方位考虑，不可掉以轻心。

第四节 控制性降压并发症

临床上实施控制性降压的患者绝大多数是安全的，但仍存在着相关并发症的发生，目前由于没有较广泛的深入研究，很难评估控制性降压并发症的发生率和死亡率，尤其控制性降压期间若降压控制失误，患者机体超过生理代偿限度时，则会引发心、脑、肾等并发症，严重者甚至死亡。因此，麻醉医师必须了解控制性降压的优、缺点，严格掌握其适应证，且术中尽量缩短低血压的时间。

临床上健康年轻患者进行控制性降压其并发症发生非常少，而年老体弱患者和有潜在器官功能不全者则风险较大。所以麻醉医师一定要细心评估每一例患者，做到有选择地应用控制性降压技术，只有超前预防，及时有效处理，才能有助于手术成功，患者的安全得到保障。

一、控制性降压常见并发症

控制性降压并发症的发生率一般除与适应证选择不当、降压技术掌握欠熟练、降压管理失误、降压药用量过多（如硝普钠中毒等）、血容量严重不足密切有关外，还与降压速度过快、降压程度过低、维持低血压时间过长等造成机体重要脏器血流改变及影响其功能密切有关。另外，也常存在多种因素相互作用的结果。临床常见并发症有：①脑缺氧与脑栓塞。②冠状动脉供血不足、心肌梗死、心力衰竭，甚至心搏骤停。③肾功能不全，少尿、无尿。④血管栓塞，可见于各部位血管栓塞。⑤降压后反应性出血，手术部位出血；⑥难以纠正的持续性低血压及休克。⑦嗜睡、术毕苏醒延长，苏醒后精神症状等。

二、并发症预防与处理

（1）术前访视患者应了解病情与全身状况，明确手术的特点和步骤，清楚病灶切除或处理的难易程度等，以便严格掌握适应证。

（2）血管扩张药的作用机制各不相同，可产生复杂的器官血流量的改变，应用时必须充分考虑药物的利弊与相互作用关系，以便合理地选择、搭配。

（3）术中实施有创血压监测，可随时了解血流动力学动态变化，有利于调控循环功能的稳定，以维持有效的心排血量对重要组织、器官的血流灌注，但必须强调足够的有效循环血容量是维持器官血流充分灌注的必要条件。此外，足够的心排血量可以提供机体充足的氧供和能量物质，同时又可将体内积聚的代谢产物从组织带走。

（4）控制性降压的数值应以能维持心、脑、肾等重要脏器的充分灌注为限度。

（5）保障静脉通路流畅，防止发生低血容量。

（6）术中尽量精确估计失血量，若失血较多，必要时可考虑输血，并注意输血、补液比例，以防止不测。

（7）术后恢复期间若需搬动患者，应动作轻柔，轻抬轻放，禁忌剧烈改变患者体位，避免循环虚脱。

（8）患者神志清醒，并经麻醉恢复室持续观察各生命体征正常且平稳后，方可护送至病房。

第八章　麻醉后监护恢复室

麻醉后监护恢复室或麻醉后监测治疗病房，是指麻醉术后患者由手术室直接护送至具备恢复、监测与治疗的场所，也是现代麻醉学科的重要组成部分。PACU 在麻醉与手术后患者的恢复、监护、治疗等方面，日益发挥着重要作用。本章主要阐述建立麻醉监护恢复室的意义、日常工作，麻醉恢复期间常见并发症的处理，以及有关注意事项，为麻醉监护恢复室患者的管理提供参考。

第一节　麻醉后监护恢复室的任务及意义

患者由于麻醉和手术所导致的生理功能干扰，并非随着麻醉与手术的结束而恢复，尤其高龄与全身情况较差的术后患者，2h 内全麻药、肌松药、神经阻滞药的作用尚未完全消失，自身保护性反射未必彻底恢复，仍有可能发生呼吸道梗阻、通气不足、恶心、呕吐及呼吸、循环功能不稳等异常情况，如将患者直接护送回病房，很易发生不测，即使非常完美的手术与麻醉都可能前功尽弃。若将麻醉与手术后患者集中监护管理，就可防止和避免许多突发性意外及并发症的发生。因此，为保障医疗质量与患者的安全，麻醉科建立麻醉监护恢复室非常重要和必要。

一、麻醉后监护恢复室的任务

（1）建立麻醉监护恢复室与重症监护治疗病房（ICU）有所不同，前者主要将手术后患者、全麻仍未清醒的患者，尤其是年老体弱与合并内科疾病的患者集中监护管理，如患者全身情况良好者通过监测、观察与护理，神志清醒，无异常情况，即可转运普通病房。若呼吸、循环功能不稳定患者，则需给予相关治疗与处理，待其生命体征恢复正常且稳定后，再护送回普通病房。后者则着重于治疗、处理病情危重患者，但危重疑难患者麻醉与手术后也常直接护送至 ICU。

（2）PACU 是在麻醉科主任直接领导下开展工作的一个重要科室，主要担负着麻醉与手术后患者的恢复、监测与治疗任务。由于老年、高龄及伴有合并症患者的增多，麻醉恢复期间出现意外情况的比例也随之增加，若术后将患者送至 PACU 过渡、恢复、监测、治疗处理等，可避免直接返回病房所致的不测。

（3）术后患者进入 PACU 时，接诊医师应与主管麻醉医师认真履行交接程序，安置后即刻监测患者神志状态与生命体征，并予以记录。必要时可进行相关检查及处理，患者意识清醒后，其呼吸、循环及其他功能正常，拟准备返回病房前，必须经主管医师认真评估，达到要求者方可护送回病房。

二、麻醉后监护恢复室人员及设施配备

（1）PACU 人员由麻醉医师与专职护士组成，由分管主治医师和护士长共同负责日常工作，并由相关护理人员负责具体执行。护师需要有一定的基础医学和麻醉学方面的知识和比较丰富的临床经验，能较熟练地掌握各种监测和急救复苏技术。通常护理人员与患者比例 1 : 3，如有危重患者，则需增加护理人员，特殊情况下甚至需要每两名护士看护一个患者。此外，还需配备卫生员一名，负责勤杂卫生工作。

（2）麻醉恢复室宜设在手术室的半限制区，距离手术室应较近（运送患者时间不超过 2min）。设施配置应与 ICU 相同，每张病床均须配置无创、有创血压监测，心电监测、脉搏血氧饱和度（SpO_2）与呼气末二氧化碳分压监测（$PETCO_2$）、吸引器等。此外，必须配备麻醉机与除颤器等。房间采用光线足、大房间集中安排床位，麻醉恢复室床位与手术台的比例为 1 : 1.5 ~ 1 : 2。若按手术人次计算，24h 内每 3 台手术应设恢复病床 1 张。在发达国家，床位要求为手术台数的 1.5 ~ 2 倍，以确保手术患者术后充分的恢复时间，并适应手术台的高利用率。病床可随意移动，病床两侧应有能升降护栏并可调节体位。床旁应备有各种治疗用具，如吸痰管、吸氧面罩、口咽

和鼻咽通气道、气管导管、喉镜、听诊器、各种引流管等，以及齐全的药品、抢救物品等。

三、麻醉监护恢复室的重要性

麻醉和手术对患者的生理干扰并不因手术、麻醉的结束而终止，虽然大多数患者实施麻醉和手术后其恢复过程顺利，但仍少部分患者在麻醉恢复期间可能发生各种意外或并发症，严重者甚至危及生命。随着社会人口的老龄化，其伴有复杂内科疾病的高龄手术患者不断增加，该人群在麻醉恢复过程中出现意外情况的比例也随之上升。此外，新生儿、婴幼儿及学龄前儿童全麻手术后很易发生呼吸危象，故尽管医学在发展，各专业医师的技术不断提高，但突发性异常症状常不可避免，甚至严重威胁着患者的安全，这就迫切需要具备能预防和解决各种意外或并发症发生场所，即麻醉监护恢复室。此外，若需加强监测与治疗的患者，一旦术毕立即送往原先普通病房，则可能导致严重后果。如继续在手术室内观察或等待，则直接影响手术台的利用。因此，术毕将呼吸与循环暂不稳定的患者与其他需观察的患者，集中于PACU由专人监护、治疗、管理，直至生命体征恢复稳定后再护送回普通病房，患者安全则有保障。此外，PACU的建立既是麻醉手术后确保患者安全的需要，也使医院卫生资源得到充分利用，即提高手术台的利用率，也是现代麻醉学科发展、建设的需要。

第二节　麻醉监护恢复室的日常工作要点

一、麻醉监护恢复室交接患者与注意事项

PACU大多接诊全麻术后无意识或未完全清醒的患者，椎管内阻滞平面较高或应用较大剂量的镇静药而尚未清醒的患者，术毕呼吸、循环暂不稳定的患者，以及预测可能存在发生意外与并发症的患者等。交接患者后首先保障患者呼吸道通畅与供氧，再连接生命监护仪，监测患者各项生命体征。特殊患者需认真做好记录，以便实施有针对性处理。直至患者完全清醒，呼吸、

循环稳定，最后征得主管麻醉医师同意并签字后方可将患者送往普通病房。交接患者的过程中应注意以下几点：

（1）患者进入麻醉监护恢复室时带有气管内插管，且自主呼吸恢复良好者，可将氧气管通过连接细导管置入气管内插管内吸氧。若呼吸恢复不良，并出现 SpO_2 逐渐下降患者，给予连接呼吸机行同步间歇指令通气（SIMV）模式通气或通过麻醉机实施辅助呼吸。气管内插管已拔除者，则须保障上呼吸道通畅，且给予面罩吸氧。注意患者进入 PACU 时务必保证氧供在先，尤其是危重、高龄、冠心病等患者。

（2）麻醉医师应提供完整的术中麻醉记录单给 PACU 工作人员，并详细交代清楚术中患者的各种情况，待监测的各种指标显示无异常时方可离开。有的医院规定由主管麻醉的医师直接负责该患者的麻醉后恢复，有利于麻醉恢复期患者管理的连续性。

（3）PACU 记录单所包括的内容均应进行详细记录，对于危重患者，呼吸、循环不稳定的患者，注意了解病史与手术与麻醉中的特殊情况、术前和术中生命体征的变化、液体出入量、麻醉用药，以及当前的治疗情况等，保持监测与处理的连贯性。

（4）个别患者存在特殊情况，如药物过敏、气管内插管困难、耳聋、性格改变或语言障碍，以及术中发生严重并发症等，务必在交接时予以强调。

二、麻醉监护恢复室日常工作处理与注意事项

PACU 工作人员应对进入麻醉监护恢复室患者的生命体征进行全方位监护，包括意识、呼吸、循环、体温、出入量等，并通过多功能生命监测仪，随时了解与患者生命体征相关的参数及其动态变化。通常包括：无创血压、心电图、SpO_2，必要时监测呼气末二氧化碳分压（$PETCO_2$）与有创动、静脉监测（MPA、CVP）等，通过对患者严密的监护，能提早或及时发现潜在的问题，以便迅速做出处理。为确保患者顺利恢复，在监护期间应注意以下方面：

（1）监测设备虽能提供较精确的生命体征数据，但不能取代细致的临床观察尤其对于危重与老年患者，故监测指标务必结合病史、临床体征，以及必要的辅助检查进行综合分析。

（2）每一患者的手术种类、部位、性质不同，其麻醉方法、麻醉用药，以及年龄、体重也存在着个体差异，麻醉恢复期间的监护、治疗、处理各有特殊要求，故 PACU 的医护人员务必熟悉不同专科的手术、麻醉与监护特点，以便有针对性进行处理。

（3）监护期间需做好各种记录，保证麻醉记录过程的完整性。

（4）监护期间遇有疑难、复杂患者，必要时邀请上级医师或相关科室会诊。

三、气管内插管拔除与注意事项

（一）拔管指征

相当部分气管内插管全身麻醉患者需在麻醉监护恢复室拔除气管内插管，由于病情与个体状况不同，务必掌握气管内插管拔除的时机，通常下列指征有助于评估拔除气管内插管后患者一般不需要辅助通气。

（1）PaO_2 或 SpO_2 在正常范围上限。

（2）呼吸功能正常，通气量足够，吞咽与咳嗽反射恢复。

（3）意识恢复并能合作。

（4）呼吸道分泌物清除干净。

（5）肌力恢复。

（二）注意事项

（1）拔管前 PACU 医护人员应明确患者是否存在上呼吸道结构异常或曾有过气管内插管困难现象，评估拔管后一旦出现呼吸异常，需要再次气管内插管时的难度。

（2）拔管前先清除气管内、口腔内和咽喉部分泌物与异物（胃反流物、血凝块等），并提前经气管内插管滴入 2% 利多卡因 2~3mL，以防止或降低气管内插管拔除后所致的心血管应激反应。然后充分吸氧 3~5min，待机体氧储备后再拔管，拔管后仍须短暂面罩吸氧，观察是否存在上呼吸道梗阻或通气不足，以便及时处理。

（3）由于头颈、颌面部、口腔、鼻、咽、喉等部位手术邻近上呼吸道，该部位手术操作可不同程度引起水肿或肿胀，拔管后患者可出现上呼吸道梗阻，严重者低氧血症迅速发生，务必予以警惕。

（4）若拔管后一旦发生喉与支气管痉挛，急性上呼吸道梗阻、通气受阻等严重并发症，须即刻采取相应处理措施，延误治疗或处理不当将导致严重后果，甚至危及生命。

四、患者离开麻醉监护恢复室指标与注意事项

患者离开PACU被送往相关病房之前，应由麻醉医师对患者苏醒程度，呼吸、循环状况做出综合评估，通常大部分患者在PACU可顺利恢复，得到麻醉医师的许可后，由负责护士护送患者返回病房。

（一）患者安全离开PACU指标

（1）意识清醒，定向力恢复，能辨认时间与地点，并能完成指令性动作。无麻醉或手术所致的相关并发症，如上呼吸道梗阻与水肿、神经损伤、恶心、呕吐及手术部位出血等。

（2）呼吸系统正常，如呼吸道通畅，不需要置入口咽或鼻咽通气道，呼吸频率与潮气量在正常范围。吞咽、咳嗽反射恢复，并能自行咳痰，排除上呼吸道分泌物等，且SpO_2不低于95%。

（3）血流动力学稳定，其血压、心率改变不超过术前基础值的20%，且维持稳定30min以上。心电图较术前无明显改变。

（4）尿量、引流量在正常范围内，液体出入量基本平衡。

（二）注意事项

个别危重患者、高龄、心肺功能不全的患者，术后短时间内难以恢复好，甚至需长时间监测、治疗、处理者，可直接转往ICU。在患者离开麻醉恢复室与转运期间需注意以下几点：

（1）凡术后在PACU用过镇静、镇痛药的患者，用药后至少观察30min以上方可转出恢复室，由PACU护士和工人一起护送患者返回病房。

（2）危重患者转运至ICU途中，应由麻醉医师和手术医师共同护送，必要时携带氧气与便携式生命体征监测仪，以及应急用药一同前往。

（3）在转运途中患者可能会发生躁动、恶心、呕吐、呼吸抑制，甚至坠床等，护送人员要加强防范。此外，对可能出现电梯故障、转运车损坏等意外情况时，护送人员应安慰患者，保持其安静配合，保证患者路途安全。

（4）返回病房时向病房值班护士或 ICU 医师与护士详细交代病情，并移交病历，包括监护与治疗记录，最后签署交接时间与签名。

第三节　麻醉监护恢复室常见并发症处理要点与注意事项

由于 PACU 中的患者其生命体征处于良好的监护之中，一般麻醉恢复期常见的并发症能被及时发现，并能得到妥善处理。通常 PACU 中常见并发症大致局限于如下几方面：

一、患者意识障碍的处理要点与注意事项

麻醉恢复期间随着麻醉药的不断代谢、排除，通常患者由麻醉状态逐渐过渡到意识清醒，一般不需要特殊处理。部分病人这一过程较长或出现昏睡、谵妄、意识模糊等，需查找原因予以处理。在处理意识障碍时要着重注意以下情况：

（1）结合病史、年龄、麻醉用药，脑、心、肝、肾功能状态，麻醉与手术进行情况等进行综合分析，寻找导致意识障碍的因素，针对原因进行相应治疗。

（2）对谵妄的患者应用适量的药物使其保持安静，如患者躁动不安，需有药物即刻制动，以免由此导致不良后果。丙泊酚起效快，小剂量静脉注射即可达到目的，个别患者用药时需注意呼吸与血压的变化。

（3）患者躁动大多与疼痛、不良刺激（如尿管刺激、气管内及鼻咽腔吸引、气管导管及各种引流管的刺激）有关，在丙泊酚等药物制动后应及早给予术后镇痛。

（4）少数患者药物催醒不当，不仅可引起躁动不安，同时导致血流动力

学显著改变（如血压上升、心率增快等），故药物催醒应慎重，尤其伴有心、脑血管疾病者。

（5）对苏醒延迟者应根据具体情况，分析意识不恢复的原因并做出相应处理。通常麻醉药引起的一般随时间推移逐渐清醒，对缺氧，糖代谢紊乱，严重水电解质紊乱，脑血管意外者等，须及时对症处理，必要时转至 ICU 继续监测与治疗。

二、呼吸系统并发症处理要点与注意事项

麻醉与术后患者其并发症主要为呼吸抑制与上呼吸道梗阻，前者主要与麻醉性镇痛药或肌松药有关，后者则来自患者上呼吸道结构异常或口腔手术所致的咽腔组织肿胀，若两者同时存在，所致机体缺氧则严重，如不及时处理，常可即刻或短时间内导致严重后果，甚至危及生命。因此，处理呼吸抑制与上呼吸道并发症的关键是识别、判断何种因素所致，还是两种因素并存，以便予以针对性处理。

（1）全身麻醉后出现呼吸抑制或通气不足，首先区分是肌松药的残余作用所为，还是麻醉性镇痛药之故，前者则为外周性，后者则是中枢性，两者的作用机制不同，处理需有区别，故不能盲目拮抗与催醒，尤其拮抗中枢性呼吸抑制，还可能引起患者躁动和血流动力学显著变化，甚至出现相关并发症。

（2）拔除气管内插管期间，呼吸并发症发生率较高，需采取有效的预防措施。如发生重度喉痉挛所致上呼吸道完全梗阻，面罩加压供氧的同时，应即刻静脉注射短效肌松药（如琥珀胆碱等），并面罩加压辅助呼吸或控制通气，或快速再次插入气管导管，以重新建立人工呼吸道。

（3）发生喉部水肿造成急性上呼吸道梗阻，在充分供氧情况下，雾化吸入肾上腺素与皮质激素合剂，或静脉注射地塞米松，治疗无效或情况危急时，可行紧急气管切开保障通气。

（4）由慢性心肺功能不全导致的低氧血症，患者心肺功能在短时间内难以恢复，应及时转往 ICU。

三、循环系统并发症处理要点与注意事项

麻醉恢复期间循环系统的常见并发症，如：高血压、低血压、心律失常等，大多都存在诱发因素，一旦原因或诱发因素被祛除，血流动力学便趋于平稳。因此，处理循环系统并发症的关键是针对其原因进行处理，必要时通过应用血管活性药与抗心律失常药以维持血流动力学稳定。其处理要点及注意事项如下所述：

（1）高血压患者若术前血压控制不理想，尤其苏醒期疼痛与气管内插管拔除等应激反应，可诱发血压显著升高与心率增快，应采取相应措施，防止发生高血压危象和心血管并发症。

（2）低血压、窦性心动过速同时存在，常见于血容量不足，及时补充血容量可纠正。高龄、危重及有心脏病病史的患者，在及时补充容量之前，应首先确定心肺功能状况，低血压、窦性心动过速是否与心功能有关，必要时应用正性肌力药等，以便改善心功能。

（3）发生心律失常时，要明确其临床类型，对血流动力学的影响，轻度心律失常对血流动力学无明显影响，一旦发生重度心律失常，须即刻处理，不得怠慢。通常临床上所用的血管活性药、抗心律失常药在防治循环系统并发症方面起着关键性作用，务必了解与掌握相关药物的药理特性与临床应用。

（4）病情危重、术中失血多、心肺功能差、术毕循环不稳定的患者，如果术前未进行中心静脉穿刺测中心静脉压（CVP）者，麻醉恢复期间如有必要可行深静脉穿刺，监测 CVP，以有利于指导输血、补液与维护心肺功能。

四、其他常见并发症处理要点与注意事项

全麻后恶心、呕吐、躁动、低体温与寒战也是常见麻醉并发症，相关的处理与注意事项如下：

（1）麻醉术后可能发生恶心、呕吐，若呕吐物及胃液反流，误吸进入下呼吸道，可引起严重的呼吸道梗阻与支气管痉挛，严重者窒息，甚至心搏骤停。一旦发生应立即将患者头转向一侧，并彻底清除呕吐物，尽量避免误吸入下呼吸道，如出现误吸时，应紧急气管内插管进行肺灌洗及相关处理。此

外，镇吐药的应用可防止恶心与呕吐。

（2）全麻患者术后发生严重躁动往往牵扯许多人力、物力，是麻醉并发症之一，必须予以制止，防止伤害患者自身或医护人员。

（3）手术麻醉后的低体温可以导致凝血物质活性下降，术后渗血、出血增多，肝代谢减慢，麻醉药在体内消除延长，苏醒延迟。严重的低温可使心血管系统抑制、血液黏度增加，血流缓慢，影响重要脏器的灌注。低体温可使患者寒战的发生率增高等。注意加强患者围术期体温的监测与做好保温护理。

（4）寒战患者可增加机体的氧耗，也可出现血流动力学的波动，给予曲马多注射有时疗效明显，如无效可给予少量氟芬合剂处理。若寒战与输血、输液不良反应有关，可给予异丙嗪、地塞米松治疗。

第四节　专科手术麻醉患者在恢复期的监护要点

一、眼科手术麻醉患者恢复期监护要点

眼科施行全身麻醉多见于小儿，麻醉要求达到眼肌松弛，眼球固定，适当控制眼压，防止眼—心反射，由于手术时间较短，而麻醉容易偏深，常致使术后患儿苏醒时间相对延长。若在 PACU 恢复者，需注意小儿是否肥胖，或咨询家长晚间睡眠有无"打鼾"，由此可评估小儿上呼吸道解剖结构是否异常，或交接班时向主管麻醉医师询问有无扁桃体肥大及气管内插管情况，以便拔除气管内插管或撤离喉罩前备好适宜的口咽通气道，防止拔管后或撤离喉罩所致的上呼吸道梗阻与通气障碍。此外，还应避免气管内插管拔除时引起的呛咳、屏气所致眼内压升高，以及苏醒后小儿强行、不慎将眼罩摘掉而引起的伤口开裂。

二、口腔、咽喉手术麻醉患者恢复期监护要点

口腔、咽喉、颌面及颈项部位的疾病，其手术操作常在呼吸道或邻近呼

吸道入口处进行，往往手术创面组织出血、水肿，以及分泌液等都可能积聚在咽喉部，或压迫呼吸道，为保证通气与防止误吸，全身麻醉均采用经口腔或鼻腔气管内插管。而术后口、咽腔组织水肿、肿胀仍存在或加重。另外，手术后头颈部包扎固定，如上下颌间或颧骨间固定，口内护板或特殊头颈位等，常影响上呼吸道通畅。上述现象在人工呼吸道建立期间（如气管内插管）通气良好，一旦拔除气管内插管，上呼吸道梗阻必然出现，大部分患者安置口咽或鼻咽通气道，其通气不足或受阻得以改善，而少数者则容易发生低氧血症，甚至窒息。因此，口腔、咽喉、颌面及颈项部位的手术患者，在PACU 恢复期间拔除气管内插管务必警惕拔管后出现急性上呼吸道梗阻。为防止或避免呼吸道阻塞危象，可借鉴如下几方面措施：

口腔、咽腔部位手术，为防止舌体肿胀、后坠阻塞喉腔可采取以下方法：

（1）传统的方法是术终在舌体深部缝一根牵引丝线，必要时将其牵拉出口腔，以维持呼吸道通畅。

（2）拔管前预先安放适宜口咽通气道，拔管后可缓解上呼吸道梗阻。

（3）若患者属呼吸道解剖结构异常（如颞颌关节强直等），且存在气管内插管困难，术毕其张口仍受限制，提醒拔管后一旦发生急性呼吸道梗阻，处理相当棘手，为保障患者安全，术毕应行预防性气管切开。

（4）口腔黏膜组织疏松，术后很易产生水肿，造成上呼吸道狭窄，尤其小儿手术，故拔管前皮质激素的应用对消除咽腔组织水肿颇有裨益，但拔管前仍需喉镜显露口咽腔，以便观察水肿程度供拔管参考。

（5）口腔、咽腔部位手术患者，术毕先将咽喉部积血与分泌物清除干净，且神志务必完全苏醒，呼吸道保护性反射恢复，方可拔除气管内插管。

拔管后不应立即将患者护送病房，必须继续监测、观察 30min，无呼吸道梗阻，意识清醒，生命体征平稳、正常后再护送至病房。

三、颈部手术麻醉患者恢复期监护要点

（1）颈部手术主要包括颈部肿瘤、外伤、先天性畸形、淋巴结、甲状腺及甲状旁腺等疾病的手术。颈部有丰富的血管、神经及反射感受器，颈部手术易发生神经损伤与出血，尤其颈部将来自迷走神经的喉返神经和喉上神经，手术损伤可以造成声带麻痹，一侧喉返神经损伤，则引起声音嘶哑，双

侧喉返神经损伤则可失声与发生严重呼吸困难，若术后盲目拔除气管内插管，患者则出现窒息，需立刻再插管。若提前明确为双侧喉返神经损伤患者，应行气管切开造口。

（2）甲状腺功能亢进行甲状腺手术后，仍应警惕发生甲状腺危象。甲状旁腺手术患者有全身钙磷代谢障碍，手术后如因甲状旁腺组织切除过多或发生甲状旁腺血运障碍，可出现甲状旁腺功能低下症状，发生手足抽搐。患者在 PACU 恢复期间，应注意密切观察，对低钙血症可静脉输入葡萄糖酸钙或以氯化钙溶液，防止发生喉痉挛。巨大甲状腺肿瘤或甲状腺呈弥漫性肿大，气管壁由于长期受压而软化，拔除气管内插管时要防止气管塌陷窒息。正确的拔管操作：即将气管内插管先缓慢退至声门下观察，在拔管过程中如发生气管塌陷时，将退至声门下的插管立刻重新插入气管内，继续保留气管内插管观察或做气管切开造口术。

四、胸腔手术麻醉患者恢复期监护要点

（1）开胸使胸膜腔内压力平衡改变，开胸侧大气进入，使胸膜腔内压由负压转变为正压，肺泡萎陷，肺泡通气面积锐减，肺泡通气与血流灌注比值异常，肺循环阻力增加，可引起纵隔移位或摆动，以及静脉回心血量减少，易导致血压下降或心律失常等循环系统变化。

（2）胸腔镜手术与部分开胸手术需要插入双腔支气管导管，术中进行单肺通气，术后易发生低氧血症和二氧化碳潴留，除加强 SpO_2 与 $PETCO_2$ 监测，还应充分吸引呼吸道内分泌物，保证呼吸道通畅。麻醉恢复期双腔支气管内插管对呼吸道刺激强烈，术毕可将其拔至隆突以上气管处，或更换为普通气管导管，以减轻应激性心血管反应。慎用或少用中枢性催醒药或阿片类拮抗药，以免引起患者躁动。术后应加强镇痛，以免患者因疼痛而影响呼吸功能。全肺切除患者输液速度不宜太快，根据病情调节滴速，防止过量所致肺水肿。

（3）放置胸腔引流管者，要注意妥善固定，保持引流管通畅，每隔30min 挤压引流管 1 次，随时观察水柱波动及气泡溢出情况，若无波动或波动幅度小，应检查引流管是否受压、扭曲或被血块堵塞，以便通知手术医师及时处理。

五、腹部手术麻醉患者恢复期监护要点

腹部手术大多以消化系统疾病为主，也包括妇产科与泌尿外科的大部分手术，这里主要指与消化系统病变有关的普外科肝胆、胃肠道手术。患者术前大多存在不同程度的水电解质紊乱和酸碱失衡、贫血、低蛋白血症等情况，尤其是急腹症患者，严重者呈现低血容量性休克与感染中毒性休克。部分肝、脾手术失血较多，对危重患者、失血量大或施行大手术的患者，麻醉恢复期应严密观察生命体征变化，根据手术情况及病情调整液体入量，维持水电解质平衡。

六、泌尿外科手术麻醉患者恢复期监护要点

泌尿系统的某些疾病，如肾脏病变、肾上腺病变，往往导致水电解质紊乱和酸碱失衡，内分泌、心血管系统及造血系统出现相应的病理生理改变。肾、肾上腺或腹膜后巨大肿瘤可累及腔静脉，术中有可能发生肾蒂附近腔静脉意外撕裂导致大出血或胸膜损伤导致气胸。肾癌尤其是右侧肾癌手术中易发生癌栓脱落造成肺梗死。肾上腺类手术中若是嗜铬细胞瘤切除术，其术中血流动力学可急剧波动，尤其术后恢复期低血压，应随时调节升压药用量，务必给予针对性治疗。前列腺与膀胱手术则多见于老年患者，常合并高血压、冠心病、糖尿病等，麻醉恢复期应全方位关注，防止突发性不测。库兴综合征患者术后应注意观察急性肾上腺皮质功能危象前驱症状，如烦躁不安、头痛、腹痛，严重者可发生休克、颈僵直、惊厥、昏迷等，出现危象时应及时给予补充皮质激素等处理。

第九章　优化气管内插管的措施

临床上对麻醉医师来讲气管内插管说简单则非常容易，说困难则非常复杂。前者讲的是只要声门显露良好，大都能完成气管内插管；后者除插管困难者外，若优化气管内插管，提高插管质量，降低或避免患者不适感与心脑血管反应，则需要采取多种相关应对措施。

第一节　肌松药与气管内插管

临床上实施气管内插管并非必须应用肌松药，但肌松药所致的全身肌肉松弛作用可提供理想的气管内插管条件，故能提高插管质量。此外，不同肌松药也有其各自的缺点和不利因素。因此，气管内插管时应根据患者全身情况与呼吸道结构特点合理选择，并注重呼吸道的调控与呼吸管理，方能突出其优点，避免缺点。

一、肌松药用于气管内插管的利与弊

（1）去极化肌松药（琥珀胆碱）起效迅速，喉镜显露声门与气管内插管操作可在用药后短时间内进行，且插管肌松作用满意度较非去极化肌松药显著，尤其琥珀胆碱的时效较其他任何肌松药都短。因此，一旦遭遇意料不到的气管内插管困难患者，若插管失败，可面罩给氧辅助呼吸，其自主呼吸能在短时间内恢复，在维持呼吸道通畅方面显著提高其安全性。

（2）使用琥珀胆碱应注意，若严重烧伤、广泛性软组织损伤、肾衰竭等患者的血钾浓度易升高者，以及有恶性高热家族史的患者应禁忌使用。此外，眼压增高（青光眼患者）、颅压增高患者可增加眼压和颅压。妊娠、严重腹

水、肠梗阻患者易发生胃内容物反流而致误吸，也应根据全身情况决定是否禁忌（此类患者相对禁忌）。

（3）从肌松药时效而论，临床上短、中、长效肌松药均有，但从便于调控气管内插管的角度上看，短时效更有其优越性，尤其术中需保持自主呼吸的患者，即插管完成后短时间内呼吸即可恢复。

（4）由于非去极化肌松药起效时间不一，对不同肌群的作用也有所差别，因此，不能单凭临床征象来判断肌松药的作用程度（如拇收肌监测有其局限性）。若择期手术患者，全麻诱导后不必急于提前插管，当肌松药起效后仍可延长 1~2min，让上呼吸道周围各肌肉充分松弛后再插管更佳。

（5）非去极化肌松药起效时间长，全麻诱导后不能在短时间内进行气管内插管，从而不能及早地有效控制呼吸道，由于非去极化肌松药作用时效远长于去极化肌松药，一旦遭遇气管内插管困难或上呼吸道控制困难的患者，长时间的面罩辅助通气易引起操作者双臂疲劳与通气操作效果递减，即使给予抗胆碱酯酶药拮抗，也常因肌松作用处于峰值，往往逆转效果不佳，造成麻醉医师非常被动，甚至给患者带来风险。

二、气管内插管中肌松药的选择

目前临床上所使用的肌松药除时效有长、短外，还存在着起效时间快慢的差别，因此，拟准备气管内插管的患者选择何种肌松药，应从患者的全身情况、呼吸道解剖结构，以及肌松药的作用特点综合平衡后决定。

（1）琥珀胆碱虽有诸多缺点，但就气管内插管来讲其具有的优点是：①起效快。②时效短。③作用完善。④价格低廉。就上述 4 项，是目前所有非去极化肌松药所不能达到的。此外，琥珀胆碱的另一大优点是提前知道气管内插管的最佳时间，当静脉注射后出现肌颤消失即可进行气管内插管，这在非去极化类肌松药中是无法肉眼能观察到的客观指标。因此，在全麻诱导气管内插管中应用较为普遍，尤其是经济欠发达地区的基层医院。但随着非去极化肌松药种类增多，并具有其选择性，琥珀胆碱临床应用已呈下降趋势。一般认为，若患者无去极化肌松药禁忌，估计可能存在插管困难的患者，当需用肌松药时，则可选择琥珀胆碱气管内插管。择期全麻手术患者，为避免去极化肌松药诱导时出现的肌颤作用，可预先给予小剂量非去极化肌松药。

此外，初学麻醉者或临床经验不足者，以及心理素质较差的年轻麻醉医师也应选择琥珀胆碱为妥，即肌松效果充分，作用时间短暂，一旦遇到未能料及的气管内插管困难患者，只要保障面罩通气充足有效，患者自主呼吸可在短时间内恢复，不必产生惊慌失措，尤其身边无上级医师或单独值班时。

（2）无上呼吸道解剖结构异常患者，则应选择非去极化肌松药为宜，手术时间长者选择长时效肌松药，手术时间短者则应用短时效或中时效肌松药，以避免长时间的手术采用短时效肌松药术中需多次追加的烦琐，以及短时间手术选用长时效肌松药引发的术终残留作用风险。

（3）肌松药的选择除根据患者具体情况外，还应结合麻醉医师或非麻醉医师自身掌握肌松药特点的多少与气管内插管熟练程度应用。

（4）若选用非去极化肌松药（如维库溴铵、泮库溴铵、哌库溴铵及阿曲库铵等），应按所用药物的起效时间（发挥作用时）实施气管内插管。总之，待肌肉松弛最佳时插管。

三、注重呼吸道的调控与呼吸管理

从肌松药的作用机制可看出，所有肌松药无论其用量多少，均能导致不同程度的呼吸抑制、暂停或消失，故在使用时务必重视呼吸管理。短时间处理可面罩加压辅助呼吸或控制通气，长时间则必须建立人工呼吸道，以利于持续呼吸支持，维持机体氧供与氧耗的平衡及二氧化碳的排除。还需值得警惕的是，凡应用肌松药的患者，术毕或治疗后必须待神经肌肉功能完全恢复，且自主呼吸达到正常才能拔除气管内插管，必要时可进行拮抗，然后方可离开手术室或 ICU，否则仍须进行通气支持与严密观察，以防止肌松药残余作用所导致的呼吸抑制或呼吸肌麻痹。

第二节　呼吸道黏膜表面麻醉与气管内插管

由于鼻腔、咽腔、喉及气管黏膜均存在神经末梢感受器，非麻醉条件下给予鼻腔、咽喉、气管内壁任何刺激均可引起不适、反射性恶心及呛咳，同时导致血压升高，心率增快，尤其对伴有心、脑血管疾病患者，还易引起心、脑血管意外。若将局麻药作用于呼吸道黏膜组织，则能有效阻滞神经末梢的传导，降低呼吸道刺激性反射，防止或避免由气管内插管操作所致的全身性不良反应。

一、呼吸道黏膜表面麻醉的意义

黏膜表面麻醉（表麻）是指：采用具有渗透性能强的局麻药与相关黏膜组织接触，使其渗透入黏膜组织，且在黏膜组织中扩散，并与神经末梢结合，从而起到局部感觉消失的作用，但感觉消失的范围一般不会超过黏膜以下的组织。优良的呼吸道黏膜表面麻醉可阻滞表浅神经末梢的功能作用，降低或避免气管内插管引起相关部位的不适感与疼痛，使患者耐受插管所致的刺激。

通常情况下，即使全麻诱导后施行经鼻腔或口腔气管内插管，仍有相当部分患者可发生反射性气管内插管反应（血压、颅压升高，心率增快等）。若在刺激径路的黏膜上（鼻腔、咽喉、气管内）给予充分表麻，则能抑制其反射。由于全身性麻醉药对呼吸系统和循环系统均存在不同程度的抑制，尤其年老体弱、小儿、病理性肥胖者，以及对麻醉药敏感患者，若对此类患者采取小剂量全麻用药，再结合呼吸道黏膜表麻，既能减少全麻药的用量，又能达到降低或消除气管内插管所致的心血管不良反应。此外，对张口困难需神志清醒且保持自主呼吸行盲探气管内插管的患者，若在插管径路沿途给予完善表麻，甚至不需要任何镇静、镇痛与静脉麻醉药，就能完全建立气管内插管。

二、呼吸道黏膜表面麻醉方法

（一）先全麻诱导而后呼吸道黏膜表麻

（1）对于非插管困难手术患者，应先实施静脉全麻诱导，当患者意识消失及骨骼肌松弛完善后，不必急于气管内插管，应借助喉镜显露声门，选择所需用的呼吸道黏膜表麻器具，直视下给予咽喉、声门及气管内充分表麻，然后重新扣入面罩进行控制或辅助呼吸，待局麻药产生阻滞作用后再实施气管内插管。为使呼吸道表麻完善，根据情况还可重复麻醉一次。

（2）先静脉全麻诱导，后呼吸道表麻，主要用于采取非去极化肌松药辅助诱导的患者，而去极化肌松药（琥珀胆碱）属超短时效，往往呼吸道表麻尚未发挥作用，其肌松作用已开始消失。因此，若使用琥珀胆碱辅助全麻诱导，呼吸道表麻应在全麻诱导后，琥珀胆碱注射前进行，以便达到两药作用峰值时再进行插管。

（二）先呼吸道黏膜表麻后实施全麻诱导

对于估计或已明确的插管困难患者，应在适量镇静、镇痛条件下先给予呼吸道表麻，当麻醉完善且建立气管内插管后，再实施快速全麻诱导，以避免插管困难患者在人工呼吸道建立之前实施全麻诱导所致的风险。

三、呼吸道黏膜表面麻醉应注意的问题

局麻药用于黏膜表麻一般较为安全，但必须重视其不良反应与中毒的防治，此外，还应注意呼吸道黏膜表麻中易出现的其他问题。

（1）丁卡因的局部血管扩张作用较明显，浓度越高，血管扩张也越增强，若用药或操作处理不当，且用药过多，轻者可发生一过性毒性反应，重者可造成不良后果。因此，应避免片面追求麻醉效果而忽略过量引起的中毒反应。

（2）根据患者情况与气管内插管操作径路选择表麻方法，若插管径路呼吸道分泌物较多，应充分吸净后再给予表麻，以避免分泌物稀释局麻药，降低表麻作用。

（3）除超声雾化吸入呼吸道黏膜表麻外，其他表麻方法操作期间均存在不同程度的不适感虽远比气管内插管产生的刺激低，但有些患者清醒状态下难以耐受，故操作时动作应轻柔，尤其喷雾表麻，喷雾次数应随患者逐渐适应和耐受而递增，以达到麻醉完善。

（4）呼吸道黏膜表麻一般需 3~5min 后方能起效，因此，在这段时间内还可分次继续表麻，以便使麻醉效果确切。先全麻诱导，后呼吸道表麻的患者，可在表麻后 3min 插管。清醒患者插管务必在表麻完善后进行，以防止和降低气管内插管操作所致的综合性不良反应。

（5）若清醒患者气管内插管成功后出现刺激性呛咳，可经气管内插管注入 2% 利多卡因 3~4mL，同时还应减少导管气囊过度充气引起的对气管壁的压迫刺激。此外，气管内插管完成后需根据对患者所采取的治疗措施决定是否静脉用药，如镇静、催眠，或应用肌松药行呼吸机治疗，以及全麻诱导等。

第三节　清醒状态下气管内插管术

所谓清醒状态下气管内插管是指基本保持患者插管前的精神状态，使患者神志完全清醒，且自主呼吸必须存在的情况下施行气管内插管的一种方法。主要用于气管内插管困难患者与全身情况很差，且经受不住静脉全麻药物调控的患者（如危重疑难患者），但通常情况下仍需根据病情特点给予插管径路的表面麻醉，包括经环甲膜穿刺实施气管内表面麻醉。

一、清醒状态下气管内插管的有关问题

（1）凡临床上需要清醒状态下气管内插管者，要么上呼吸道结构异常，致使常规插管方法难以建立人工呼吸道；要么全身情况极差，不能耐受气管内插管所允许的最低有效麻醉用药量。这就要求操作者除具有熟练的插管技术外，还必须始终保障患者的呼吸道通畅，并具备相关的防范措施和应变能力，防止意外发生。

（2）麻醉期间，患者最先、最易受到麻醉影响的则是呼吸功能。有文献表明，与麻醉死亡的有关病例中，约有 30% 是呼吸道管理困难与呼吸抑制所致。因此，对于术前已确认或被怀疑为气管内插管困难和上呼吸道控制困难患者，以及严重饱胃患者，原则上无插管把握者不宜实施全麻诱导。可靠的方法仍是保持患者神志清醒和存在自主呼吸条件下妥善解决气管内插管，一旦建立人工气道后，再进行全麻诱导或给予相关治疗。所以清醒气管内插管是在患者自身存在特殊情况下而采取的一种特殊措施。

（3）清醒患者实施气管内插管，为使咽喉反射得到较充分的抑制，保障

清醒插管顺利进行，其呼吸道表麻至关重要。表麻完善，一方面，可减轻患者的不适感与疼痛，使患者能主动给予配合；另一方面，可抑制咽喉反射所致的心血管不良反应，避免操作性刺激引起敏感患者喉痉挛的发生。清醒患者气管内插管建立后，已失去讲话能力，其心理上难免有些焦虑与不安，甚至恐惧感。因而一旦插管成功，麻醉诱导应迅速进行（诱导药应提前备好），插管困难患者可选择使用起效快的全身静脉麻醉药，如丙泊酚、硫喷妥钠、依托咪酯等诱导，皆能使患者神志立刻消失，以期收到较好的综合麻醉效果，减少患者心理与精神创伤。全身情况虚弱者应根据病情决定是否用药。

（4）清醒患者气管内插管虽然对麻醉医师来讲是一种耗时与费力的操作，同时对患者也会造成某些程度不同的不适感，但从患者安全角度着想，这是较为理想与合理地选择。其依据如下：

a.清醒患者能够保持上呼吸道各组织、器官之间原有的肌张力（如软腭、舌体、咽侧肌肉、会厌等），使上呼吸道仍处于通畅状态，不影响正常的气体交换，气管内插管期间无呼吸抑制之虑，可按部就班地进行。

b.清醒患者则能保持自主呼吸，即使首次气管内插管未能成功，也不会短时间引起缺氧、低氧血症，或导致患者发生呼吸危象。

c.清醒患者保持自主呼吸，即使无 SpO_2 监测，也可通过观察胸部呼吸动度与有无三凹征，以及口、咽腔呼出的气流来评估呼吸是否困难，以便提示是否采取备用措施。

d.清醒患者如反复多次直视下气管内插管失败，且身边又未有可利用的有效器具，估计继续插管仍无把握，还可暂时放弃插管，因咽腔黏膜组织已开始水肿，继续插管更加困难，还可改期待条件具备后再实施气管内插管。

e.多器官功能衰竭患者，以及呼吸、循环功能不稳定的危重患者，若气管内插管前静脉应用麻醉性药物或实施全麻诱导，则很易引起生命体征抑制，造成严重不良后果或死亡，而采取清醒状态下气管内插管则一般可避免。

（5）但事物总是一分为二，清醒状态下气管内插管远较全麻诱导插管费时费力，且操作引起的不适感与疼痛往往使患者不易接受。此外，气管内插管机械性刺激很易引起心、脑血管不良反应，患有心、脑血管疾病者易产生相关并发症。故选择清醒状态下气管内插管务必从患者全身实际情况与操作者自身技术综合考虑，既要维持呼吸道通畅，保障有效气体交换，又要减轻患者的痛苦，还得防止或避免血流动力学急剧变化，降低机械性刺激对机体产生的有害影响。

二、清醒患者气管内插管的适应证

凡存在以下因素之一者，均可考虑选用清醒状态下气管内插管：

(1) 估计患者呼吸道难以控制，实施全麻诱导或使用镇静、催眠药后难以保障呼吸道通畅，若给予气管内插管又无成功把握，且又难以在短时间内建立有效人工呼吸道者。

(2) 无法张口与颌面部畸形影响呼吸道通畅者，口、咽腔狭窄，头部后仰受限，颈部肿物压迫呼吸道严重并狭窄移位者，以及颈下颌关节强直，颏、颈、胸部瘢痕粘连患者。其目的是：防止或避免人工呼吸道短时间内无法建立而出现的麻醉与呼吸危象（即由麻醉药或麻醉操作与管理不当引起的即将发生严重不良后果的一种临界现象），如严重插管困难患者，麻醉诱导后机体自主调节功能部分或全部丧失，自身保护性功能严重下降，若不能及时建立有效人工呼吸道，患者极易发生急性、重度呼吸道梗阻或呼吸肌麻痹，此时单靠提下颌、安放口咽或鼻咽通气道，甚至面罩加压通气也难以有效缓解，一旦发生低氧血症，甚至窒息，则随时都在威胁着患者的生命。因此，符合清醒状态下气管内插管的患者，以保持自主呼吸条件下进行气管内插管则能显著提高呼吸管理中的安全。

(3) 存在有误吸危险的患者，如：酒醉饱胃患者与幽门严重梗阻患者（当然有经验的高年麻醉医师也可直接进行快速静脉全麻诱导插管，人工呼吸道建立在胃反流物之前）。

(4) 不能耐受全麻诱导药者，如超高龄、极度虚弱、严重休克及危重等患者。

(5) 气管肿瘤或咽后壁及会厌脓肿阻塞呼吸道者。

(6) 严重阻塞性呼吸睡眠暂停综合征，且伴有上呼吸道管理与控制困难的患者。

(7) 颌面间隙感染患者，尤其严重口底蜂窝织炎患者，其炎症扩散至整个口底，导致压迫呼吸道而呼吸困难，并伴有张口困难，颈部左右旋转及后仰均受限，严重者端坐呼吸，强迫体位，此类患者必须清醒状态下气管内插管。

（8）颈部行放疗后患者，以及颈椎强直、硬化患者。

（9）但对于精神过度紧张，或神志不清而不能配合者，以及儿童，不宜采用清醒状态下气管内插管术。

三、清醒患者镇静、镇痛药物的应用

对清醒患者实施气管内插管若完全不使用任何镇静、镇痛药，从情理上讲是不人道的，往往给患者留下永久性不愉快记忆。因此，麻醉医师应根据病情与患者全身状况，适当、合理地给予适量镇静、镇痛药物，其目的除可缓解患者的焦虑、恐惧与稳定心态外，还有利于提高痛阈，减少应激反应，并能强化呼吸道黏膜表麻的作用，降低对插管操作所致的不适感，耐受气管内插管的刺激，同时又不使其神志消失和自主呼吸抑制。但全身状况很差患者以不使用镇静、镇痛药为妥，以防不测。临床上可选择的药物较多，经常使用的药物如下：

（1）氟哌合剂（氟哌利多与哌替啶）静脉注射 1/5 剂量（即氟哌利多 1mg 与哌替啶 10mg），身体素质强者乃至 2/5 剂量（氟哌利多 2mg 与哌替啶 20mg）。

（2）氟芬合剂（氟哌利多与芬太尼）静脉注射 1/5～2/5 剂量（即氟哌利多 1～2mg 与芬太尼 0.02～0.04mg）。上述两合剂或选择前者，或使用后者，先以 1/5 剂量给予，并密切注意患者耐受情况、血流动力学变化，以及呼吸幅度，不宜在短时间内追加满足，防止个别敏感患者出现呼吸抑制。

（3）咪达唑仑也是较理想的首选药物之一，根据全身情况可静脉给予 0.5～1mg。

上述药物剂量合理应用，结合呼吸道黏膜表麻，对全身情况良好者一般可起到安定镇痛作用，保持神志清醒，不抑制患者呼吸，或稍使潮气量降低。需要注意的是，患者药物用量个体差异显著，务必从最低剂量使用，观察患者用药后情况（6～10min），若意识、呼吸、心率、血压以及 SpO_2 无任何变化时，如仍需用药，应以首次低剂量的 1/2 量追加为妥，不宜一次给足，避免相对过量抑制呼吸。一旦出现镇静过度（如呼唤不醒）或呼吸抑制，可采用相关拮抗药逆转（如阿片受体拮抗药纳洛酮与特异性苯二氮䓬类药物氟马泽尼）。对于全身情况差者，如超高龄、极度虚弱、严重休克以及危重等患者，禁静脉用药。

四、清醒患者气管内插管中注意事项

（1）对估计不足的插管困难患者，若无插管把握或不慎应用全麻诱导药引起患者呼吸严重抑制者，且自身处理又存在难度时，一般应放弃继续全麻诱导，仍以面罩供氧辅助呼吸，待患者清醒后实施呼吸道表麻下气管内插管为妥。

（2）估计清醒状态下气管内插管不能保障一次尝试即可成功，甚至需2～3次以上尚能完成者，操作者应事先向患者解释清楚，以便取得理解与合作。

（3）对清醒患者应用镇静、镇痛药可减轻患者的焦虑，并能强化局麻药（呼吸道表麻）的作用，但务必从小剂量开始，防止和避免药物敏感患者剂量稍大而引起的呼吸抑制或上呼吸道梗阻。

（4）若属严重插管困难患者，有条件者应采用纤维支气管镜引导插管为佳，可显著提高插管质量与安全。

（5）在给清醒患者插管期间，即使患者出现呼吸困难，操作者也应沉着、冷静，有条理地迅速进行，不应操之过急、仓促行事，以防止疏漏性意外发生。

（6）清醒患者气管内插管顺利与否，关键在于呼吸道表麻，麻醉完全、完善，不但能显著降低患者的不适感与疼痛，还能明显降低气管内插管所致心血管反应与减轻颅内压增高，耐受气管内插管对呼吸道的刺激。

（7）从患者耐受气管内插管刺激与不适感来讲，经鼻腔插管较经口腔插管更容易接受，尤其需长期带管者。此外，清醒状态下经鼻腔插管操作更容易得到患者的配合。

（8）由于患者存在着显著的个体差异，其上呼吸道结构也常有所不同，麻醉医师或其他操作者插管技能也不尽一致，插管难易程度与是否误插食管有时无法预测，故操作者应具备应变能力和防范措施，以解决随时出现的异常情况，甚至提前请有经验的上级医师帮助。

（9）气管内插管操作期间对出现的心血管应激反应，应给予适量血管活性药进行干预，防止或避免心、脑血管并发症。

（10）若不慎分次给予患者使用安定镇痛药相对过量，估计导致呼吸抑制是由阿片类药引起，则可试探应用小剂量纳洛酮（0.1mg）拮抗，避免较大剂量（0.4mg）可能引起的高血压、心率增快、中风或肺水肿，以及拮抗后躁动等病症。如果怀疑苯二氮䓬类药物过量致使意识消失，可采用氟马泽尼逆转。

（11）全身情况良好的清醒患者一旦完成气管内插管，且确定导管在气管内后，则需即刻应用起效快的静脉全麻药（如硫喷妥钠、丙泊酚、依托咪酯等）给予静脉诱导，以快速消除清醒插管期间的不愉快记忆与难言之苦。

第十章　麻醉学专业人才创新

第一节　麻醉学专业课程实践教学创新模式

麻醉学是一门集多学科的医学知识于一体的，有自己独特理论和技术体系的应用性学科，麻醉学专业本科的教育，是我国麻醉专业人才的一种基本培养形式。受传统教学模式的影响，以往的麻醉本科教育中存在着对学生的创新性教育不足，临床实践能力的培养重视程度不够等现象。现代社会对医学人才的要求随着现代医学模式的转变和高等医学教育向国际标准化的推进而逐步提高，传统的医学教育也面临着严峻的挑战，临床对麻醉学创新型人才的需求日益增加。因此，麻醉学专业教学模式的改革与创新势在必行。实践教学是高等医学教育的重要组成部分，相对于理论教学具有更强的直观性、实践性、综合性和新颖性，对培养学生创新思维和创新能力方面有着重要的、不可替代的作用。麻醉生理学和临床麻醉学是两门具有代表性的麻醉专业课程，从这两门课程入手，结合麻醉专业特点，通过优化教学手段和教学方法，将"模拟教学""PBL教学""临床见习""探索性实验"等多种教学方法教学手段有机结合并灵活运用到麻醉生理学课程和临床麻醉学课程的实践教学中，有效地提高了麻醉学专业本科实践教学质量，并初步建立一套有利于培养学生创新思维和创新能力的实践教学的新模式。具体实施如下。

一、麻醉生理学实践教学创新模式的探索与实践

麻醉生理学是一门重要的麻醉专业基础课程，是学生学习其他临床麻醉课程的重要基石，其实践教学一直是教学的难点。麻醉生理学涉及的知识面比较广，知识跨度比较大，不但有基础的生理学知识，还要结合其他诸如麻醉药理学、临床麻醉学等学科的知识，对学生综合运用各科知识的能力要求

比较高，传统单一的实践教学模式难以让学生对理论知识融会贯通，更不利于学生临床思维的培养，影响学生对后续专业课程的理解和掌握。因此在十几年的教学工作中，不断地改进实践教学模式，近年来逐步形成了以"模拟教学"为中心，"模拟教学＋临床见习＋探索性动物实验"的立体化、多元化的实验教学模式，这种新型实践教学模式大大提高了学生熟练掌握基础理论、建立临床思维和拓展良好科研创新的能力。

（一）围绕 ECS 高级模拟人开展模拟教学，提高学生学习主观能动性

麻醉生理学实践教学中的模拟教学主要借助 ECS 高端智能模拟人，采用情景式模拟教学法，结合麻醉生理学知识的重点、难点，以循环、呼吸两大系统为主线，适时还原临床工作情景，编写如"骨水泥综合征""仰卧位综合征""TURP 综合征"等临床常见案例，设计老年人、孕妇等特殊患者在围麻醉期间因麻醉用药、手术操作、手术体位而出现的相应的生理改变。学生在此模拟情景中充当麻醉医生，观察"患者"即模拟人的临床表现、通过对"模拟人"生命体征的实时监测做出判断、分析原因、紧急处理、处理效果转归等进行训练。另外麻醉生理学理论是以人体器官系统为中心的纵向介绍，通过实施模拟教学，教师可通过一两个案例将各单元的理论知识有机整合起来，巧妙地体现了麻醉生理学理论知识各个单元之间以及理论与临床实践之间的联系，从而有助于学生麻醉生理学知识体系的构建以及综合能力的培养，学生对人体各脏器各系统间的相互关系和横向联系也自然有了更深刻的认识和理解。模拟教学改变过去学生只听不做、只看不想的"被动"学习的局面，学生在模拟教学过程中是主体地位，教师是作为启发和引导者，模拟教学的实施让原来抽象难懂的理论知识变得形象化，学生的学习兴趣、理论成绩得到明显的提高。

（二）设计具有麻醉专业特色的动物实验，提高学生创新能力

除了模拟教学，我们安排并设计了具有麻醉专业特色的动物实验，动物实验的设计与麻醉学科知识的发展紧密结合，把临床麻醉学、危重医学和疼痛诊疗学等麻醉专业主干课程的一些经典内容融入其中，在动物实验中重现

围麻醉期患者常出现的基本生理指征的改变，让学生从另一个角度去理解和掌握课本中与临床麻醉相关的生理学知识，通过实验操作既锻炼了学生的动手能力，又培养了学生初步的科研思维和运用科研解决临床问题的能力。例如围绕我校麻醉学系麻醉实验室的科研方向，实验教学的老师设计了二氧化碳气腹和急性疼痛实验动物模型。腹腔镜手术是目前临床常见的手术方式，需要将一定压力的二氧化碳打入腹腔内以方便实施微创手术，动物实验则是通过实施不同的气腹压，让学生观察不同气腹压对动物的呼吸循环的影响，使学生切实理解气腹对人体的影响以及初步认识麻醉医生在手术期间实施麻醉管理的重要性。急性疼痛模型则是通过采用经典的大鼠后足掌切口痛模型模拟围术期急性切口痛，通过蛛网膜下腔给予不同镇痛药观察大鼠辐射热痛行为测定。通过这样的实验过程学生临床思维和基本的科研素养都得到锻炼和提高，也为培养学生的医学创新思维和科研创新能力打下了很好的基础，学生的科研兴趣逐渐培养起来，许多学生都积极报名参加学校的课外科技活动，这种效果正是我们努力所追求的。

（三）引入临床病例见习，拓宽学生临床思维

麻醉生理学是一门边缘学科，源于生理学又不同于生理学，它的知识体系与临床麻醉息息相关，麻醉生理学知识的应用离不开临床实践这个大平台，模拟教学有其独特优势，可以不受时间场地限制而重现典型的临床情境，但不能模拟临床中千变万化的病情变化，且形式略显僵硬，缺乏手术麻醉中实战的紧迫感与真实感。因此为了加深学生对课堂知识的认识与理解，在实践教学中引入临床见习很有必要，是对模拟教学和动物实验教学有力的补充。临床见习可以让低年级的麻醉专业学生亲眼目睹一些临床实际病例，尽早接触临床，对培养学生的临床思维具有积极的意义。我们安排的临床见习紧密围绕麻醉生理学理论知识，通常选取一些如剖宫产手术、老年人骨科手术、腹腔镜手术等具有代表性手术的麻醉病例，因学生未学习临床麻醉操作技能及麻醉管理，因此带教老师的见习重点不是临床麻醉的具体管理，而是重点引导学生关注在见习中看到的患者的生命体征发生变化的原因，包括手术操作、麻醉药物的使用、体位的改变，呼吸参数的设置与调整等对患者的影响，指导学生结合在课堂上学到的麻醉生理学相关理论知识分析见习中

直观看到的临床现象并简单提出一些处理措施。选择的临床案例难易适中，见习老师在引导学生运用课本理论知识分析思考的基础上，稍微向学生扩展一些新知识及目前研究热点，提升学生对枯燥理论知识的学习热情和学习兴趣。临床见习与模拟教学内容的紧密有机结合，可促使学生临床思维的早期建立，为学生学习后续临床麻醉课程打下坚实的基础。

二、临床麻醉学实践教学创新模式的探索与实践

临床麻醉学是学生在完成麻醉生理学、麻醉药理学、危重病学等麻醉相关课程的基础上在进入临床麻醉实习前所学习的最后一门麻醉专业课，其实践性和应用性都很强，但是临床麻醉学内容非常多，学时短，学生要接收的信息量很大，要求掌握的操作也比较多，如何在有限的学时里引导学生将课堂所学知识与临床实际联系起来，如何提高学生的临床麻醉思维能力，以便于他们顺利进入临床实习，为将来的临床麻醉工作打下良好的基础，是我们教师一直探索的课题。为此近几年我们在实践教学中采取了传统临床见习、模拟教学、PBL 病例讨论结合 ECS 情景模拟教学等多种教学手段教学方法的有机结合，充分发挥各种教学方法的优点，并逐步形成了一套临床麻醉学课程的新的实践教学体系，这个实践教学体系不仅提高学生学习的主观能动性，而且能使学生很好地将理论知识与临床实践相融合，培养了学生的临床思维和工作能力，提高了学生的临床综合素质，教学效果得到极大的提高，学生适应临床实习工作的时间明显缩短。

（一）优化传统临床见习内容，提升临床见习教学质量

临床见习是学生喜爱的一个实践教学环节，因为可以到手术室亲眼观摩手术麻醉，但是如果见习安排没有重点没有针对性，那么教学的效果就会大打折扣，学生看到的也只是流于表象的东西，而不会深刻体会所学知识，因此精心安排每一次见习内容非常重要。另外传统的临床见习一般都是在完成所有理论授课之后集中进行，而这种教学安排容易造成实践与理论脱轨，学生无法及时通过见习消化课堂所学理论知识。因此我们改变既往的常规安排，优化见习课的时间安排和内容设置，使其更具科学性和合理性，首先，见习课按照理论课的教学内容合理地分配安排于相应板块的理论课程之间，即在

完成几个章节的理论教学之后，有针对性地安排相应的见习内容。见习内容主要围绕全身麻醉、静脉麻醉、气管插管术、椎管麻醉、局部麻醉、全身麻醉并发症、容量管理治疗、麻醉后复苏管理、门诊麻醉等几个主线索展开见习、观摩、学习和讨论。其次，在见习课前带教老师拟定见习小提纲，将见习相关的知识点以问题的方式提前向学生公布，让学生围绕问题做好见习前的理论复习。待真正见习时学生带着预习的问题认真观摩临床麻醉过程，在观摩完毕后结合见习过程中学生所看到的临床现象以及麻醉医师处理的方法和临床效果，带教老师有针对性的向学生提出一些问题，让学生现场思考马上作答，带教老师进行点评纠错，这样学生不仅巩固了课堂上的理论知识，也初步获得了如何灵活运用理论知识解决临床实际问题的能力，学生的临床思维由此得到一定的启发和锻炼。对于临床麻醉最重要的操作之一气管插管术，在见习课中运用了可视化教学，即用可视喉镜进行现场示教，学生可以通过显示器直观地看到患者清晰的咽喉部和声门的结构，学生看到真实的人体喉部结构，获得了非常直观的学习感受，对下一步在局部模拟器具上进行模拟气管插管操作打下了良好的基础。

（二）充分利用局部训练模型，加强麻醉基本操作的训练

临床麻醉学涉及到很多的临床操作技能和创伤性操作，如气管插管、硬膜外穿刺、神经阻滞、动静脉穿刺等，而现代医学的发展和人文医学的发展不允许学生在患者身上直接训练，操作不当会对患者造成严重的影响，甚至危害生命，但是不予以学生动手操作的机会，学生无法真正掌握操作技巧，麻醉操作技能的掌握只能纸上谈兵。局部模拟训练模型可为学生提供一个良好的操作机会和宽松的学习环境。充分利用这些局部模拟训练模型给学生进行模拟操作训练，通过使用椎管内穿刺模型、气管插管模型、深静脉穿刺模型、动脉穿刺模型、神经阻滞麻醉模型、徒手心肺复苏模型等多种局部训练模型，为刚刚在课堂上学习完相关的操作理论知识的学生提供基本的操作机会。例如，我们在刚讲授完第四章"气管插管术"之后的第 2 天，马上安排实践教学课，组织学生进行气管插管术的基本训练，先由老师现场做示范操作，然后学生分组进行实践操作，老师在现场指导学生们的插管动作，指出不当之处。经过一轮操作训练完毕后，带教老师组织学生进行操作比赛，点

评操作规范性与成功率，学生经过这一轮的强化训练，对气管插管术的操作技巧有了初步的认识，在操作课程末期，老师还把气管插管术相关的并发症，处理原则，预防措施等与学生一起学习、讨论，从而让学生在练习操作的过程中也巩固了相关的理论知识。学生经过这样一轮操作训练，再结合临床见习所看到的麻醉医生为患者进行的真实气管插管操作，对气管插管术的操作要领有了一定的体会，为下一步进入临床实习打下良好的基础。

（三）开展 PBL 病例讨论法联合 ECS 模拟情景教学的运用，提高学生临床综合分析能力

以问题为基础的病例讨论（PBLD）教学法在西方国家医学教育中已取得良好的效果，在我国通过实践研究也证实其可以明显地增加教学效果，提高学生的自主学习能力和解决问题的能力。ECS 情景模拟教学作为医学模拟教育的新型教学手段也广泛运用，麻醉学需要学生掌握"危、急、重"麻醉事件的规范化处置，而这类事件在临床工作中重现性差，时间不定，在临床见习中也很难碰到，为此我们在临床麻醉学实践教学中引入以问题为基础的病例讨论和 ECS 模拟人情景教学这两种教学手段，并将两者合二为一，联合运用，结合临床麻醉学课程教学大纲，编制经典临床案例，目的是通过这种教学模式，使学生能更好地整合麻醉生理学、麻醉药理学、病理生理学等医学基础知识以及内外妇儿等各临床专科知识，通过对典型病例患者的术前准备，制定个体化麻醉方案，预防与处理麻醉相关并发症等多方面进行梳理，提高学生的分析判断能力及麻醉事件处理水平。教学的实施主要由有经验的教师编写经典的危、急、重麻醉事件，预先设定 ECS 模拟人出现的突发症状及生命体征的改变，学生充当临床麻醉医生进行分析处理，教师对学生采取的措施进行点评并结合理论知识进行总结，情景模拟课结束后，教师将以此案例为基础并事先编写好的 PBL 教学资料，向学生发放，学生按照教案上的若干个问题进行资料的收集并利用各种教材、图书馆及网络平台查找相关资料，以小组为单位整理答案在 PBL 课上解答，同时在教师引导下各小组进行讨论、辩论。这种教学模式对学生和教师的要求比较高，需要教师的精心组织和安排，以及学生的主动积极参与，包括主动学习查阅文献、整理文献等，但由于病例的选择与设计比较合理，设置的问题难易适中，整

个情景模拟教学和 PBL 病例讨论过程都比较生动活泼，且具有一定的趣味性，学生学习兴趣浓厚，大多数学生都能积极思考、发言、讨论。实践证明，PBL 病例讨论结合 ECS 情景模拟教学这种教学模式，有利于培养学生自学能力和独立思考能力，也有利于提高学生的表达能力和团队协作能力，对于医学生临床综合能力的训练大有益处。

综上所述，不管是麻醉生理学还是临床麻醉学，在实践教学中实施多模式、立体化的创新教学模式，均可显著提高麻醉学专业教学的效果和质量，有利于学生创新能力的培养，更有利于优秀麻醉专业人才的培养，但是教学模式还需要不断地完善，例如我们的麻醉课程都建立了网络教学平台，理论授课的视频、教学 PPT、教案、动物实验制作过程、麻醉操作的动画演示等学生都可在网站里搜寻到，也有教师与学生的互动平台，但是如何充分利用网络环境和网络教学平台，对传统教学进行有益的补充，以适应现代医学教育的趋势还需要我们不断地探索研究。通过这两门课程的实践教学的探索与应用所积累的一些经验，将为麻醉学其他专业课程如麻醉药理学、危重医学、疼痛诊疗学等课程的教学改革提供非常有益的借鉴，也促使我们有信心进一步加大实践教学改革与创新步伐，把整个麻醉学专业教学质量提升到一个新的高度。

第二节　麻醉学专业人才培养模式创新实验区建设

本科教育创新体系的构建，是为社会培养创新型人才的保障。为进一步深化本科教育改革，全面提高教学质量，结合学校"十三五"发展规划，以"创新强校工程"建设规划为基本依据，广州医科大学麻醉学专业（本科）自 2016 年开展了创新人才培养实验区的建设，立足培养适合新时代发展要求的高素质麻醉学人才。

一、人才培养模式创新实验区建设的目的与意义

麻醉学专业本科教育是我国培养麻醉学专业人才的一种基本培养形式。由于受传统教学模式影响，在以往的麻醉专业教育中对学生的创新性教育不足，临床综合实践能力的培养重视程度不够。为贯彻和落实国家教育规划纲要，全面树立"育人为本"的教育理念，以培养高素质医学人才为根本任务，按照"5+3"麻醉学专业人才培养模式要求，以我国临床医学教育标准（本科）为导向，我校实施麻醉学实用与创新人才培养实验区建设，以提升麻醉学专业人才培养质量，也为探索建立我国麻醉学人才培养模式提供理论参考。

二、人才培养模式创新实验区的建设方案

（一）课程体系建设

1. 科学整合及构建新的课程体系

（1）加强人文课程教育。推动医学人文与医学科学的整合，提高对医学心理学、医学伦理学、医学法学等的要求，加强社会医学与预防医学教育，增设循证医学、医学信息学等相关课程。

（2）优化课程结构，强化实践技能培训。减少医学基础课与专业基础课程的重复，促进医学基础课与专业临床课程的有机联系，如整合麻醉解剖学与系统解剖学，基础课程实验整合为机能实验学；调整专业临床课程中理论内容与实践技能培训内容的比例（提高 20% 以上），突出实践技能培训教学。

（3）加强网络课程建设。在《临床麻醉学》《麻醉生理学》等两门校级精品资源共享课程基础上，把《麻醉设备学》《麻醉药理学》《疼痛诊疗学》《危重医学》按精品课程建设要求进行建设，丰富课程教学内容，拓展课堂教学功能。

2. 探索适合"5+3"培养体系的课程设置

住院医师规范化培训、临床专业硕士研究生培养的教育教学与 5 年医学本科教育教学的"一体化"培养模式，使本科教育的课程能完全覆盖执业医师考试和住院医师规范化培训与临床专业研究生培养考核。

（二）教学方式方法改革建设

1. 积极推广与应用案例式、PBL 教学方法

6 门麻醉专业课程均广泛开展案例式教学，进行多批次师资培训，并举行案例教学法示范教学课和案例教学法讲课比赛。不同课程根据自身特点选择 PBL 为主要形式的启发式、研讨式教学方法。

2. 积极创造条件引导学生参加科研创新活动

充分利用麻醉学专业实验室平台，鼓励学生参加科技创新活动，实验室对学生开放，为学生开展科技创新活动提供便利。实行导师制，安排教师对学生开展科技创新活动进行业务指导，培养学生的科研能力和创新精神。设立专项基金为学生开展科技创新活动提供必要的经费和项目资助。

3. 健全现代教育技术平台建设

广泛采用信息技术，不断推进教学资源的共建共享，逐步实现教学资源的网络化和数字化。培养和提高学生通过计算机与多媒体课件学习的能力，以及利用网络资源进行学习的能力，促进学生自主学习、主动学习。

（三）实践教学改革建设

1. 构建开放共享实验室的运行机制和平台

加大对麻醉学基础实验教学中心的经费投入，改善实验教学条件，逐步构建实验教学网络化和开放式的实验室管理模式。充分利用计算机中心和数字图像处理实验室研发模拟仿真大型设备操作训练系统，使模拟仿真与实践训练相结合。

2. 科学整合实验教学内容

根据专业人才培养方案和教学计划，修订实验、实践教学大纲和指导，科学整合实验教学内容，精简验证性实验，增加综合性、设计性和创新性实验比例。坚持以学生为主体，以学生自主学习、研究性学习的实验教学模式培养学生的创新思维与创新能力。

3. 强化临床实践教学与技能训练

调整优化现有麻醉学专业临床教学基地，加强临床教学基地建设，组织学生早期接触临床实践，提高学生的临床适应能力。在第二、三、四学年，

除见习课外，另安排 2～4 周到医院观摩临床。加强对临床实践教学过程的指导，强化临床实践教学环节管理，改革临床技能考核办法，实施计算机模拟病例（ccs）出科考核和实习结束前的临床多站式技能考核。

（四）教师团队建设

教师是落实医学创新教育的主体，安排教学时，充分发挥教师的主观能动性，激发教师参与的积极性与主动性，促进创新教育的可持续发展。为发挥教师的作用，我们主要采取以下措施。

1. 制订教师分层次培养计划

对骨干教师有针对性地提出培养目标，制订个性化的培养计划与方案，并实施倾斜政策，有目的、有计划地举办临床教师培训班，不断提高临床教学基地教师的教学能力和水平。

2. 立足自身培养，提高教师水平

对新引进教师全面进行岗前培训，并进行教师资格相关考核，实行导师制；有目的地选送教师攻读硕士、博士学位，使研究生学位比例大幅提升；选送一批优秀中青年教师出国学习，参加国内外学术交流与合作，开阔视野。

3. 积极引进人才，优化队伍结构

根据专业师资队伍建设需要，积极引进高学历、高职称、高水平师资，有目的、有计划、有目标地引进学科学术带头人，优化师资队伍结构。

4. 强化基础与临床教师的沟通和交流

安排基础课教师参加临床课程的集体备课，临床课程的教师也要参加基础课程的集体备课，利于基础与临床课程的整合。

第三节　微信平台在麻醉学专业本科生科研创新能力培养中的应用

创新孕育新的知识、新的技术、新的文化，是推动时代发展的核心力量。各行各业均应在教育领域搭建良好的创新体系，培养更多的具有创新思维的高素质人才。麻醉学专业人才培养方案强调学生专业理论和创新能力的培养，这一方面是为了提高医学生的综合素质，另一方面也是为了促进学科的长远发展。研究发现，本科阶段是创新性意识及创新能力培养的黄金时期。麻醉学专业本科生除应加强理论知识及临床操作技能的培养外，也应加强科研思维的培养和训练。科研思维的培养可以促使医学生更深刻的理解理论知识，通过不断反思和升华，进而探索更多的问题，创造更多的价值。教育系统，包括学校、教师及教育书刊等有责任也有义务为学生的创新能力培养搭建良好的平台，创造良好的氛围和指引方式。因此，建立良好的创新能力培养体系是培养大学生创新意识和能力的强力保障。

微信作为一款及时性沟通工具，引领了新的社交方式，深受广大民众喜爱。同时，其也在一定程度上丰富了教学方式，包括显著增加了教学载体的多样性、灵活性、及时性。如何利用这个平台为医学生构建良好的创新平台，营造良好的创新氛围是本文关注的重点。本文以麻醉学专业本科生作为研究对象，剖析过往创新意识培养存在的不足，着重关注微信应用对麻醉学专业本科生创新能力培养的作用，为提高其科研创新能力提供参考。

一、麻醉学专业本科生创新能力不足的原因

(一) 缺乏创新意识

目前，我国教育的展现及考核形式还是以应试教育为主，其在一定程度上忽略了对大学生创新意识的引导。麻醉学专业本科生相较于其他专业学生而言，学业繁重，其学习内容涵盖临床医学大类的内容及麻醉学自身的专业教材。该教育模式虽然在医学基础知识的掌握方面卓有成效，但也存在显著不足，如医学生习惯性被动接受知识，机械式背记，对知识的产生和知识的拓展缺乏进一步认识。医学生在思想观念上更注重应试成绩，缺乏创新学习的动力及动手创新的求知欲望，不愿意多思考或提出自己的见解。这种理论与实际的脱节不利于培养学生解决问题的能力，也缺乏创新的底蕴构建和空间发展。长此以往，后续医学团队在创新思维、创新精神和创新能力发展上将明显受限。

（二）缺乏引导创新的信息交流平台

虽然麻醉学专业本科生尚未掌握系统的医学知识和形成完整的医学观念，但可能在问题的思考上更能表现得"不拘一格"，容易提出一些科研工作者较易忽略而又可能较为革新的想法。这些想法的实现可能需要更多的不同方向的科研工作者进行指引和辨证，然而目前仍缺乏这样的沟通平台。同时，由于教师时间有限，不可能全程跟踪，导致医学生主动学习、追求创新型知识的倒逼机制不健全，从而导致医学生对于各类医学知识缺乏甄别，也没有合适的渠道对这些问题进行反馈。

（三）医学院校引导创新活动渠道不够畅通

从医学院校目前的教学模式来看，对医学生创新能力引导仍然不够。医学院校以传授知识为主要目的，通常创新氛围淡薄，课堂教学内容主要以教材讲述为主，对本专业的前沿知识引导较少。而且，部分高校未抓住创新的重点，安排由非专业人士引导创新意识培养工作。非专业人士本身未经过专业化培训，缺乏相应的指导能力，最终导致创新教育流于形式而收效甚微。医学院校开展课题研究的教师团队应成为引领创新教育的中流砥柱，其本身扎根于科学研究之中，同时对专业前沿知识有较好的掌握，能给医学本科生提供最好的指导。此外，结合实验开展的知识探索往往最能激发医学本科生的兴趣，但目前相关课程开设较少，且缺乏科研知识输送平台。遵义医科大学麻醉医学院具有良好的科研团队，每年在国内外重要期刊发表大量的原创性科研成果，如果能将团队的研究课题、研究成果及相应进展定期向医学生展示，相信可以激发医学生兴趣，引导更多的医学生积极思考，从而培养自身的创新意识和能力，同时也为下一步研究生阶段学习打下良好基础。

二、微信平台特有的优势

目前，微信已成为人们生活中不可或缺的交流工具，除提供基本的 1 对 1 及团队交流平台外，还提供可订阅、可发布的公众号资源。微信的出现使得信息的传播范围更广、速度更快，结合个体化的公众号订阅等功能，更可以实现信息传递的高实效性和精准性等，拥有着极高的用户受众。

（一）微信平台传播载体多

微信传播载体丰富，可以在微信群、微信公众号及朋友圈进行消息推送，可以结合自身的兴趣及研究领域选择订阅或发送各种类型的资讯消息、学习材料及试听资源等多种资料，增加了医学生资源获取的途径和数量。塑造学术型微信环境，可以让医学生及时了解更多的科研信息，也可以促进其在理论知识学习中活跃自己的思维，从而激发更多的创新思维。

（二）微信平台传播速度快、互动性强

传统沟通方式存在互动性较差的短板，医学生即便有很好的想法，有时候也无法及时与教师或科研工作者进行沟通。微信可以很好地解决这个问题。医学生或科研工作者可通过聊天、朋友圈及公众平台等多种方式，进行形式丰富的互动交流，且微信的群发功能等可以确保师生及学生之间的互动。在推送资料的同时，微信群或公众号都可以很好地接收学生的观点，实现科研工作者和医学生之间的直接交流。同时还可以组织在线讨论、视频会议等多种交流方式，充分满足医学生的个性交流需求。

三、微信平台在麻醉学专业本科生创新能力培养中的应用

（一）实现教学内容和方式的多样化

在传统的课堂教学中，教师通常在有限的时间内以"独角戏"的形式进行文化知识的讲授；而微信平台可构建囊括多层次研究人员的梯队培养模式，包括研究生导师、大学生创新性实验指导教师、研究生及本科生等。该团队的建立有助于丰富教学内容和方式，实现"百家争鸣"式的知识分享，使麻醉学专业本科生能在其中尽早地接触和融入创新思维。而且，微信公众平台交流可以节省有限的课堂时间，而又能利用文字、图片及视频等方式详尽讲述某些科学问题。如详细讲述麻醉学起源、麻醉重大发现或发明的背景、灵感及思维的诱发点等，使医学生如临其境，领悟创新乐趣，培养其创新思维，而非只是在课堂有限的时间内记住"某某某，在某一年发现了全身麻醉

药"。此外，也可以通过微信群提供咨询、指导及相关实验平台，让医学生和教师充分展开学术探讨，涵盖科研思维、实验技术、学术发展等多方面。这种深入浅出、领域广阔的探讨是课堂教学的一种延伸，往往能激发医学生更多的创新灵感。研究显示，利用微信平台进行延伸教学将大大提高教学效率，增强教学效果。

（二）提升师生间及学生间沟通的及时性

大多数医学生在参加科研项目或科学实验的初期都是富有激情的，但是常常由于专业理论知识储备不足、实验方案设计不够严谨、实验仪器和实验设备使用不熟练等问题，在询问无门的情况下最终激情耗尽。科研微信群的建立可以有效地保护医学生的科研兴趣。如通过建立涵盖多个层次研究人才的微信群，麻醉学专业本科生可以在群中就其遇到的困难进行及时交流，在指导教师精力或时间有限的情况下，由其他学长、科研工作者等对问题进行解答。师生间及学生间能够进行良好的交流和沟通，从而保护医学生的创新积极性，而且问题的提出和探讨也可以延伸思考。与传统课堂讨论相比，微信沟通对于部分紧张或胆怯的人而言具有更好的交流效果，其能更加积极、主动地阐述自己的观点及进行相应的互动。

此外，微信在一定程度上打破了时空交流的限制，使得交流在任何时间或任何地点都可以进行。及时性的交流可以促使医学生在相互性讨论中提升自我，而教师亦可实时了解医学生的思维或科研动向，积极引导好的创新思维，同时也能及时发现医学生创新思维培养中普遍存在的共性问题，进而针对这些问题进行重点梳理，精准教学，提高教学效率。

（三）丰富师生间沟通的内容

文献检索获取科研动态的能力是科研创新思维发展中的基本能力。医学文献反映了国内外医学学术发展的最新动态，是科学工作者了解同行工作、追踪国际最新动向的窗口。通过微信公众号定期发布相关的文献，要求医学生阅读并定期专题汇报，有助于医学生了解目前的前沿研究，并从中学习及思考，从而有助于提高其科研创新能力。教师也可以通过微信公众号平台发布平时诊疗或手术过程中具有实际意义的病例和任务，让医学生结合实践进行观察和分析，并以个人或团体进行文献检索等资料查阅工作，认真思考，综合分析，进而掌握病例的发展规律及诊疗思维，在不断思考解决问题的过程中培养创新意识和能力。

除了麻醉学系自身创立的微信公众平台外，也有很多优秀的麻醉公众号值得向医学生推荐，如新青年麻醉论坛、古今麻醉网、米勒之声、Vision 麻醉眼界、罂粟花等。这些平台会定期推送麻醉学研究的最新进展，同时也有很多麻醉学专家的知识碰撞及讨论，相信这些平台的良好应用可以开阔医学生的视野，拓展医学生的思维，发展更多优秀的麻醉学人才。

另外，传统课堂中有限的教学时间等因素限制了师生间的情感交流，而利用微信基本可以做到随时、随地互联互通，而且讨论的话题也更加宽泛。这些沟通将提升师生之间的信任度，有利于医学生表述内心的困惑，也有利于教师关心医学生的心理状况，促使医学生健康全面发展。这就是医学教育中需要强调的人文关怀。

利用微信平台建立起良好的促进创新意识及创新能力的培养体系，是对高校日常教学的强化和补充，对提高医学生专业素养、科学实践能力和创新能力具有重要作用。微信的出现加强了医学生与科研工作者的沟通。教师可通过微信对医学生进行全程立体指导，同时结合思维导图等先进教学方式，营造良好的创新氛围，极大地提高医学生的科研兴趣和积极性，促进医学生在掌握书本知识之外仍能积极发现问题、分析问题、研究问题，最终培养其解决问题的能力。

微信平台在创新意识培养中确实有其独特的优势，但也要意识到其更多的是作为创新意识传播的媒介，关键是构建创新意识培养团队和体系。此外，要防止部分医学生对微信过度依赖。因此，教师需引导医学生正确使用微信，关心医学生的人格发展及心理健康。

参考文献

[1] 贝永建. 文献检索与本科生科研创新能力的培养 [J]. 教育教学论坛，2015，7（11）：229-230.

[2] 陈岱莉，文萍，李元涛，等. 多模式教学方法在临床麻醉教学中的应用 [J]. 卫生职业教育，2018，36（8）：83-85.

[3] 陈丽，叶军明，黄宽，等. 麻醉专业学生实践与创新能力教学模式的改革 [J]. 赣南医学院学报，2016，36（5）：754-755.

[4] 丁素英，周业波. 医学院校创新教育方向与路径的探索 [J]. 中国高等医学教育，2016（10）：16-17.

[5] 范俊柏，陈丽. 可视喉镜在临床麻醉实践教学中的应用体会 [J]. 基础医学教育，2015，17（1）：58-59.

[6] 侯建成，李妍，罗军，等. 微信平台在生物化学教学中的应用 [J]. 中国高等医学教育，2018，32（1）：119-120.

[7] 侯燕芝，刘慧荣，郝刚，等. 深化实验教学改革培养医学生创新能力 [J]. 中华医学教育杂志，2014，13（2）：214-216.

[8] 胡蓉，廖琴，欧阳文. 多模式教学方法在临床麻醉见习中的应用研究 [J]. 中国科教创新导刊，2014（5）：202，204.

[9] 黄焕森，邓玉萍，朱卓丽. 医学模拟教学在麻醉生理学实验教学中的应用与探索 [J]. 中国高等医学教育，2013（4）：69-70.

[10] 霍正浩，王燕蓉，朱建华，等. 以创新教育理念构建基础医学实验教学体系的探索与实践 [J]. 西北医学教育，2010，18（3）：546-548.

[11] 季峰，李秀娟，陈辉. 麻醉科住院医师规范化培训中网络实时教学平台的构建 [J]. 中华医学教育杂志，2015，14（3）：316-318.

[12] 贾雪菲，杨础华，左成超，等. 基于微课及微信公众号平台的麻醉解剖学整合教学改革探索 [J]. 卫生职业教育，2019，37（20）：36-37.

[13] 蒋奕红. 传统教学、模拟教学与临床见习相结合在临床麻醉教学中的应用及体会 [J]. 教育教学论坛，2015（4）：150-151.

[14] 李凡，李一雷，陈霞.医学创新教育模式的探索与实际 [J].中华医学教育杂志，
2009，29（4）：19-20.

[15] 李娟娟，龚敏，王茜，等.低年级医学本科生创新能力培养的实践及探索 [J].解剖学
杂志，2018，41（3）：356-359.

[16] 李奕昕.微信公众号在新媒体传播中的优势分析 [J].科学咨询，2019，18（22）：2.

[17] 罗天元，张益，王海英，等.思维导图在临床麻醉学教学中的应用 [J].中国医学教育
技术，2017，31（3）：308-310.

[18] 孟琰，赵尔杨，王姗，等.以培养创新思维为宗旨将科研引入教学构建口腔形态学课
程群 [J].卫生职业教育，2019，37（13）：34-35.

[19] 阮林，黄焕森，郑志远，等.麻醉生理学教学中的创新实验培养模式 [J].西北医学教
育，2014，22（6）：1175-1177.

[20] 王旭，王玥，于嵩，等.基于微信公众平台线上线下混合教学模式在中医《组织学与
胚胎学》教学中的应用探索 [J].现代医药卫生，2019，35（20）：3242-3243.

[21] 王云，杜伟.医学本科生科研创新能力培养模式探索与实践 [J].中国高等医学教育，
2019，33（1）：19-20.

[22] 谢爱泽，邹登峰.文献阅读对研究生科研创新能力的培养探讨 [J].广州化工，2020，
48（14）：204-206.

[23] 谢建琴，许琳涓，曹志强，等.模拟教学法在麻醉学教学中应用效果的 Meta 分析 [J].
卫生职业教育，2017，35（1）：67-69.

[24] 薛景景，吴平，罗艳，等.浅谈以问题为基础学习在临床麻醉教学中的应用 [J].国家
麻醉学与复苏杂志，2016，37（10）：957-960.

[25] 叶建荣，马岩，郑宏.PBL 联合情景模拟教学法在《临床麻醉学》教学中的应用 [J].
新疆医科大学学报，2017，40（12）：1614-1616.

[26] 张慧丽.微信在现代医学教育中的运用分析 [J].科技创新导报，2019，16（12）：234-
235.

[27] 张小宝，朱品，闫芳.PBL教学法在麻醉科临床教学中的应用研究 [J].现代医药卫生，
2018，34（15）：2416-2418.

[28] 赵卓，吴超，郭刚，等.医学本科教学中构建创新教育体现 [J].中华医学探索杂志，
2013，12（9）：886-889.

[29] 朱卓丽，黄焕森，邓玉萍.以问题为基础的病例讨论结合 ECS 模拟人培训在麻醉学
本科实习中的应用 [J].现代医院，2016，16（2）：272-274.